Successful Aging

サクセスフル・エイジング

老いない人生の作り方

A Neuroscientist Explores the Power and Potential of Our Lives

ダニエル・J・レヴィティン 著
神経科学者・心理学者

俵 晶子 訳

アルク

決して老いることのない愛する妻、ヘザーに

目次

日本版に寄せて …… 9

序章 **人生最高の日々はいつ？** …… **12**

経験によるポジティブな変化 12
老後の計画に革命を起こす 13
健康寿命を延ばすのに遅すぎることはない 15
小児期のストレスの影響 16
高齢期は第3の成長ステージ 18
人生の復興期という新しいビジョン 19
発達神経科学×個人差心理学 20
性格は変えることができる 22
本書の3大目的 23

第1部 発達し続ける脳

25

第1章 個人差と性格が寿命を左右する 27

性格と行動は変えられる 29
遺伝子・文化・機会の複雑な影響 32
見た目と性格は一致する？ 36
性格を調べる方法 38
性格診断の世界標準「ビッグファイブ」 44
気質vs性格 51
年齢による性格の変化 52
ロールモデルが教えてくれること 56
「誠実性」は最も重要な性格？ 61
過度な「開放性」の危険性 62
思いやりは幸福への鍵 64
性格が良ければいいのか？ 66

第2章 記憶と「自分」であるという感覚 68

記憶の仕組み 72
複数の異なる記憶システム 79

記憶は簡単に書き換えられる　86
記憶の整理方法　95
記憶力を高めるには？　105
記憶力は本当に年齢とともに低下するのか？　110
「自分である」とはどのような感じか？　113

第3章 知覚――五感を通した世界との関わり……115

知覚は無意識のうちに補正される　117
プリズム眼鏡と反転ゴーグルでわかった脳の驚異の適応力　123
年齢に伴う機能不全　133
五感を刺激し続けるために　152

第4章 感情から意欲《モチベーション》へ……154

感情はどのように生じるのか？　154
脳が感情を「後付け」する　157
感情は科学的なものなのか？　162
ストレスについての意外なこと　165
うつ病　172
うつへの対処法　181
意欲とホルモン　185

意欲と生涯にわたる学習　187
変化を起こす意欲　190
幸福とは？　195

第5章　社会的要因――人々との関わりの影響力　198

社会的孤立についてできること　204
高齢者の社会性の変化　211
自己効力感　214
仕事の力　218
他者と関わること　223

第2部　私たちの選択　227

第6章　体内時計　230

夜中の2時なのに、どうしてお腹が空くのか？　230
親時計《マスタークロック》　232
「いつ」は「何を」と同じくらい重要かもしれない　234
老化時計《エイジング・クロック》　240

時差ボケ解消法　243
睡眠の衛生管理　245
カフェイン　248
最高実績《ピークパフォーマンス》　249

第7章　食事《ダイエット》　252

ダイエット効果のウソ　252
抗酸化物質　259
コレステロール、脂肪、脳の健康　263
カロリー制限　266
タンパク質　273
水分補給　275
便秘　277
腸内細菌、共生細菌《プロバイオティクス》　280
食生活の効果はどこまでわかっているのか？　285

第8章　運動　292

動くことが大事　292
最小限の動きでも効果がある　303
ジムの会員にならなくても、小さな変化を　306

第9章 睡眠 …… 313

記憶の整理とDNAの修復 313
睡眠サイクルをリセットする 320
睡眠と脳の老化 324
就寝前に何をとるか 327
睡眠衛生のための7箇条 330

第3部 新しい長寿 …… 333

第10章 より「長く」生きるために――FOXO、テロメア、ゾンビ細胞 …… 335

不死の動物たち 336
ヒトの寿命はどこまで延びる？ 340
100歳超の人口が最も多い地域 344
遺伝vs環境 346
FOXOの役割 348
細胞分裂の限界とテロメア 350
テロメラーゼはジキルとハイド 356

細胞のゴミ問題――ゾンビ細胞 361
近い将来の希望 368
１００パーセント確実に健康寿命を延ばすには？ 375

第11章 より「賢く」生きるために――認知機能の強化 …… 377

長寿の倫理的な問題 380
記憶力と注意力の向上 385
ホルモン再び 387
認知刺激療法 388
その他の治療法 389
人工機器《デバイス》 391
生体工学《バイオニクス》 392
瞑想の力 395

第12章 より「良く」生きるために――人生最高の日々 …… 399

良い生活と幸福 404
社会的比較は満足度に影響を与える 408
生活の質と幸福の測定 409
仕事vs引退 416
介護の継続と生活の質 422

誰が電球を交換してくれる？ 427
アルツハイマー病、軽度認知障害への備え 431
正しい病院を選ぶ――必要になる前に 433
事前医療指示書 434
人生の終わり 439
総まとめ 443
錆《さ》びるより燃え尽きる 447

付録 脳を活性化させるための10箇条…450

謝辞 451
図版クレジット 453
索引 1

この日本語版は、原著者の了解を得て、原著の一部を編集しています。

※原注は以下のサイトから
無料でダウンロードできます。
https://www.alc.co.jp/entry/7021011

日本版に寄せて

私の著作を日本の皆さんに日本語で読んでいただけるのは光栄です。この本を読むために時間をとってくださって、ありがとうございます。そして、村上春樹、児玉麻里、宮崎謙一、小澤征爾といった才能ある方々を生み出してくださった日本の皆さんに感謝します。この方々にこの日本版を捧げます。

何歳になっても健康で、幸せで、生産的な人生を送れるようになる方法について、神経科学者たちが学んだことを共有したいと思い、私はこの本を書きました。皆さんにぜひお伝えしたいのは、科学に基づけば、何事も始めるのに年をとりすぎていることもなければ若すぎることもない、ということです。

私がこの本を書き始めたのは、両親が83歳になった時でした。彼らは今87歳です。私は両親に敬意を表するために、そして、あと20年、いや、もっと長く両親にそばにいてもらえるように、これを書きました。この本を書くのはとても楽しい経験でした。科学者ではない両親の役に立つよう、4000本以上の科学論文を読み、アドバイスを抜き出しました（母は画家で小説家、父は実業家で教授です。2人ともまだフルタイムで働いています）。

研究調査から浮かび上がってきたことの一つは、おそらく読者の皆さんはすでにご存じだろうと思います。それは、日本が現在、世界で最も100歳以上人口の割合が多い国だということです。これを書いている現在、100歳以上の日本人は8万450人を超えており、1500人に1人が100歳以上なのです。すごいぞ日本！

科学者たちは、この偉業は、日本人の優れた健康管理、食生活、そして日本の文化が他のほとんどの先進諸国の文化よりも高齢者を大切にする傾向があるという単純な事実によるものだと考えています。晩年の健康と繁栄の鍵は、有意義な仕事に従事し、（新しいことに挑戦したり、新しい人々と出会ったりして）新しい社会的つながりや新しい精神的つながりを作り、評価されていると感じることです。

しかし、長寿は究極の目標ではないかもしれません。とりわけ、もし晩年が不幸な年月になるのであれば。私は本書の中で、寿命よりも健康寿命を重視する大切さを強調しています。健康寿命とは、人生に深く関わり、元気に活動し、自分の知識を他人に伝えられるような年月の長さです。

日本の文化とアメリカの文化は、いろいろな点で違いがあります。たとえば、アメリカでは礼儀正しいと見なされることが、日本では、多くの状況下で大いに無礼だと見なされます。文化は重要ですが、それによって健康面で深刻な影響が生じる可能性があります。数多くの日本の高齢者が社会的に孤立しています。多くの人は、他人に迷惑をかけまい、負担になるまいとして、何も言いません。しかし、何歳の時でも、健康な脳を維持するために最も重要なのは、さまざまな経験を持つ人やさまざまな年齢の人と出会うことなのです。若者は高齢者と一緒にいる時間を増やすべきですし、その逆も同じです。そして、高齢者の皆さんは、コミュニティーの中で、あるいはSNSを通じて若い人たちに接触し、新たなつながりを築くとよいでしょう。

本書を読めばわかるように、脳は10年を経るごとに、いろいろなこと、とりわけ問題解決が得意になります。若者の頭の回転の速さと高齢者の経験による知恵は、無敵の組み合わせです。世界は、単一の視点を持った人々だけでは解決できない多くの問題――気候変動、侵略、人種差別、貧困、病気――に直面しています。私たちは協力し合って問題に取り組まなければなりません。あなたもそれに加わりたければ、どうぞページをめくってください。

――ダニエル・J・レヴィティン

2020年11月　カリフォルニア州ロサンゼルスにて

序章

人生最高の日々はいつ？

経験によるポジティブな変化

詩人ディラン・トーマスは「あの穏やかな夜に静かに身を委《ゆだ》ねるな。老いた者は終わりゆく日に怒りを燃やせ」と書いています。その詩を読んだ若き日の私は、その言葉を無意味だと感じました。老いとは肉体、知性、さらには精神の衰えとしか思えなかったのです。かつては俊敏で、誇り高く、自給自足に励んでいた祖父も、60代になると金づちを打つのにも苦労し、眼鏡なしではクラッカーの箱のラベルを読むことさえできなくなりました。私は祖母が言葉を忘れるのを聞き、今が何年かを忘れたときには泣いてしまいました。

職場では、定年を迎えようとしている人たちが、その目から輝きを失い、笑顔から希望が消えて、全てから解放される日までを指折り数えながら、毎日毎日、一日中自由な時間ができたら何をしようかというぼんやりした計画を立てるしかすることがないのを見ていました。

しかし、私自身も年をとり、人生の最後の4分の1を迎える人々と一緒に過ごす時間が増えるにつれて、老いの別の側面を見るようになりました。私の両親は80代半ばですが、これまでと同じように人生に熱中しており、社会的な交流、精神的な探求、ハイキング、自然を楽しむことに没頭し、さらには新しい専門的プロジェクトまで立ち上げています。両親は、見た目は老いていますが、50年前と変わらないように感じていて、彼ら自身もそのことに驚いています。ある種の能力が低下しているところに、並外れた代償メカニズムが働いているのです——それは、経験というとてつもない恩恵に裏打ちされた、気分や物の見方のポジティブな変化です。確かに、年配の人は若い人よりも情報処理が遅いかもしれませんが、一生分の情報を直感的に統合し、何十年にもわたって失敗から学んできたことに基づいて、より賢い決断を下すことができるのです。高齢であることの多くの利点の一つとして、年配者は、過去にいくつかの災難に見舞われてそれを乗り切ってきたので、災難をあまり恐れません。彼らは、自分たちの回復力が頼りになると知っています。と同時に、彼らは間もなく死ぬかもしれないという考えにびくびくしません。それは、彼らが死にたがっているということではなく、もはや死を恐れていないということです。彼らはそれまで充実した人生を送ってきて、新しい毎日を新しい経験の機会ととらえているのです。

老後の計画に革命を起こす

脳の研究者たちは、年を重ねることで脳に化学変化が起こり、死を受け入れやすくなるのではないかと推測しています。死に怯えるのではなく、死に対して楽な気持ちになるというのです。神経科学者である私は、なぜある人々は他の人々より良い年のとり方をするように見えるのだろうかと考えてきました。遺伝なのか、性格なのか、社会経済的地位なのか、それともただの運なのか。そのような違いをもたらす源である脳の中では何が起こっているのでしょうか？　老化に伴う認知機能や体の衰えを食い止めるにはどうしたらいいのでしょうか？　多くの人々が80代や90代まで元気に生きている一方で、人生から引退し、無気力になり、社会的に孤立して不幸になる人々もいます。私たちは自分たちの人生の結果をどれだけコントロールでき、そして、どれだけのことがあらかじめ決められているのでしょうか？

発達神経科学の最新研究と個人差心理学を融合させた本書『サクセスフル・エイジング』は、私たちが最後の数十年をどのように考えるのかについて、新しいアプローチを提示しています。さまざまな分野の研究成果をもとに、本書は、老化が単なる衰えの時期ではなく、幼児期や思春期と同様、唯一無二の発達段階であり、特有の必要もあれば特有のメリットもあることをわかりやすく説明しています。

本書は、私たちがどれだけうまく年をとれるかは、次の2つに依存していることを示しています。

1　子供時代にさかのぼる、さまざまな要因の重なり合い
2　環境からの刺激に対する反応と、個人の習慣における変化

この刺激的な議論は、平均寿命が延び続ける産業社会の中で、個人、家族、そして市民としての老後を計画する方法に革命を起こす可能性があります。それは、私たちが80代も90代も、ひょっとしてそれ以降も、精神的に明敏なままでいられるための選択肢を提示しています。私たちは、つまずいたり、腰をかがめたり、無気力になったりしながら「あの穏やかな夜に身を委ねる」必要はありませ

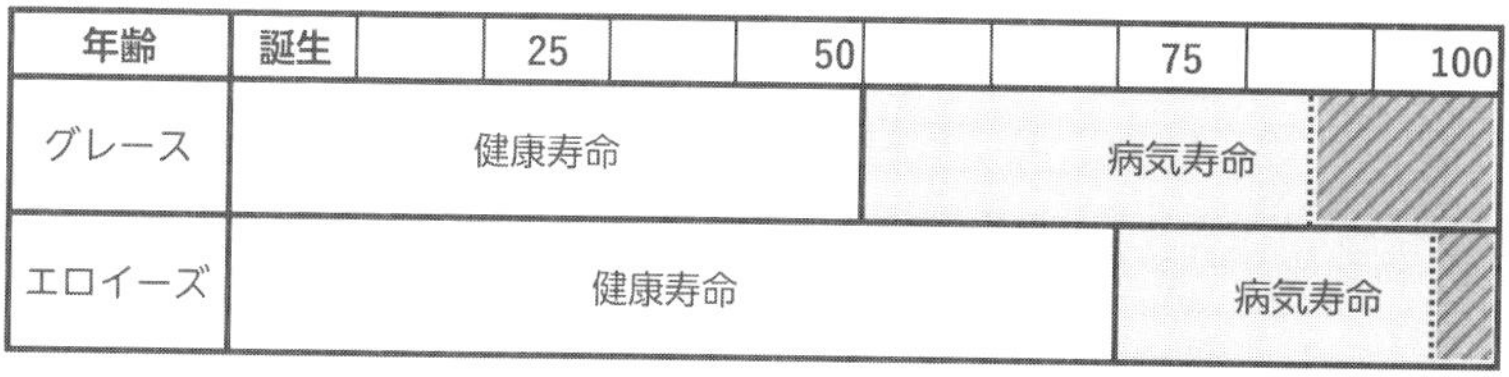

健康寿命と病気寿命

ん。私たちは老年期を大いに楽しむことができるのです。

健康寿命を延ばすのに遅すぎることはない

もちろん、老年期になっても活動的な状態を保って何かに関わり続けるのは必ずしも容易ではありませんし、それで生物学的な衰えを完全に補うこともできません。しかし、新しい医学の進歩とより積極的になったライフスタイルのおかげで、以前の世代にとっては不可能だったかもしれない場面で、私たちは人生にいっそうの充足を感じることができるかもしれません。

寿命とは、人が生きている期間のことです。事故死を除けば、大部分の人は何らかの病気で死ぬか、単に体の組織がすり減ってしまいます。寿命の期間は、2つに分けて考えることができます。おおむね健康な期間（健康寿命）と病気の期間（病気寿命）です。明らかに、病気寿命を最小限にすることが重要です。

100歳で亡くなる2人の友人を考えてみましょう。どちらも寿命は同じですが、病気寿命が大きく異なります。グレースは50歳から徐々に健康が衰え始め、80歳までには24時間介護が必要になります。エロイーズは70歳から衰え始めますが、本当の健康問題は95歳になるまで出てきません。私たちは皆、エロイーズのような70歳までの順風満帆な人生と、95歳までの病気で活動が制約されない幸せな人生を送りたいと願っています。老化への取り組み方を変えることによって人生のバランスを有利な方に傾け、健康寿命を延ばすのに遅すぎることは決してない、という前提に立って、私はこの本を書きました。

小児期のストレスの影響

本書で説明する環境要因は、私たちがどう高齢期を経験するか——世界との関わり方、習慣、生きる意欲、医療など——にプラスの影響を与えることもあればマイナスの影響を与えることもあります。『サクセスフル・エイジング』の第2の側面は、皮肉にも子供の頃から始まる発達の物語です。

社会的ストレスは免疫システムの低下につながる可能性があり、これは何歳になっても起こります。マギル大学のマイケル・ミーニーは、母親が子供に与えるケアの種類が、生理的ストレス反応に関与する特定の遺伝子のＤＮＡの化学構造を変化させることを示しました。生後6日間でより多く舐められたラットの子は、そうされなかったラットよりはるかに安心感が強くストレスに影響されにくい大人ラットに成長します。特に、たくさん舐められて毛づくろいされた赤ちゃんラット[1]は、ケアをそれほど受けなかったラットよりも、厳しくストレスの多い状況に対処する際に、ストレスホルモンをあまり出しませんでした。そして意外なことに、この効果は成体期まで続いたのです。

ミーニーはさらに、人間にも同様の効果があり、幼児期に育児放棄されたり虐待を受けたりした子供たちにはマイナスの結果をもたらすことを示しています。ストレスの話では、初期の経験が遺伝的特徴や脳の構造と相互に作用します。「女性の健康は非常に重要だ[2]」とミーニーは言います。「母子間の相互作用の質を決定する単独の最重要要因は、母親の心身の健康だ。これはラットでもサルでも人間でも同じように当てはまる」。貧困の中で生活している親、精神疾患にかかっている親、大きなストレスに直面している親は、疲労し、怒りっぽく、不安を抱えている可能性が高くなります。「これらの状態は、明らかに親子間の相互作用を損なう」とミーニーは言います。そして後に挫折に直面して、自分の子供の脳の化学構造と回復力を傷つけます——将来まで。

ミーニーは「人間の脳の発達は社会経済的な文脈の中で生じ、小児期の社会経済的地位（SES）は神経の発達、特に言語と実行機能（次に何をすべきかを決定し、それを実行すること）に役立つシステムに影響を与える」と強調します。研究では、生涯にわたる健康な神経の発達を促進するには、出生前因子、親子の相互作用、家庭における認知的刺激が重要であると示されています。これらの知見を活用して、精神衛生と学業成績におけるSES関連の格差を緩和するためのプログラムや政策の改善を目指すべきです。

生後早期の養育（またはその欠如）は、ストレス反応の主要構成要素である海馬のグルココルチコイド受容体、炎症を軽減する免疫系のフィードバック機構の一部など、多くの脳システムの発達に選択的に影響を与えます。ミーニーはまた、成長、性機能、コルチゾールとアドレナリンの産生を調節する下垂体と副腎の機能に子育てが影響を与えていることも示しました。初期のトラウマは一生続く可能性があります。これらのトラウマは、適切な行動や薬理学的な介入によって克服できますが、かなりの努力が必要です。たくさん寄り添い、抱き締めることは、特に生後1年目の傷つきやすい時期にはきわめて効果的です。親として（そして祖父母や教師として）、最初の数年間に子供をどのように育てるかという選択は、子供たちの晩年の姿に、これまで認識されていたよりもはるかに大きな影響を与えます。

高齢期は第3の成長ステージ

環境の影響や神経の発達に加え、『サクセスフル・エイジング』の第３の側面として、私は高齢期を、少しずつ衰えていく時期ではなく、特有の成長期であり、独自の個性を持ったライフステージであると考えるようになりました。

老化といえば、私たちの多くが、視力や聴力の低下、いろいろな痛みなど、おなじみの年齢絡みの問題が勢ぞろいした状態を思い浮かべるかもしれません。脳と体が老化すると、正確には何が起こるのでしょうか――どのような生理的変化が自分自身や他人に関する体験に影響を与えるのでしょうか。本書では、脳細胞の萎縮、ＤＮＡ配列の損傷、細胞修復機能の低下、神経化学物質やホルモンの変化など、老化に関する疑問について掘り下げていきます。

また、同じくよく見られるにもかかわらず、あまり語られていないいくつかの影響についても探っていきます。例えば、私たちの多くは、単に今までと同じものを食べ続けていては体重や体型を維持できないという代謝上の変化を経験します。私たちは乳糖不耐症になるかもしれません。加齢に伴って私たちの消化器系が変化し、ガスが溜まりやすくなるかもしれません。肌や目も乾燥しやすくなります。カフェインが私たちに及ぼす影響が変化し、そのありがたい効果を全然与えてくれなくなってしまうかもしれません。膵臓が老化すると、精白糖を処理するのが難しくなります。『サクセスフル・エイジング』は、あなたの身にどんなことが起こりそうかを教え、もしかしたらすでに起こっているかもしれないこともいくつか説明します。しかし、本書は問題を書き連ねる本ではありません。私の目標は、どうやって充実して幸せに生きるかについて、解決策や指針、そして医学の最先端からの有用なヒントを提供することです。こうした弱さや屈辱を舞台裏に押しやり、人生の第三幕において、有意義なことを余すところなく享受できるようになる方法を。

人生の復興期という新しいビジョン

われわれウッドストック世代にとって、60代、70代を迎えようとしている今こそ、高齢者が日常生活の中で果たす役割について現状を改革するチャンスです。もちろん、これは私たち自身に利益をもたらしますが、さらに重要なことに、社会を改善するというわれわれ世代の理想、すなわち、地球とそれを家と呼ぶ全ての生物を尊重し、自分よりも恵まれない人々を助け、寛容さと一体感を促進し、異なる人々がその違いを恥じるのではなく積極的に受け入れられるようにするという理想をよみがえらせる助けにもなるのです。

高齢者を戦力外にすることの代償は、経済的・芸術的な生産性の喪失、家族のつながりの断絶、機会の減少など、莫大なものです。私たちは、先の世代——両親の世代——を受け入れることで、より良い行動を模範にできるようになります。そして、年を重ねた人間として、他の人々とずっと関係を保ち、関わり合っていくような生活習慣を取り入れることができます、80代や90代になっても……さらにはその先まで。私はここで、全く異なる老年のビジョンを主張します。私たちの最後の数十年を、開花の時期として、若い頃を追い求めるのではなく、時がもたらす贈り物を感謝して受け入れるような人生の復興期としてとらえるビジョンです。

高齢者を重荷ではなく資源だと、老いを結末ではなく集大成だと考えるのは、私たち全員にとってどのような意味があるのでしょうか？　それは、無駄になっている、あるいは良く言っても活用不足になっている人的資源を役立てることを意味するでしょう。それは、私たち全員の間で、より強い家族の絆と友情の絆を育てるでしょう。それは、個人的な問題から国際的な合意まで、あらゆる規模の重要な決定が、高齢がもたらす視点と経験と理性によって裏付けられることを意味するでしょう。さらに、より思いやりのある世界をも意味するかもしれません。年を重ねた脳に見られる化学変化は、理解、許し、寛容、受容へと向かう傾向があります。高齢者は、自分のやり方に固執しがちで、保守的になる傾向がありますが、同時に、以前より個人差を受け入れ、他の人が直面した闘いの価値がわかる人間になることもできます。高齢者は、焦りや不寛容、共感の欠如が蔓延する世界が切実に必要としている思いやりの心をもたらすことができるのです。

発達神経科学×個人差心理学

本書でご紹介する発達神経科学の知見は、遺伝子、文化、機会の相互作用こそが、以下の項目を決定する最大の要因であるというものです。

・私たちの人生がたどる軌跡

・私たちの脳がどのように変化するか
・私たちが生涯を通じて健康で、活動的で、幸せでいられるかどうか

何歳になっても、私たちの脳は、遺伝子、文化、機会の働きかけに反応して常に変化しています。私たちが自ら行う選択は、私たちの人生の多くの部分を決定します。しかし、同時に私たちは、偶然の出来事や他人の選択によっても影響を受けています。機会もしくはその欠如は、しばしば運の問題であり、富、疫病、浄水へのアクセス、教育、良い法律といった大きな歴史的な力によって支配されています。あなたの脳は、それがどんな経験であれ、人生の経験によって変化し続けています——失望、愛、大切な人との交わり、成功、病気、事故による怪我、痛み、環境汚染物質などによって。要するに、あなたの脳は人生そのものによって絶えず変化させられているのです。

私はこの視点に、個人差に関する豊富な研究成果を加えています。個人差を理解する方法としての性格特性の話は、現代科学における最も魅力的なテーマの一つです。そのルーツは、個人間の性格の違いを「物質」の違いとして説明したアリストテレスにまでさかのぼります。18世紀の科学者フランツ・ヨーゼフ・ガルと19世紀の科学者サー・フランシス・ゴルトンは、個人差に関する近代的な研究を創始しました。ガルは、特定の精神機能は脳の異なった部位に局在するという現代の神経科学の考え方を先取りさえしていました（ガルは骨相学という頭の凹凸の研究を発案しました。現在ではこれは馬鹿げていると判明していますが、脳機能の局在という彼の第一の仮説は今日でも有効です）。多くの有能な人々の中でも、ゴードン・オールポート、ハンス・アイゼンク、エイモス・トヴェルス

キー、そしてルイス（ルー）・ゴールドバーグは、個人差を厳密な科学の分野として確立しました。個人差心理学は、私たち人間が互いに異なる何千もの在り方を特徴づけ、定量化することを目指しています。そして、主成分分析などのかなり高度な数理統計学的手法を用いて、私たちの異なる在り方だけでなく、その違いの根源を理解しようとしています。この研究の目標は常に、他人の将来の行動を予測することでした——例えば、ある人が誠実だと知っていれば、知らなかった場合に比べて、その人が特定の状況にどう反応するかをよりよく予測できるのか、といったことです。

性格は変えることができる

では、老化がもたらす可能性のある限界と向き合いながら肉体と知性と精神の強さを維持するには、どうすればよいのでしょうか？　80代、90代、さらにはそれ以降も、楽しそうに年を重ね、生き生きと活動している人たちから何を学ぶことができるのでしょうか？　高齢世代の知恵や経験、社会貢献に対する意欲を活かしながら、高齢世代のニーズに応えるためには、私たちの文化をどう適応させていけばよいのでしょうか？

本書全体を通して私が広めたいのは、私たちは人生が投げかける不規則で予測不能な事柄に常に適応していく一方で、自分自身の性格を変え、環境への対応を変えることができるのだ、というライフスタイルの概念です。この概念は5つの要素から成ります。好奇心（Curiosity）、開放性（Openness）、交友（Associations）、誠実性（Conscientiousness）、健康的な習慣（Healthy practices）——私がCOACHの原則と呼ぶものです。本書は、読者に数独を勧めるようなありふれた本ではありません。

『サクセスフル・エイジング』は、神経科学的な証拠の厳密な分析を基に、加齢に伴って私たちの脳の中で何が起こっているのか、そしてそれに対して何ができるのかを説明します。

本書の3大目的

『サクセスフル・エイジング』は、3つの目的を持っています。第1に、変化――良いものも、悪いものも――を予測するために私たちの知識を活用し、移行をスムーズにするとともに、望ましくない結果が生じる可能性を最小にするようなシステムを構築することです。それは、主治医と良好な関係を築いたり、神経系のミエリン（髄鞘）形成を改善するサプリを飲んだり、家の中に鍵を忘れたときのために鍵を鍵箱に隠したり（私はかつて氷点下の気温の中で鍵を忘れたことがありました――鍵箱を置く前の話です）といった単純なことかもしれません。記憶力の低下、知覚の喪失、老化に伴って起こりがちな交友範囲の縮小などの悪影響を和らげるために、確実にできることがあるのです。私たちは、興味の範囲を狭めたり、自分のやり方に固執したり、わずかな冒険さえも恐れたりする傾向を逆転させるために闘うことができます。私たちは、自らが培ってきた知恵と技能をうまく使う方法を学べば、忘れ去られた老人ではなく、人から慕われる友人になれるのです。

第2に、本書は、人生の終わりから振り返ったときに「よく生きた」と感じるためにはどんな要素が必要になるか、私たちに考えさせることを狙いとしています。人生の満足度を最大化し、人生を意味あるものにするために、私たちは、将来、そして今この瞬間に、どのような決断ができるのでしょうか？　以前の本の中で、私はフェイスブックをはじめとするＳＮＳの過剰使用について声高に述べてきました。誤解しないでいただきたいのですが、私もSNSを使っていますし、遠くに住んでいる友人や家族と連絡を取り合うための素晴らしい方法だと思います。しかし、あなたが人生の終わりを迎え、死の床に横たわったとき、「フェイスブックにもっと時間を費やせばよかった」とは言わないであろうことは、研究文献がはっきり予測しています。そうではなく、「愛する人ともっと多くの時間を過ごせばよかった」とか「世界を変えるためにもっと何かをすればよかった」と言うのではないでしょうか。

最後に、本書は、私たちが、個人として、地域や社会の一員として、老化について今とは完全に異なる考え方をするようになることを目指しています。高齢者の才能を受け入れるような文化の進化を促し、異世代間交流を日常体験の中に織り込んでいくことを志しています。脳科学——特に発達神経科学と個人差心理学から得た洞察——に注目することによって、本書は、人間の物語の最終章である老化（エイジング）の過程に変革的な理解をもたらすことを目指しています。

高齢者が自分の人生を振り返って、最も幸せだった年齢を教えてほしいと言われたとき、何歳と答えるとあなたは思いますか？　何も心配事がなかった8歳でしょうか？　非常に活動的で、セックスを覚えた10代でしょうか？　それとも、大学時代や、初めて家族を持った年齢でしょうか？　違います。人生で一番幸せだった年齢として最も多い答えは、82歳なのです[3]！　この本の目標は、その数字を10年もしくは20年引き上げることです。科学はそれができると言っています。そして私も科学に賛成です。

第 1 部

発達し続ける脳

Continually Developing Brain

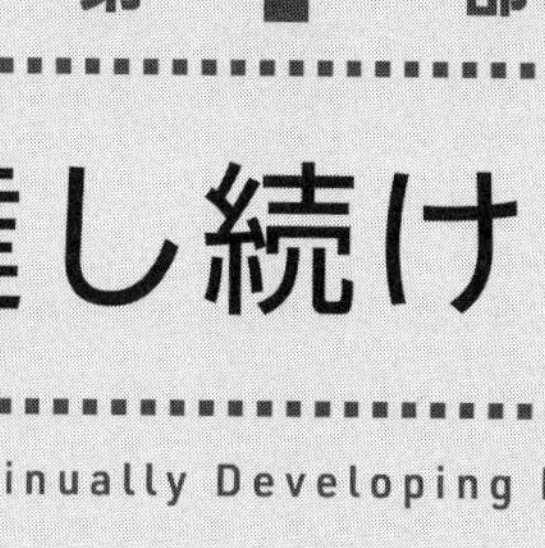

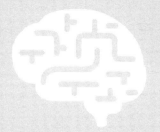

私たちがどのように年を重ねるかを決める要因は何でしょうか？　私たちの脳のさまざまなシステムは、異なる速度で年をとります。衰えていくシステムもあれば、かえって効率や有効性が高まるシステムもあります。老化とは衰退の一途をたどる時期であるという、ちまたでよく言われる話は正確ではありません。確かに衰えるものもありますが、私たちの健康や幸福感、精神的な輝きは衰えずに済みます。最新の神経科学的研究は、記憶、知覚システム、知性、さらには意欲《モチベーション》、痛み、社会生活などについて、老化に関する全く新しい考え方を示唆しています。なぜある人々が他の人々よりもうまく年を重ねるのかは、私もかつてそう思っていたように、こうした認知的、感情的な要因に関係があると思われるかもしれません。しかし実のところ、生産的で幸せな人生を送るための最大の決定要因は、（一部は）生まれつきのものであり、同時に自分で変えようと思えば変えられるもの、すなわち、あなたの性格なのです。

第1章

個人差と性格が寿命を左右する

最近、未就学児のためのデイケアセンターを訪問しましたが、子供たちの特性や気質の違いがいかに早くから表れているかを知って驚かされました。外向的な子もいれば、内気な子もいます。周囲を探検したり冒険したりするのが好きな子もいれば、恐怖心が強い子もいます。他人とうまくやる子もいれば、いじめっ子もいます――まだ4歳なのにです。2人以上の子供を持つ親は、兄弟間や子供と自分との気質の違いに、すぐさま気づきます。

一方、人生の終末期では、人々の年のとり方に明らかな違いがあります――一部の人々は他の人々よりもうまくやっているように見えます。体の健康状態の違いや、人生の後半に私たちを襲う可能性のあるさまざまな病気は別にしても、一部の高齢者はより活力にあふれ、何かに熱中し、活動的で、充実した人生を送っています。5歳児を見て、その子が幸せな85歳になるかどうかを言い当てることができるでしょうか？　はい、できます。

老化と健康が性格に関係があるという発見は、多くの努力の結果でした。まず科学者たちは、性格をどうやって測定し定義するのかを考え出さなければなりませんでした。性格とは何か？　どうやって正確かつ定量的に観察すればいいのか？　ここで、彼らはガリレオの次の言葉からインスピレーションを得たのかもしれません。「科学者の仕事とは、測定可能なものを測定し、測定不可能なものを測定可能な状態にすることである」。

最も確かな調査結果の一つは、子供の性格は後に大人になったときの健康状態に影響を与えるというものです。例えば、小学校で常にトラブルメーカーだった子供を見てみると、プレティーン（9歳～12歳）の間もその状態が続きます。ティーンエイジャー（13歳～19歳）になると、タバコを吸ったり、お酒を飲んだり、マリファナを使ったりする可能性があります。性格的には、このティーンエイジャーは、興奮と冒険を求め、外向性が高く、誠実性と情緒的安定性が低いと言えるかもしれません。この子は、コカインやヘロインなどのハードドラッグを使用したり、飲酒運転中の自動車事故で死亡したりするリスクが高くなるでしょう。若年成人期にこれらの高いリスクを乗り切ったとしても[1]、習慣を変えなかった場合、喫煙による肺がんや飲酒による肝障害のリスクが膨れ上がった状態で中年期を迎えることになります。もっと微妙な行動が数十年後の結果に影響を与えることもあります。早い時期から太陽にやたらと当たりすぎること、日焼け、歯の衛生状態の悪さ、乏しい運動習慣、肥満など、全てが影響を及ぼします。

性格と老化の関係における先駆的研究者の一人は、オレゴン研究所のサラ・ハンプソンです。ハンプソンが指摘するように、「自制心の欠如は、危険な、もしくは苦痛を与える状況にさらされる確率を高め、長期にわたるストレスの生物学的結果を通じて健康を悪化させるような行動をもたらす可能性がある[2]」のです。彼女は、小児期は、成人期まで続く生物学的に重要な行動パターンを築くための決定的な期間であることを発見しました。長く健康的な人生を生きたければ、正しい養育を受けることはプラスになります。小学校で見極められる小児期の性格特性[3]は、その人の40年後の脂質レベル、血糖値、ウエストのサイズを予知し、これら3つの指標《マーカー》は、心血管疾患と糖尿病のリスクを予知します。この小児期の特性は寿命さえも予知するのです[4]。

性格と行動は変えられる

幼少期と後期成人期の性格の間のこうした相関関係は強固ですが、それは物語の一部分にすぎません。人々は異なった年のとり方をし、その物語は、遺伝子、環境、機会（または運）の相互作用と関係があります。科学者たちは、個性を追跡する数学的な方法を開発し、個人間の違いや、時とともに一人の人間の中で変化する特性を比較しました。これにより、アルツハイマー病で起こるような、年齢や文化に関連した、そして医学的治療による性格の変化について語ることができるようになりました。多くの場合、脳に問題があるときの最初の兆候は、性格の変化です。

そして、ここ数年で、発達科学は、人は、たとえ高齢者であっても、意味のある変化を遂げることが可能であると示してきました[5]。私たちは、遺伝子や環境や機会によって敷かれたレールの上の人生を生きる必要はないのです。偉大な心理学者ウィリアム・ジェームズは、性格は成人期の初めまでに「石膏で固められている」と書きましたが、幸いなことに、彼は間違っていました。

人は生涯を通じて変わることができるという考え方[6]は、心理学者ナンシー・ベイリーが最初に提唱し、ドイツの発達心理学者ポール・バルテスが広めて、1970年代半ばにようやく根付きました。

ほとんどの発達研究学者[7]は、発達学的変化が生涯の特定の段階に制限されてはいないという概念を受け入れている。そして、行動の変化は、機能と環境次第で、全ての年齢において広範囲かつ急速に起こり得る。実際には……変化の速度は幼児期と老年期に最も大きくなる。

誰もがこの変化の能力を活用できるわけではありませんが、食事や衣服を調節する能力と同じように、その能力は存在します。子供の頃の出来事は、後の人生で得た経験に基づいて、克服し、変化させることができます。ベイリーとバルテスの重要な考え方は、人生の一時期だけが他の時期に対して優位ではない、ということでした。

もちろん、人は変わることができるという考え方は、現代の心理療法の基盤となっています[8]。人が精神科医や心理学者を求めるのは自分が変わりたいからです。現代の精神医学や心理学は、多くの精神疾患やストレス要因、とりわけ恐怖症、不安、ストレス障害、人間関係の問題、軽度から中度のうつ病などの治療や治癒に、おおむね効果を発揮します。これらの意志に基づく変化は、あるものは、ライフスタイル改善の選択を伴い、またあるものは、時にわずかながらも、自らの性格を変えることを伴いますが、よりよく年を重ねるための絶好のチャンスを私たちに与えてくれます。最も効果的な変化を実現するためには、私たち一人一人が、現在の自分がどうであるか、以前はどうであったか、そしてどうありたいかという根本的な要素について考える必要があります。

私たちがある期間に持っている気質や特性の集合体が、私たちの性格を構成しています。どの文化でも、特性に基づくレッテルで人を表現する傾向があります。例えば、寛大である、面白い、信頼できる（ポジティブな側面）、あるいは、ケチである、退屈である、一貫性がない（ネガティブな側面）、ボーイッシュである、気さくである（中立的、文脈依存的な言葉）などです。しかしながら、この「特性」によるアプローチは、次の2つの重要な事実を曖昧にしてしまう可能性があります。①私たちはしばしば、状況の変化に応じて異なる特性を示す。②私たちは自分の特性を変えることができる。

常に寛大で、面白くて、信頼できる人はほとんどいません。機会と刻々と変化していく状況が、遺伝的性質かもしれないものを、世界に自分をこう見せたいという特定の行動や習慣の方向へ強く引っ張る可能性があるのです。特性とは、行動の確率的な説明です。ある特性に関して高い（それをたくさん持っている）と表現されている人は、その特性に関して低い人よりも、頻繁に、激しく、その特性を示します。愛想のいい人は気難しい人より愛想の良さを示す確率が高いですが、内向的な人が時には外向的であるのと同じように、気難しい人でも時には愛想がいいことがあります。

文化も同様に、マクロカルチャーとミクロカルチャーの両方で役割を果たしています。アメリカ（マクロレベルの文化）では内気で控えめな行動と見なされるものが、日本では完全に普通と見なされるかもしれません。また、とりあえず米国内に限ると（ミクロレベルの文化）、ホッケーの試合では受け入れられると考えられる行動が、企業の役員室では受け入れられないかもしれません。

ブッカー・T・ワシントンは、「状況ではなく、性格が」人をつくる、と書いています。ラルフ・ウォルドー・エマーソンは、「どんな状況の変化も、性格の欠陥を修復することはできない」と書いています。性格は良い物語や詩を生み出しますが、実際には、私たちは、思っているほど性格によってつくられてはいません。想像以上に、人生が突きつける状況と、その状況への私たちの対応によってつくられているのです。これらの状況をきわめて有害から無害まで等級づけできればいいのですが、それができないのは、私たちが物事に対応する方法に個人差があるからです。親に捨てられた（あるいは、捨てられたと感じた）子供たちの中には、順応性があり、善良な社会の一員として成長する者もいれば、斧で人を殺す者もいます。回復力、根性、人生の中の小さなことへの感謝（例えば「少なくとも、私にはまだ食べるものがある」という考え）は、人々の中に不均等に分布している性格的特性です。

遺伝子・文化・機会の複雑な影響

私たちは遺伝子を、髪の色、肌の色、身長などの身体的特性に影響を与えるものだと考えています。しかし、遺伝子はまた、自己肯定感、思いやりを持つ傾向、感情の起伏の大きさなど、精神的、性格的な特性にも影響を与えます。1歳児でいっぱいの部屋を見れば、ある子は他の子より穏やかで、ある子は独立心が強く、ある子は騒々しく、ある子は静かです。2人以上の子供を持つ親は、子供たちの性格がどれほど最初から違うかに驚きます。私は注意深く、特性に影響を与える遺伝子という言い方をしました。遺伝子の影響は石に刻み込まれているわけではないからです。遺伝子はその人がどのようになるかを定めるものではありませんが、その人の性格の形成のされ方に制約や限界を与えます。遺伝的性質は命令ではありません。遺伝子が与える特性は、文化と機会の曲がりくねった子測不可能な道を進んでいく必要があるのです。複雑な特性は、どの1つの遺伝子の中にも、いや遺伝子の大きなグループの中にさえ読み取ることのできない創発特性（訳注：複数の要素の相互作用により生じる全体的特性）であると説明するのが一番ふさわしいでしょう。時とともに遺伝子がどのように自己表現していくかが、社会的現実としての特性の発達にきわめて重要だからです。

遺伝子は、体内に存在していても、休眠状態で、適切な環境が引き金となって活性化するのを待っていることがあります。この活性化は遺伝子発現と呼ばれます。トラウマになるような経験、食生活の良し悪し、睡眠のとり方や時間、素晴らしいロールモデルとの接触などによって、遺伝子に化学的な変化が起こり、その結果、遺伝子が目覚めて活性化されたり、眠りに就いてオフになったりします。胎内で、そして一生を通じて、脳が自らを配線する方法は、遺伝的可能性と環境的要因の間の複雑なダンスです。神経細胞は何かを学ぶたびにつながりますが、それは遺伝的な制約に縛られます。もしあなたが身長を1メートル52センチにすることに寄与する遺伝子を受け継いでいるなら、いかに練習量を増やしても、NBA（全米プロバスケットボール協会）に入れる可能性は低いでしょう（スパッド・ウェブは1メートル70センチ、マグシー・ボーグスは1メートル60センチですが）。さらに微妙な例では、もしあなたの遺伝子が脳内の聴覚記憶回路を抑制しているなら――もしかしたら視空間的認知の方を好むなどの理由で――いくらレッスンを受けてもスーパースター・ミュージシャンにはなれないでしょう。音楽の才能は聴覚記憶回路に依存しているからです。

遺伝子はあなたに、本当の概略だけをざっと描いた人生の台本のようなものを与えます。そこからは、即興でやることができます。文化が、そして機会や状況も、あなたが台本をどう解釈するかに影響を与えます。そして、ひとたびあなたが台本を解釈すると、それは他人があなたにどう反応するかに影響を与えます。実社会での他人の反応は、あなたの脳の配線や化学反応を変えることができ、次いで、あなたが将来の出来事にどう反応するか、どの遺伝子のスイッチをオン・オフするかに何度も繰り返し影響を与え、どんどん複雑に絡み合っていきます。

2つ目の特徴である文化は、私たちが特性を理解する上で重要な役割を果たしています。謙虚さはアメリカよりもメキシコで評価され、ウォール街よりもウィスコンシン州の農村部で評価されます。テルアビブでの礼儀正しさが、オタワでは無礼と思われるかもしれません。私たちが他人を表現するために使う言葉は絶対的なものではなく、文化的に相対的なものです――性格特性における差異を表現するときには必然的に、社会と社会規範に照らして語ることになるのです。

家族はミクロカルチャーであり、伝統、物の見方、政治的・社会的見解は、特に大きな先進国の中では大幅に異なります。いろいろな町や都市で一軒一軒訪ねてみると、友人がひょっこり立ち寄るだけでいいのか事前に予定を入れる必要があるのか、デンタルフロスを使う頻度はどれくらいか（そもそも使うのか）、テレビやデバイスの使用時間は制限されているのかなど、ごくありふれたことに関して、さまざまな考え方があるとわかるでしょう。そして、これらの独自の家庭文化的価値観は、特定の性格特性上にマッピングされます。自発性、誠実性、規則に従う意欲（または少なくとも能力）などです。文化は、私たちがどんな人間になるかということにおいて、強力な要因となります。

発達の3要素の3つ目は機会です。機会と状況は、私たちのほとんどが認識しているよりも行動において大きな役割を果たしており、2つの異なる方法で影響を与えます。すなわち、世界が私たちをどのように扱うかと、私たちがどのような状況に置かれている（または自分自身を置く）かです。

色白の子供は色黒の子供よりも太陽の下で日焼けしやすいので、屋外で過ごす時間が少なくなるかもしれません。痩せた子供は太った子供より、排水管の中や木の上で冒険しやすいかもしれません。あなたは冒険好きな性格を持って人生を始めるかもしれませんが、体格のせいでそれが実感できなければ、他の体験を探し求めたり、あまり体を使わない方法（ビデオゲーム――あるいは数学）で冒険したりするかもしれません。

このような身体的特徴とは別に、私たちは皆、家族や社会の中で役割を果たしています。複数の子供がいる家庭では、一番上の子供は下の子供の育児や指導の一部を引き受ける傾向があり、一番下の子供は親次第で比較的甘やかされたり無視されたりします。真ん中の子供は仲裁役の立場に追い込まれるかもしれません。これらの要因は私たちの発達に影響を与えますが、ここでも遺伝子と同様、それは決定的ではありません。私たちはそこから抜け出して臨機応変に行動し、自分自身の未来をつくり出していくことができますが、それには努力が必要です（そして一部の人々にとっては、多くの間違い、失敗、治療が必要です）。

見た目と性格は一致する？

一卵性双生児は、同じ（またはほぼ同じ）遺伝子を持っているという理由で、似たような性格になるのではないかと思われるかもしれません。しかし、それはある程度、世界が似たように見える人を似たように扱うことが原因かもしれません。人々は一般的に、あなたの見た目に対してある種の先入観を持って反応するので、12歳かそこらの頃には、あなたはおそらく、他人が自分にどのように反応するかのパターンを認識していたでしょう。肌の色、体重、そして魅力[10]は、教師、見知らぬ人、そして不幸なことに警察から人々がどのように扱われるかの重要な決定要因です。フロリダ州セントピーターズバーグのある警察業務の研究では、男性、非白人、貧困者、若者[11]の容疑者は全て、その振る舞いに関係なく、より乱暴に扱われました。

あなたの顔や体格に、意地悪そうに見える何かがあるとしましょう——眉毛が目の方に下向きに曲がっていたり、三白眼だったり、口の周りに深いしわがあったりなど、俗に「いつも怒っているみたいな顔」と言われるような特徴です。『ワシントン・ポスト』紙によると、女優のクリステン・スチュワート[12]はこの特徴のイメージキャラクターであり、アナ・ケンドリックは自称被害者です（この特徴はカニエ・ウェストなどの男性にも当てはまります）。あなたは、人々があなたの周りでは用心深い態度をとり、あなたを怖がっていることに気づくかもしれません。あなたは内面では親切で優しい人かもしれませんが、生まれてからずっと誤解されたり不審に思われたりして過ごしていると、社会的な付き合いにおいては冷淡になってしまうかもしれません。現実世界のシュレック（怖そうに見えて人々に恐れられているけれども心優しい怪物）です。

このことは、評価者間の一致を調べるという方法で、実験で研究されています。実験の参加者は、見知らぬ人に会ったり、見知らぬ人の写真やビデオを見たりして、性格を表す用語を用いて、それらの人々を描写します。前提となっているのは、人は、誰かを知らない場合、顔や体型、服装、ボディランゲージなどの外見に基づいてその人を判断するであろう、ということです。このような研究は、オレゴン大学とオレゴン研究所のルー・ゴールドバーグが60年代の初期にすでに行っていました。これらの研究では、外見のみに基づいた「社交的な」「外向的な」「温厚な」「責任感がある」「冷静な」「誠実な」「知的な」などの幅広い性格特性に関して、一貫した一致が見られました。一方、他の「感じがよい」「神経質な」「感情的に安定している」などの特性の判断では、はるかに一貫性が低くなりました。

もちろん、見ず知らずの人たちが、誰かを見て「責任感がある」という描写で一致したからといって、その人が責任感があることにはなりません。これらの実験が示しているのは、見知らぬ人と交流するとき、私たちは社会心理学的お荷物をしょい込んでいるということだけです。そのお荷物に関するコンセンサスは、ある一つの文化の中にいる人々は、性格特性が身体的特性とどのように結び付いているかに関して共通の考えを持っていることを示唆しています。実験参加者の自己評価を見知らぬ人の評価と比較したところ、いくつかの用語、特に「社交的な」と「責任感がある」で高い一致を示しました。そして、私たちの自己認識は、自我の求めによって、しばしば完全に間違っていたり歪められていたりしますが、時には正しい場合もあります。問題は、いつ正しいのかがわからないことです。

文化は、私たちがどのように特性を分類し評価するかに大きな影響を与えています。ある文化では威嚇的と感じる体格を、別の文化では面倒見がよさそうだと感じるかもしれません。ある文化では誠実そうだと感じる顔を、別の文化ではばかにしていると見るかもしれないのです。

性格を調べる方法

科学者は、このように個人的で一見主観的なものである性格をどのように研究しているのでしょうか？　私は長年このことを疑問に思っていましたが、運命の巡り合わせ――機会と言ってもいいでしょう――で、まさにこのことを解明しようとしていた人に出会いました。

1980年、私はしばらくの間オレゴン州の海岸でキャビンを借りようとしていました。地元の新聞で広告を見つけて公衆電話で家主に電話し、その日のうちに会いました。家主は、性格測定の先駆的な研究をしていた心理学の教授であるルー・ゴールドバーグという人物でした。彼は長期研究休暇《サバティカル》で旅立つ予定で、週末の家を貸したいと言っていました。結局、彼は私には貸してくれませんでしたが――彼はもっと年上で経済的に安定した賃借人を選んだのです――私たちは友人になりました。彼はオレゴン研究所の研究仲間のサラ・ハンプソンを紹介してくれました。私がサラとルーと知り合えたという事実だけでも、彼らの社交的な性格と、たとえ私のような無知な若い学生であっても、新しい人との出会いに対する彼らの開放性を物語っています。

ルーは普段、自分のことを話すのが好きではありません。彼は外向的で熱意がありますが、控えめです。知り合ってしばらくしてから、彼は私に性格を測定する仕事について話してくれました。ルーはこう尋ねることから始めました。「君ならどうやって性格を調べる？」（少し立ち止まって考えてから先を読んでください）。

私は考えました。誰かを脳スキャナーに入れて、ホームレスがお金をくれと言っている写真を見せればいいのではないかと。寛大さの感情を司る脳の部位が興奮したら、その人は寛大だと推理できるかもしれないし、同じ脳の部位が反発したら、その人はケチだと推理できるかもしれない。しかし、脳のどの部位が「寛大さ」の領域であるかをどうやって知るのでしょうか？　実際、私たちは知らないですし、もしそれを発見したければ、部位を特定するためには、寛大な人から始めなければならないでしょう。そうすると、振り出しに戻ってしまいます。誰かが寛大かどうか、どうやって知るのでしょうか？

ひょっとしたら、寛大さを実証する機会がある状況に人々を置けばいいのかもしれません。例えば、職場に向かう途中で人々がホームレスとすれ違うとき彼らがどうするか、こっそり観察するのです。

しかし、ここには3つの問題があります。第1に、人は多くの状況では寛大でも、あなたが観察している状況では寛大でないかもしれません。どちらかというと有名慈善団体に寄付する方を好む博愛主義者を想像してみてください。その人は、ちょうど昨日ホームレス保護施設に1000ドルを寄付したかもしれず、炊き出し所にも1000ドルを寄付したかもしれません。赤十字、オックスファム、ハビタット・フォー・ヒューマニティ、そしてユナイテッド・ウェイにもさらに多くのお金を寄付したかもしれません。しかし、その人はあなたのテストには落ちるかもしれません。あるいは、その人は財布を盗まれたばかりで、今日は渡すお金がないのかもしれません。他の日だったら渡していたでしょう。

第2の問題。同じシナリオによって誘発される異なる性格特性を、どのように区別するのでしょうか？　ある人は寛大ではないのに、それらしく見える何かをシナリオが誘発するかもしれません。例えば、同情です。もしかしたら、この特定のホームレスが愛する亡き妹を思い出させるので、その人はつい財布の中の数ドルに手を伸ばしてしまったのかもしれません。あるいは、ひょっとしたら脳の損傷のために衝動抑制機能が欠けており、どんな種類の要求にもノーと言うことができないのかもしれません。ここでも、その人は通常の意味で「寛大」であるわけではなく、単に、あなたが観察している特定の状況においてそのように見えるにすぎません。

第3の問題は、人が持つ可能性のある特性の数自体です。数があまりにも多いため、何千もの行動を実験しなければならないことになり、研究は手に負えない非現実的なものになってしまいます。もっと簡単な方法がなければなりません。

私自身はこの問題を解決することはできませんでしたが、ルーは洗練された答えを持っていました。彼は1800年代にサー・フランシス・ゴルトンによって初めて一般化された、ある仮定から始めました。以下がルーの言葉です。

人と人との日常的な交流において最も重要な個人差は、最終的にはその人の言語の中にコード化されると仮定してみよう。これが語彙仮説だ。このような違いが重要であればあるほど、人々はそれに気づき、それについて話したいと思うようになる。その結果、最終的にそれを表す言葉を発明することになるだろう。次のような、人を表すのに使われる名詞（例「偏屈者」「弱い者いじめ」「愚か者」「不平屋」「田舎者」「怠け者」「けちん坊」「カモ」）や形容詞（例「我の強い」「勇敢な」「エネルギッシュな」「誠実な」「知的な」「責任感のある」「社交的な」「洗練された」）などだ。[13]

ルーの仮定は正しいのでしょうか？　正しくないかもしれません。しかし、それは良い出発点です。もしかしたら、言葉ではとらえられない性格特性があるかもしれませんが、それは、比較的珍しいものであったり（その場合は、今は気にする必要がありません）、あるいは、私たちが話したくないことを表していたり（その場合は、別の評価方法を作る必要があります）するからです。語彙仮説はあり得る全ての性格特性を特定するという意味ではなく、本当に重要な特性の大部分を特定するという意味だと仮定してみましょう。

このような用語は文化に依存しているかもしれないと考えているなら、発達的アプローチの3要素と一貫性があるので、あなたは先生から花マルをもらえます（そして、少なくともこの実例に基づいて、あなたは「賢く」「知的で」「洗練されている」ということになります）。文化的依存性は「田舎者」という言葉を例にとれば、一目瞭然でしょう。部外者との交流がない人里離れた閉鎖的なコミュニティーでは、誰かを「田舎者」や「偏屈者」と呼ぶことは想像し難いでしょう。これらの言葉は、都会人と田舎者、寛容で心の広い人と偏屈者を対比させる機会のある、より都市化された文化圏に住んでいることに依存しているでしょう。同様に、厳密に一夫一婦制の社会には「一夫多妻」という言葉は必要ないかもしれませんし、全ての財産の共同所有を強く主張する社会には「泥棒」という言葉は必要ないかもしれません。

性格特性が文化の影響を受けている可能性があるからといって、それを測定する企てが駄目になるわけではありません。その情報を何に使いたいか次第です。もし、自分の文化の中で人々が示す性格特性を理解したい、あるいは、自分や友人の性格特性が生涯にわたってどう変化する可能性があるのかを理解したいのであれば、何の問題もありません。一部の異文化心理学者のように、文化によって性格がどのように変化するかを理解したい、あるいは全ての文化に現れる性格の普遍的性質があるかどうかを理解したいのであれば、自分でテストを考え出して、できるだけ多様な人間に実施することです。ルーが次のように言う通りです。

人間の交流において個人差が重要であればあるほど、それを表す言葉を持つ言語が多くなるだろう。[14]

かくして、研究者たち、恐れを知らぬ性格領域の探求者たちは、世界中の多様な文化の言語を研究してきました。個人差の一つのタイプ、精神疾患を考えてみましょう。あなたが交流している人が

「正気で」「理性的で」「感情的に安定している」のか、それとも「頭の中で声を聞いている」のかを知るのは、かなり重要なことのように思われます。アラスカ北西部のイヌイット、ナイジェリアのヨルバ族、オーストラリア中央部のピンツピ族などは、1～2世代前まで旧石器時代の狩猟採集民のような暮らしをしていましたが、こうした重要な性格を表す言葉を自分たちの言語の中に持っていることがわかっています。しかも、精神病者に対する社会の態度や行動には、文化による差はほとんどありません。[15]不安やうつなど、もっと一般的で軽度な精神疾患の形態を表す言葉でさえ、世界中で見られます。

ひとたび科学者たちが性格を測定する方法や人々を表現する方法を見つけ出したら、別の問題が発生しました。性格特性を表現するのには何千もの異なる単語が使われています。英語では、『ウェブスター大辞典』に4500の単語[16]が載っており、450以上が現在、日常的に使われています。まさにその数自体が、特性描写の科学を扱いにくいものにしています――要約したり、話題にしたり、予測したりすることが難しいのです。これは、最初の「ビッグデータ」問題の一つでした。フェイスブックや気候変動分析データが存在する数十年前の話です。

科学者がこのようなデータの山を使って通常行うのは、数学的手法を使ってデータを削減し、似たような項目を同じカテゴリーや次元に統合することです。そうすれば、私たちは短縮記号を使ってデータを議論できるようになります。元のデータは破棄しないので、いつでもそこに戻ることもできます。

ただし、仮に性格描写を要約する方法を見つけて、それを語る略語を提供することができたとしても、一つの性格描写のカテゴリーに含まれる全ての人が似ているということにはならないでしょう。それでも、個人差や多様性を見失わずに、一般的に、北米人の気質や物の見方を、例えばアジア人やアフリカ人の気質や物の見方と区別できる、広くて意味のある傾向が存在するかもしれません。性格特性は連続的に変化します。私たちは修飾語を使って、その人が多かれ少なかれ魅力的であるとか、多かれ少なかれ不機嫌な人であるとか、多かれ少なかれヨーロッパ人であるとか言うことができます。

性格診断の世界標準「ビッグファイブ」

数カ国にまたがる数十人の研究者が、性格用語を体系化して有用な分類法をつくり出そうとしています。理想的には、そこで考え出されたシステムは、言語や文化の違いを超えて機能し、比較を非常に容易にするものであるべきです。これに関して科学者たちがコンセンサスを得るまでには、50年以上の時間がかかりました。

ある著名な科学者は20[17]から30の次元を主張し、他の数人は2つ[18]の次元を主張しました。中には5次元や13次元を主張する者もいました。私たちの友人ルー・ゴールドバーグは、最初は心理学者のディーン・ピーボディによって提案された3因子（3次元）モデルに惹かれ、現在ビッグファイブとして知られている5因子モデルを退けました。「私の科学的嗜好には」とルーは言いました。「5因子構造が悪夢であったのに対し、ピーボディ・モデルは洗練された美しいものだった。ビッグファイブの全ての因子は、最初の外向性を除いて、評価［良い／悪い］に非常に関係があった。つまり、それらは本当に独立した次元ではなかったということだ」。1975年頃から1985年頃まで、彼はピーボディの3因子モデルを支持するために、さまざまな情報源からデータを収集、分析することに取り組みましたが、何をやっても、分析からは5因子モデルが浮かび上がってきました。ルーはディーン・ピーボディに、3次元と5次元のどちらかを選択するための実験を準備するよう訴え、2人で一緒にそういうものを設計しました。データが出てきたとき、彼らは5次元の方がより有用なシステムを構成することを示す論文を一緒に発表しました（そして、それには元々のピーボディの3次元が組み込まれていました）。ゴールドバーグは渋々ながら改宗者となり、ピーボディ自身もそうなりました。

これは、ゴールドバーグとピーボディが「協力的」で、「新しい経験に対して開放的」で、「人付き合いがよく」、そして少なくともやや「外向的」でなかったら、決して起こらなかったでしょう。

意見の合わない人との共同研究は、科学上の理想を象徴しています。異なる理論を追求していて互いに意見の合わない2人以上の研究者が共同研究をすることを決めたとき、その結果は一つの分野を一変させることができます。今日では、多くの人がルーをビッグファイブ性格分類の父と考えています。これまで中国語、ドイツ語、ヘブライ語、日本語、韓国語、ポルトガル語、トルコ語をはじめとする数十の言語や文化で、異文化間再生が行われてきました。ご推察の通り、異なる文化においてはいくつかの小さな違いが出てきますが、ビッグファイブが最良の記述法であることに変わりはありません。

ビッグファイブの次元は次の通りです。

第1因子　外向性
第2因子　協調性
第3因子　誠実性
第4因子　感情の安定性 vs 神経症的傾向
第5因子　体験への開放性＋知性（想像力とも呼ばれる）[19]

これらの各カテゴリーには、それぞれ何十もの個人的特性が含まれています。ご覧のように、最後のものを何と呼ぶかをめぐっては論争がありますが、それは気にしないでください――それは、実生活では一つにまとまるいくつかの特性から成る、明確に定義された次元です。

【外向性】[20]には、「話し好きな」「大胆な」「エネルギッシュな」と、反対語の「物静かな」「臆病な」「無気力な」が含まれます。外向性次元のスコアが高い人々[21]は、他人のそばにいると居心地がよく、会話を自分から始め、注目の的であることを嫌がらない傾向があります。

【協調性】には、「温かい」「協力的な」「寛大な」と、反対語の「冷たい」「敵対的な」「ケチな」が含まれます。この次元のスコアが高い人々は、他人に興味を持ち、他人の感情に共感し、人々をくつろがせる傾向があります。

【誠実性】には、「きちんとした」「責任感がある」「注意深い」「実務能力が高い」と、反対語の「だらしない」「無責任な」「ずさんな」「現実に疎い」が含まれます。この次元のスコアが高い人々は、用意周到で、勤勉で、細部に注意を払い、やると言ったことはやる傾向があります。

【感情の安定性】には、「安定した」「満足した」「安心した」と、反対語の「不安定な」「不満のある」「神経質な」が含まれます。この次元のスコアが高い人々は、物事に悩まされにくく、落ち着いていて、気分をコロコロ変えません。

【開放性】（**【知性】**／**【想像力】**とも呼ばれる）には、「好奇心旺盛な」「知的な」「創造的な」と、反対語の「探究心のない」「頭の鈍い」「創造性に欠ける」が含まれます。認知的、行動的な柔軟性も含まれます。この次元のスコアが高い人々は、物事を理解するのが速く[22]、鮮やかな想像力を持ち、新しい物事やレストランを試してみたり、新しい場所に行ったりするのが好きです。知的能力とは別ですが、知的、文化的、美的、芸術的な経験を楽しむ傾向があることが示されています。

もしあなたが性格学者ぶりたければ[23]、因子番号を使ってしゃべればいいでしょう。「ああ、あのナンシーは第2因子が非常に低いんだよ」とか、「スタンを会計課で昇進させるべきだと思う――第2因子と第3因子が高いからね」といった具合です。

人の特徴をカテゴリーにまとめようとする欲求は大昔から存在します。占星術もそのような試みの一つで、いつ生まれたかによって人々に性格を体系的に割り当てるものです。占星術は今でも世界中で人気がありますが、科学的な根拠はありません。確かに頑固な山羊座の人を知っているかもしれませんが、統計的には、頑固な獅子座や天秤座や射手座の人も同じような確率で見つかります。

よく混同されるのは、人々はビッグファイブを類型論（外向的なタイプ、神経質なタイプなど）として考えがちだということです。そうではありません。大事なのは、人の性格を表す5つの因子の配置（または輪郭）なのです。物体を長さ、幅、高さで表すことができるのと同じように、ビッグファイブの枠組みを使えば、5つの因子の組み合わせで人間の性格を表すことができます。ビッグファイブの提唱者たちには、性格という複雑で豊かな織物を単なる5つの特徴に還元しようという意図は全くありませんでした。むしろ、彼らは人間を特徴づける無数の個人差を整理するための枠組みを提供しようとしているのです。この枠組みは、人間が互いを知る上で歴史的に重要であった事柄について、多くを明らかにしています。

第1因子（外向性） ジェイソンは「能動的」で「支配的」か、「受動的」で「服従的」か？（私はジェイソンをいじめることができるのか、それともジェイソンは私をいじめようとするのか？）

第2因子（協調性）　マリは「感じがいい」か「気難しい」か？（私のマリとの交流は温かくて楽しいか、冷たくてよそよそしいか？）

第3因子（誠実性）　レティシアは「責任感があり」「誠実」か、「怠慢」で「一貫性がない」か？（レティシアは頼りになるか？）

第4因子（感情の安定性）　ハンナは「頭がおかしい」か「正気」か？（ハンナの行動を予測することはできるか？　ハンナの行動は私にとって納得がいくか？）

第5因子（開放性、または知性／想像力）　フェリックスは「頭がいい」か「頭が鈍い」か？（私がフェリックスに教えるのは簡単か？　彼から学べることはあるか？）

老化の科学に興味を持つ私たちにとって、これらは何を意味するのでしょうか？　ビッグファイブは、それがなければとうてい手に負えないような膨大な数の特徴を整理するための世界共通の構造を提供してくれます。

遺伝子や状況、あるいは治療が性格を変化させるときは必ず、まず脳を変化させます。その意味では、全ての性格の違いは、遺伝的影響を受けているか否かにかかわらず、必ず脳を通過するため、生物学的なものです。[24]このような神経生物学的な変化は、脳の化学的変化を伴っています。一例として、自己主張の強さ、競争力、支配性、好戦性は全て、性別を超えてテストステロンの影響を受けています。この値が高くなると私たちを攻撃的行動に導き[25]、低くなると礼儀正しさに導きます。テストステロン値は、3要素――遺伝子、文化、機会――によって影響を受けます。狩りの成功[26]、速い車を運転する[27]、人前に出る、大勢の人を管理する[28]といった状況は、テストステロン値を上げる可能性があります。老化の通常のプロセスは、それを低下させる傾向があります。典型的なキャリア曲線においては、人は年をとるにつれて社会的により大きな力を得ますが、この力によって、一部の人は、生物学的に低下したテストステロン値を補うことができます。

誠実性、協調性、感情の安定性は、生活の中で望まざる劇的事件を減らそうとする傾向を反映していると考えられますが、これらがセロトニンの影響を受けていることが証明されつつあります。開放性と外向性は、可能性を追い求め積極的に関わるという一般的傾向を反映していますが、これらはドーパミンの影響を受けているようです。ドーパミンを増加させる薬物は、私たちがより多くのものを追求し、より危険な行動に関わりたくなる原因となり得ます。セロトニン値の低さは、攻撃性、衝動制御能力の乏しさ、うつ病と関連[29]しており、これらの症状の治療にはしばしばセロトニン機能を向上させる薬が処方されます。

遺伝子の構造もまた、性格に影響を与えることが示されています。*SLC6A4*と呼ばれる遺伝子の変異[30]は、不安、抑うつ、絶望、罪悪感、敵意、攻撃性などの神経症に関連した特性と関係があります。他のいくつかの難しい名前の遺伝子は、自己決定と自己超越、および新規探索傾向と関連しており、新規探索傾向の遺伝子はドーパミン制御に関与しています。遺伝子、脳、神経化学物質と性格の間のこの種の相互作用をマッピングする研究が熱心に行われています。

気質 vs 性格

赤ちゃんはある種の性質を持って生まれてきます[31]。この性質とは、さまざまな状況にどのように反応するかという個人差のパターンと、そういったパターンの制御の仕方です。赤ちゃんや子供の場合は、通常これらのパターンは気質と呼ばれ、大人の場合は、これらのパターンは性格と呼ばれます。気質と幼い子供の初期の人生経験は、性格の成長に寄与します[32]。その性格は、子供が経験によって形づくられていく過程で、その子供が自己と他者をどのように見るかが基礎となっています。多くの危険や災害に満ちた環境の中で育った子供は、間違いなく、保護されて大事に育てられた子供とは違った見方で世界を見るようになるでしょう。非常に興味をそそられるのは、性格の発達が必ずしも予想通りに進むとは限らないことです。

危険な環境で育った子供は、恐怖心を学び、びくびくした、不安の強い、もしかしたら神経症的な性格になるのではないかと思うかもしれません。確かにそうなる可能性はあります。しかし、異なる遺伝的性質、子宮環境、養育を与えられた別の子供は、恐れ知らずの、勇敢な、挑戦を求める性格になるかもしれません。子供が独自の価値観、態度、対処戦略を発達させていく中で、気質は性格になります。そして、気質は生物学的基盤を持っており[33]、個人の遺伝的組成に関連していますが、それによって完全に決定されるわけではありません。

幼児期の子供の気質は一般的に、動物の気質と対応した次元に沿って測定されます。[34] これらには、俊敏性（活動レベル、第1因子）、社交性（第2因子）、自己制御性（第3因子）、詮索性（第5因子）が含まれます。これらは、ビッグファイブと高い相関性があることがわかっています。人が狂気か正気かという第4因子は、動物や乳幼児においては測定が困難です（とはいえ、2歳児を持つ親なら誰もが時々、自分の子供は気が狂っているに違いないと思うのではないでしょうか。そして、もちろんそれは当たっています！　赤ちゃんは完全に自己中心的で、自分のことしか考えていない真のサイコパスですから）。

年齢による性格の変化

多くの面で、自然な老化の過程そのものがいくつかの性格の変化を引き起こす傾向があります。10歳から101歳までを対象とした92の研究論文のメタ分析では、[35] 40歳以降も、そして60歳を優に超えても、75％の性格特性が有意に変化していました（これらの傾向は全ての人に当てはまるわけではありません。全く変化しない人もいれば、統計的傾向と相反する方向に変化する人もいます）。アルツハイマー病、ピック病、脳卒中、転倒による脳震盪《のうしんとう》などの病気や怪我の結果、変化する場合もあります。

では、どのような傾向があるのでしょうか？　高齢者は、どちらかと言うと衝動を制御するのが得意です。[36] つまり、自己統制と自己規律に長けていて、若い成人より規則に従うのが得意な傾向がありますが、これは第3因子（誠実性）と関係のある特性です。自制心は、20歳を過ぎると10年ごとに着実に増加します。その一部は前頭前野皮質の発達と関係しており、前頭前野皮質の発達は20代前半まで続きます。そして、まだ原因は不明ですが、衝動制御において年齢に関連したさらなる気質の変化が見られます。

柔軟性――計画の変更や環境に容易に適応する能力――は、20歳を過ぎると10年ごとに着実に減少していきます。年齢を重ねるごとに、男性は一般的に感情的過敏性が高まり[37]、女性は感情的繊細さが低下します。ご推察通り、そして自ら経験されたかもしれませんが、開放性は思春期の頃に増加しますが[38]、その後、年齢とともに減少します。

それに加え、高齢者は一般的に、良い印象を与えることと、他人と協力してうまくやっていくことに気を配ります。協調性が大幅に増加するのです[39]。感情の安定性と冷静さも向上します[40]。でも皆さんはきっと例外を思いつくでしょう。ですから、これらは単なる平均値であることを忘れないでください。社会的神経科学における私のお気に入りの図の一つは、62カ国の100万人近い個人を対象とした研究[41]結果に基づいており、どのように感情の安定性、協調性、誠実性が年齢とともに一貫して増加するかを示しています。次ページに、カナダの図を示します。

この研究によると、実は、誠実性、開放性、外向性は老年期に低下しますが、協調性と感情の安定性は大幅に上昇します。これらの結果は、最初は増加していた誠実性のレベルが、50歳以降に低下し始める可能性を示しています。人々は高齢期に、より自己満足的になるようです[42]。「ドルチェ・ヴィータ（甘い生活）効果」と呼ばれる情緒安定性の側面です。高齢者は、自分が持っているものに

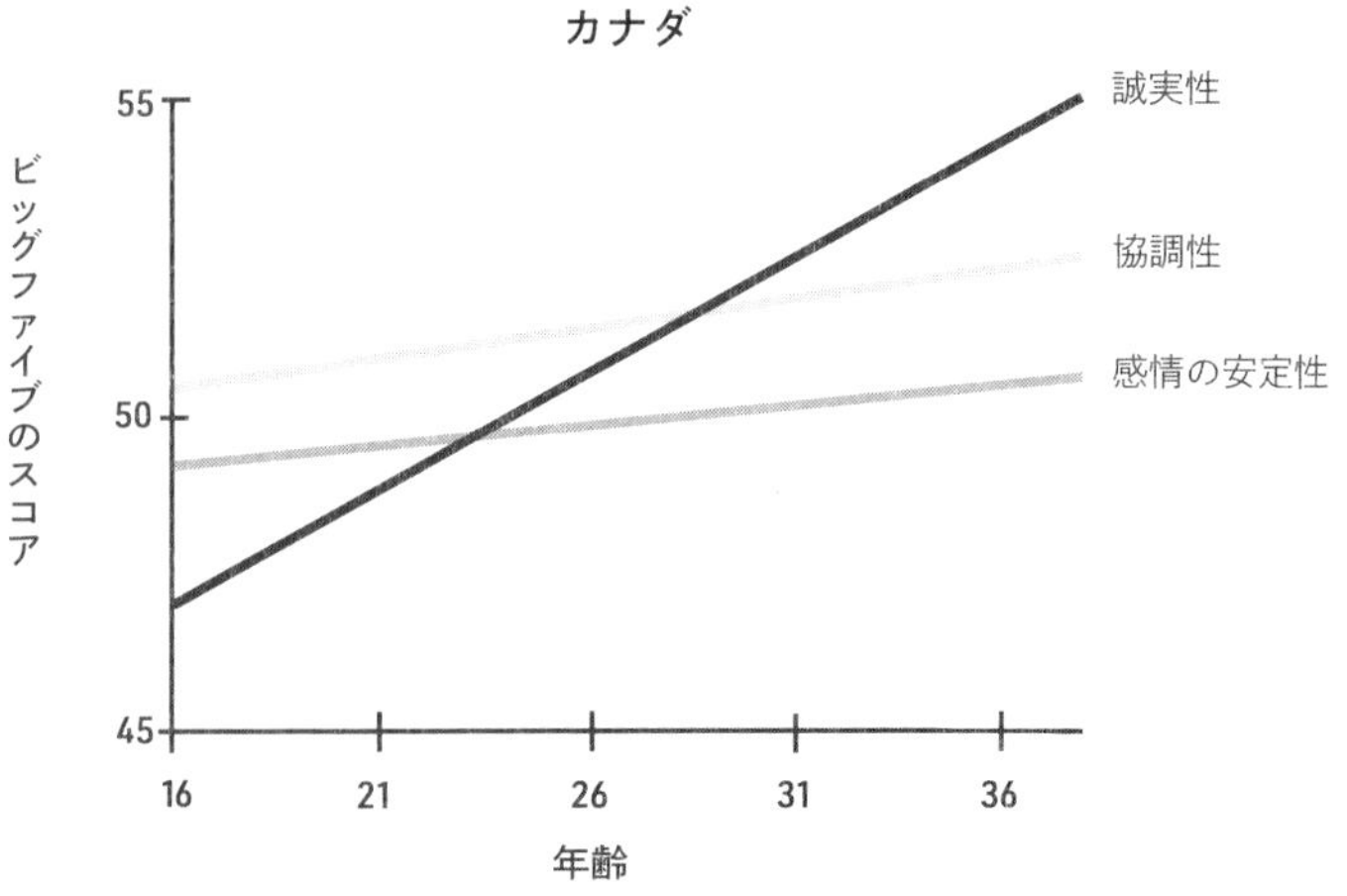

年齢とビッグファイブ因子スコアの関係

満足するようになり、より自己充足的でのんびりとし、生産性への欲求が減ります。気分障害、不安、行動障害は60歳を過ぎると減少し、その年齢以降に発症することは非常にまれです。

高齢者は、リスクを伴う行動やスリルを求める行動に関わる可能性が低く、[43]道徳的責任感が強く、新しい経験を受け入れにくい傾向があります。ビッグファイブ因子モデル的に言えば、高齢者は「外向性」と「開放性」が低下し、「誠実性」「感情の安定性」「協調性」が増加します。

これらの加齢に伴う変化は、ミクロカルチャーと機会――私たちの身近な集団が人生前半の各段階でどんな社会的役割に力を注ぐか――によっても左右されます。思春期の終わりから成人期の初めにかけて、人々は自立度が増し、教育やキャリアへの投資を始めます。これらの領域での成功は、信頼でき、頼りになり、有能であることに大いに依存しています。この時期以前は、親や学校が人々の人生を導く仕組みができているので、誠実に行動する必要性はおそらく比較的少ないと思われます。一部の人にとって、定年後に誠実性が低下するのは、脳が変わったからではなく、勤勉でがんばり屋である必要性が少なくなったからです。グリップを少し緩めて「甘い生活」を楽しんでも構わないというわけです。そして、多くの社会的役割の移行は、私たちが祖父母になったり、フルタイムの仕事から引退したり、新しい趣味を始めたりするかもしれない高齢期に起こります。健康上の問題は、厳しい選択を迫り、性格を形成する機会を与えてくれます。私は体を折り曲げて屈服するタイプなのか、それともリスクをとって賭けに出、回復力と楽観主義を利用して、残された時間を最大限に活用しようとするのか？

楽観主義は長生きを予知する要素です。しかし、過剰な楽観主義は不健康という結果をもたらす可能性があります。もしあなたが非現実的なほど楽観的であれば、自分の額の黒いしみをがんではないかと疑って検査することもないかもしれません。40歳の時からずっと、10年ごとに10ポンド（4・5キロ）体重が増え続けているという事実も無視するかもしれません。全て問題ないと考えてしまうわけです。楽観主義は病気の回復や組織の修復などに不可欠の要素ですが、現実主義と誠実性を加味してさじ加減をする必要があります。

病気はしばしば、私たちが自分の性格を変える原因となります。サラ・ハンプソンの2型糖尿病患者の研究では、この病気を発症したことで自分自身をもっと大切にするようになったと言う人たちが珍しくありませんでした。より健康的なライフスタイルを目指すことは、このように性格の変化――自己統制や几帳面さや誠実性の増加――につながる可能性があります。

ロールモデルが教えてくれること

ロールモデル（手本となる人物）は、私たちが今の自分の外側に踏み出すことができると教えてくれます。私たちは彼らを見て、ああ、自分もこんなふうに変わりたいのだ、こんな人生を送りたいのだ、と理解します。ほこりをかぶった秘密の願望のままだったかもしれないものが「可能」だと理解するのです。彼らは、私たちが自分自身の自伝作家になれること、[44]つまり、良くも悪くも自分の人生の物語を書き変えられることに気づかせてくれます。しかし、ある人にとっては感動を与えるロールモデルが、別の人にとっては不愉快なだけかもしれません。だからこそ、多種多様な人々の声が本書を彩っているのです。全員の政治信条や人生観には賛成できないかもしれませんが、晩年も健康で、熱意を持ち、活動的であり続けるための幅広い可能性を示すために、これらの人物が登場しています。ジェーン・フォンダが私に言ったように、「優雅に」年を重ねるための可能性を。

自分自身の未来を創造することは、何歳になっても可能です。ジュリア・〝ハリケーン〟・ホーキンズ[45]は、ルイジアナ州バトンルージュ出身の元教師で、盆栽に愛情を注ぐ熱心な園芸愛好家でもあります。ホーキンズは75歳の時に初めて陸上競技を始めました。彼女は自転車選手として全米シニア競技会に出場し、銅メダルと金メダルを獲得しました。それから25年後、彼女は１００歳でランニングを始めました。ホーキンズは１０１歳で再び全米シニア競技会に出場し、１００ヤード・ダッシュで39秒62という１００歳以上女子部門の新記録を樹立しました。彼女はまた、90歳という「若い」ランナーたちを相手にした50ヤード・ダッシュにも出場し、18秒31でゴールしました。彼女の秘密とは？「体調を整え、[46]太りすぎないようにし、十分な睡眠をとり、運動とトレーニングを続けること」です。一方で、彼女はこう付け加えます。「自分を追い込むことと消耗させることの間には、微妙な境界線があるの。やりすぎないようにするべきよ。ただ、自分にできる最善のことをすればいいのよ」。２０１７年、全国シニア競技会の１００ヤード・ダッシュで優勝した後、彼女は「私は自分が１０１歳だという感じはしない。60歳か70歳くらいの感覚よ。１０１歳で完璧というわけにはいかないけど、私を止めるものは何もないわ」と語っています。その1年後、１０２歳になったホーキンズは、60メートルを24秒79で走る世界新記録を樹立しました。「自立しているという感覚と、ちょっと違うことをして自分を試し、より良くなろうとする感覚が好きなだけよ」。２０１９年６月、１０３歳になった彼女は、50メートルと１００メートルの競技で金メダルを獲得しました。

自分自身を試し、向上しようとすることは、非常に多くの感動的な人生を貫くテーマです。ギタリストのアンドレス・セゴビアは、93歳の時に新たなツアーを開始し、94歳で亡くなる前の最後のインタビューの中で、今でも1日5時間の練習をしていると語っています。人生でこれだけのことを成し遂げ、存命の最も偉大なギタリストと見なされているのに、なぜまだ練習を続けているのですか、と聞かれると、彼は言いました。「ちょっと引っかかるフレーズが1つあるんだよ」。

２０１９年に第5シーズンが放送されたネットフリックスのドラマシリーズ『グレース＆フランキー』は、82歳のジェーン・フォンダと80歳のリリー・トムリンが主演しています。トムリンの役柄であるフランキー・バーグスタインは、絵に描いたようなきわめて高い開放性を持った人間です

――定期的にマリファナを吸い、画家であり、隣家の裏の森に住んでいる業者を雇ったりします。フォンダの役柄であるグレース・ハンソンは、自分のやり方にこだわり、冷淡で、保守的な人物です。第2シーズンで、2人は自分たちのビジネスを始めますが、これはヒッピー社会主義者のフランキーにとっては全く新しい挑戦です。第4シーズンでは、グレースはピーター・ギャラガー演じる年下の男性と付き合い始めます。このドラマに多くの人が惹きつけられるのは、人生終盤でも変われるし、新しいことに挑戦できるし、そしてそれを楽しめるのだ、というメッセージです。「リリーと私はよく言われるの[47]。『あのドラマを見ると、年をとることへの恐れが減って、希望を感じる』ってね。……私は50歳でエンターテインメント稼業をやめて、65歳で戻ってきたわ。その年でキャリアを築き直すというのは、すごくまれな状況だった……リリーと私が誇りに思っていて、これからも続けていきたいと思っているのは、私たちは確かに年をとっているかもしれない、人生の第三幕にいるかもしれない、だけど、今でもバイタリティがあって、セクシーで、面白い人間でいられる……人生は終わっていないんだ、っていうのを示すことよ」。

モーゼスおばあさんことアンナ・メアリー・ロバートソンは、75歳になってからようやく本格的に絵を描き始め、101歳まで描き続けました。今日、彼女の作品はスミソニアンやニューヨークのメトロポリタン美術館などに展示され、100万ドル以上で販売されています。彼女の絵の一つはホワイトハウスに飾られ、記念切手にもなりましたが、彼女がその絵を描いたのは91歳の時でした。アルマ・トーマスは、75歳の時に初めて美術展を開きました。彼女はホイットニー美術館で個展を開いた初のアフリカ系アメリカ人女性であり、その作品は現在、スミソニアンとホワイトハウスに展示されています。

もう一つ別の話を思い出します。1890年にインディアナ州の貧しい家庭に生まれ、5歳で父親を亡くした男[48]の話です。やる気のない子供だった彼は、中学1年生の途中で中退し、二度と学校には戻りませんでした。彼は17歳になるまでにすでに4つの仕事をクビになっていました。彼は放浪者となって、単純労働を転々とし、人生のほとんどの期間、無一文の状態でした。幼少期と若年期の経験が人生の物語の全てを決めるのであれば、彼の人生は失望に次ぐ失望の連続になるだろうと予測できます。実際、彼は無目的で集中力がないように見えました。蒸気機関車の運転手、農作業員、鍛冶屋、兵士、鉄道消防士、バギーの塗装工、路面電車の車掌、用務員、保険のセールスマン、給油所の作業員など、数多くの仕事をしましたが、定職に就くこともお金を貯めることもできませんでした。50歳の時、彼はケンタッキー州コービンの道路沿いのレストランで、またもや失敗する運命にある仕事を始めました。その店は何とか持ちこたえていましたが、彼が62歳の時に、ついに力尽きて店じまいすることになりました。彼の姿を見てください——もうすぐ引退の年齢で、（またもや）無一文で、車暮らしです。私たちのうちでどのくらいの人がその時点であきらめるで

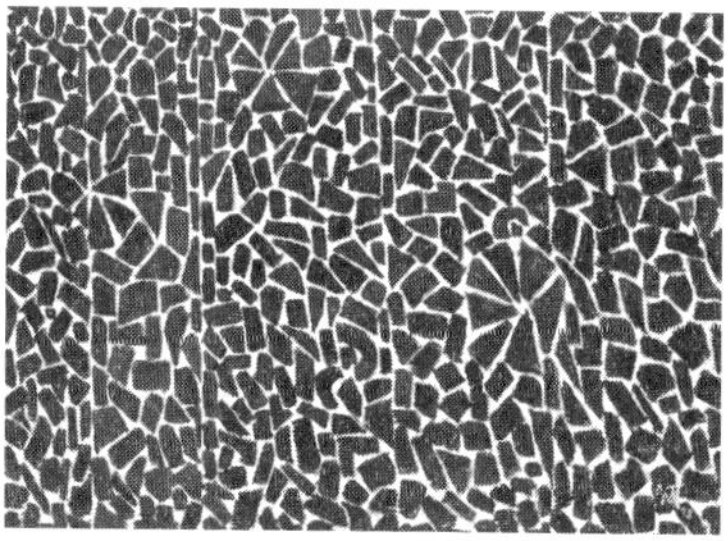
アルマ・トーマスの作品

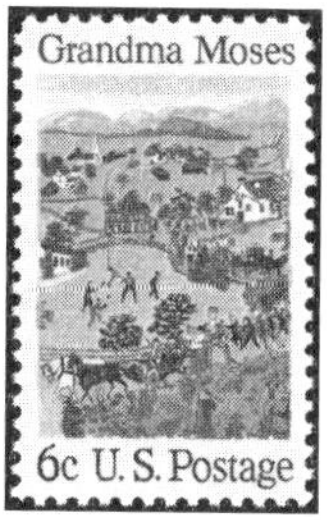

モーゼスおばあさんの記念切手

しょうか？　彼は人生で一度も成功したことがなく、１９５２年当時、62歳といえば、平均寿命まであと3・2年しかありませんでした。

　ある日、彼はフランチャイズ・レストランに見込みがあるとにらみ、古い家族のレシピを使って、借金をしてユタ州に1軒のレストランを開業しました。それで話は一巻の終わりかもしれません。ただし、彼の名前がハーランド・サンダースで、そのレストランがケンタッキー・フライド・チキンで、今ではＫＦＣとして知られる世界最大の食品業者の一つでなければ。サンダースは74歳の時に会社を２００万ドルで売却しましたが、これは現在のドルに換算すると約３２００万ドルに相当します。彼が62歳の時に考えついたこの会社は、今では２３０億ドルの年商を上げ、世界中で知られています。彼は会社の顧問を務め続け、90代までブランド・アンバサダーとして活躍しました。

　89歳の時、サンダース大佐は「引退するのはいいことだと思いませんか」と聞かれて[49]、「思わない」と断固として答えました。「みじんも思わないね。主が父なるアダムをこの世につくり出されたとき、65歳でやめろとは命じられなかった。そうだろう？　彼は最後の年まで働いた。健康と能力がある限り、それを使うべきだよ……最後までね」。

　競技スポーツ、事業、芸術活動など、人生の後期に何か新しいことを試してみると、生活の質と寿命の両方を劇的に伸ばすことができます。開放性と好奇心は、健康と長寿に大きく関係しています。好奇心旺盛な人は、知的にも社会的にも自分に挑戦しやすく、その結果、精神的な筋トレによって鍛えられます。また、何事にも興味や関わりを持ちやすいので、周りにいると楽しい人物になります。他人との社会的な交流は、精神的に明敏で鋭くあり続けるための良い方法です。

「誠実性」は最も重要な性格？

もしかしたら、生涯を通じて発展・発達させるべき最も重要な特性は、第3因子の「誠実性」かもしれません。誠実な人は、かかりつけ医を持ち、病気になったら医師の診察を受ける傾向があります。また、定期的に健康診断を受け、仕事、家族、金銭上の約束をきちんと守ります。これは、実務的な問題のように聞こえるかもしれませんが、第3因子の特性は、長寿、成功、幸福など、人生の肯定的結果と高い相関関係を持っています。誠実であることは、全死因での死亡率の低さとも関連しています。[50]逆に、小児期の誠実性が低いと、成人期の肥満、生理的調節異常、脂質プロファイルの悪化が予測されます。より誠実になるためには、[51]自己統制（衝動的行動の制御）や自己監視（どのような状況が自己統制を成功させるか、そして逆に妨げるかに気づくこと）などの基礎的認知プロセスを変える必要があります。もしあなたがこれらの認知力を身につけたいと望むなら、認知行動療法からデヴィッド・アレンの著書『仕事を成し遂げる技術』（はまの出版、原題 *Getting Things Done*）に至るまで、どんな年齢の大人にも有効なさまざまな方法が示されています。

心理科学学会の旗艦誌に発表された、ある最近の心理学的研究は、世界最大級の企業の最高経営責任者（CEO）であるチャールズ・コーク[52]の発言を裏付けました。「私はむしろ、誠実で好奇心旺盛で正直な人を、非常に知的だがこれらの資質を欠いている人よりも雇いたい。誠実さと好奇心と正直さを欠いた知性の暴走は悲惨な結果につながりかねないことを学んだからだ」

知能指数であるIQはよく知られた指標です。ダニエル・ゴールマンの著作が人気を博したこともあって、EQ（感情的知能指数）の評価基準も増えてきています。認知科学者たちは今、第3の指標であるCQ、つまり好奇心指数を話題にしていますが、これはIQやEQと同様に、そしてしばしばIQやEQよりもいっそう確実に人生の成功を予測します。

ご推察の通り、誠実さにも好奇心にも限界があります。いずれも多すぎるとトラブルの原因になる可能性があります。誠実すぎる人は強迫神経症的な行動にはまり込んでしまうかもしれません。健全な誠実さと極端な堅苦しさや衝動強迫を区別することは重要です。規則的な誠実さも、欠陥のある規則の盲目的な遵守につながる場合は問題です。例えば、害をもたらす可能性のある方針を医療関係者が推薦した場合などです。前立腺特異抗原（PSA）バイオマーカーを用いた前立腺がんのスクリーニング検査は、患者に重大な害をもたらす最も悪名高い実例です。PSA値の高い男性の大部分は前立腺がんを発症することはありませんが、不必要な治療を受けた人の多くは死亡もしくは深刻な健康上の障害を被っています。PSAスクリーニングによって助けられた人と被害を受けた人の比率は、およそ1対100です。過剰診断は、他の「誠実な」がんスクリーニング検査においてもよく見られます。[53]

過度な「開放性」の危険性

過度な開放性は人を危険な行動に走らせてしまう可能性があるでしょうか？　はい。ジョン・レノンは新しい経験を受け入れるので有名でしたが、あるとき、頭蓋骨に穴を開けるという未検証の治療法を受けることを検討しました。エイミー・ワインハウスは、衝動をコントロールするのに非常に苦労していましたが、アルコール中毒で27歳で亡くなりました。スティーブ・ジョブズもまた開放的な性格で有名ですが、自分の膵臓がんに関して未検証の治療法を追い求め、その開放性が――科学的に実証された治療法に対する信頼ではなく――彼の命を奪いました。

幸いなことに、私たちの特性や性格は、脳そのものと同様に可鍛性《かたんせい》があります。つまり、私たちは変わることができます。自らの経験から学ぶことができるのです。私たちの頭の中には、内的独白、つまり「お腹が空いた」とか「寒い」とかいったことを記録している語り手がいます。その内的語り手はまた、「私はこのような人間である――これが私のやりたいことで、これがある状況への私の対応の仕方だ」と教えてくれます。自分自身について知ることは、変化への第一歩、過去の行動が必ずしも未来の行動を決定するものではないと認めることへの第一歩です。私たちがメディアを通して誰かに憧れることも変化を起こす場合があります。そして自己肯定（「私は寛大だ、私は親切だ」）は、私たちを違う自分にしてくれます。昔の有名な心理学の実験では、自分が幸せであるかのように振る舞う人は、結局、幸せになることが示されています。頬骨の表情筋は、人が心から幸せなときに笑顔を作るために使う筋肉です。ある実験では、笑顔を強制的につくった人[54]の方が、しかめっ面を強制的につくった人よりも、その筋肉が使われたというだけの理由で、実際に幸せを感じたそうです。神経系は双方向性であることがわかっています。脳が口を笑顔にさせようが、口が脳を笑顔にさせようが、関係ありません。だから、笑顔をつくり、プラス思考で考え、新しいことに挑戦してみてください。元気がないときは、元気があるかのように振る舞ってみましょう。明るく前向きで楽観的な態度は——たとえ最初は偽のものだとしても——最終的には現実になる可能性があります。

思いやりは幸福への鍵

私たちが自分自身について持っている情報と他人について知っている情報の量と種類は、本来非対称です。あなたは自分の過去の行動や現在の精神状態と動機には唯一無二のアクセス権を持っていますが、他人の記憶や精神状態には同じレベルのアクセス権を持っていません（良い映画や小説の中では別ですが）。他人もあなたを判断するとき、同様にこのアクセスを欠いています。あなたが高級車を運転中、信号待ちをしているときに、ホームレスが歩み寄ってきて1ドルくれと言っている場面を想像してみてください。そして、あなたが彼に1ドルを渡さなかったと想像してみてください。彼はあなたのことをけちん坊だと結論づけるかもしれません。しかし、あなたは助けたいと思ったが現金を持ち合わせていなかったのかもしれません。1つの行動で2つの解釈が起こり得るのです。

他人を誤って判断するのを避けるために私たちができる一つの具体的な方法は、思いやりを行使することです。誰かの行動をある特性のせいにする際に、間違っているかもしれないという可能性を考慮することです。現にこれは、社会心理学とダライ・ラマの教えの両方で核心となっている基本原則です。「思いやりは幸福への鍵です」[55]とダライ・ラマは言います。「私たちは社会的な種であり、私たちの幸福は他人との関係によって定義されています」。ダライ・ラマは、これは、全ての霊長類にとって社会的相互作用が重要であるという、私たちの種の生物学的特徴から来ていると考えています。ダライ・ラマは、怒り、疑い、不信を感じないように努め[56]、代わりに忍耐、寛容、思いやりを実践しています。さらに彼は、自分が特権を持っているとか特別な存在であるとか考えることを避け[57]、これが彼の幸福感を大きく高めているのです。

私は自分を特別な存在だと思ったことはありません。もし私が「私は仏教徒だ」とか、さらには（高慢な声で）「私はダライ・ラマ法王だ」とか「私はノーベル賞受賞者だ」などと考えたりして、自分を他人と違う存在だと見なしたら、自分自身を囚人にしてしまうでしょう。私はこういったことを忘れます――私は単に自分が70億人の人間の中の一人にすぎないと考えています。

仏教は、世界のほとんどの宗教と同じように、自分の性格を変える方法を教えています。性格は固定していて、柔軟性がなく、子供の頃に固まっていると感じるかもしれませんが、科学はそうではないことを示しています。特にベイリーとバルテス以降の研究[58]によって、これまでに調査された北米、ヨーロッパ、アジアの3つの大陸で、少なくとも80代までは自発的に（病気の結果ではなく）性格を変えられることがわかっています。

思いやりのある態度や物の見方は、ストレスに見舞われにくくなることとも関連しています。人はストレスを感じない選択をする――あるいはその方法を学ぶ――ことができるのです。HPA（視床下部―下垂体―副腎）軸は、コルチゾールをはじめとするストレスホルモン（グルココルチコイド）の分泌を制御する内分泌系です。高レベルのグルココルチコイドにさらされることは[59]、老齢の海馬にとって特に有害であり、学習や記憶の低下と関連しています。心理療法が得意とする分野の中でも、ストレスの軽減は、心身の健康のためにあなたができる最も重要なことの一つです。しかしながら、過ぎたるは及ばざるが如しです。過度のストレス軽減は、過度の楽観性と同様、人に重要な健康上の問題を無視させたり、仕事や人付き合いに対する意欲を失わせたりする場合があります。適度な量のストレスは、運動したり、よく食べたり、友達をつくって一緒に過ごすことで精神的健康を育んだりなど、私たちを行動へと駆り立てます。

性格が良ければいいのか？

好奇心、開放性、交友（つまり社交性）、誠実性、健康的な習慣は、私たちの残りの人生に最大の影響を及ぼす5つのライフスタイルの指標です。最初の4つは、誰の性格にもある要素です。この5つの頭字語がＣＯＡＣＨであり、本章でも何度か使用していますが、老化研究に関する何千ページもの文献の読破から最終的に出てきた用語です。その意味合いについては、また次の章で触れたいと思います。しかし、老化のきわめて評判の悪い側面は、性格特性には収まりきらないものです。それは、私たちは何者であるか、そして私たちは人生をどのように経験するかという核心に迫るテーマです。私たちの多くは、他人の髪でできたかつらを身に着けるのは構わないでしょう。たぶん他人の知性や冷静さを身に付けるのも厭《いと》わないかもしれません。しかし他人の記憶はどうでしょうか？　そうなれば、私という人間をやめることになります。では、記憶の脳基盤については何がわかっているのでしょう？　そして、なぜ記憶が一番重要であるように思えるのでしょう？

第2章 記憶と「自分」であるという感覚

私は玄関ホールのクローゼットの前に立っています。寝室でスーツケースに荷物を詰めていて、何かを探しにここに来たのですが、今はそれが何だか思い出せません。寝室にあるものを見れば思い出せるんじゃないかと、私は寝室に戻ります。頭の中は真っ白。もしかしたらキッチンに行く途中でたまたま玄関ホールのクローゼットの所で立ち止まったのかもしれないと思いながら、キッチンまで歩いていきます。そこに何かが、すぐ目につくもので、私がここにいる理由を思い出させてくれるようなものが何かしらあるはずだと願いながら。そしてまた寝室に戻り、スーツケースや服の山をじっと見ますが、そこにも手がかりはありません。

これが起こったのは初めてではなく、実際、今に始まったことでもありません。私は30代の頃によくこれをやっていましたが、その頃は、単に自分の気が散っていただけだと思っていました。もし私が神経科学者でなかったら、60代の今、これは脳の衰えの確実なサインであり、もうじき自分は介護施設に入って、つぶした豆と粉にした人参の夕食を食べさせてもらうのを待つ身になるのだ、と不安になっていたでしょう。しかし、研究文献は安心させてくれます——年齢を重ねれば、この種の抜け落ちは正常で日常的なものであり、必ずしも暗い不吉な病気を示すものではないと。一部には、これは一般的な神経学的内向で説明がつきます。40歳の誕生日以降10年ごとに、私たちの脳はますます、外部から情報を取り入れるよりも、自分の考えをじっくり思い巡らせる方に時間を費やすようになります。これが、何のためにそこに行ったのかを全く思い出せないまま、クローゼットの開いた扉の前に立っている自分に気づく理由です。これは高齢化した脳の正常な発達曲線の一部であり、必ずしも悪い兆候というわけではありません。

何かを忘れたときに感じるパニックは、特に年をとってからは、理屈抜きで人を動揺させます。その経験は、記憶がいかに重要で根源的なものであるか――物事を成し遂げるためだけではなく、私たちの深い自己意識にとっても――を浮き彫りにします。記憶は、葛藤や疑いを持った瞬間に、私たちが誰であるかを教えてくれるのです。良い記憶は私たちを慰めてくれます。悪い記憶は私たちを悩ませます。そして、記憶が私たちの中に呼び起こす感情は、非常に個人的で親密なものです。

哲学者や作家が昔から気づいていたように、記憶がなければ、私たちは自己同一性を欠きます。クリストファー・ノーラン監督の映画『メメント』は、このことを鮮やかに物語っています。クリストファーの弟ジョナサンが監督を務めるネットフリックスのヒット作『ウエストワールド』も同様です（ここで、この兄弟について、才能の遺伝的基盤という議論が出てきます。あるいは共通の家庭環境という議論でしょうか？　もちろん、重要なのはこの2つの相互作用です）。自分自身、および自分が誰であるかという観念は、つながった糸、すなわち、私たちがした経験と私たちが出会った人々に関する精神的な物語に依存しています。記憶がなければ、自分がチョコレート好きかどうかも、自分にとってピエロが面白いか怖いかもわからず、自分の友達が誰なのかも、1時間後にアパートにやって来る10人のためにチョコレートムースを作る技術が自分にあるかどうかもわかりません。

しかし、それほど重要なのであれば、なぜ記憶はもっと信頼に値するものではないのでしょうか？　皆さんは何十億年にもわたる進化が記憶を向上させてきたと思うでしょうが、記憶の進化の過程にはいくつかの紆余曲折があり、常識に反した特徴を持っています。一つには、私たちの記憶は、経験のビデオ録画のようなものではなく、ジグソーパズルのようなものだということです。この事実から、次のような、加齢に伴う物忘れにまつわるジョークが数多く生み出されています。

2人の年配の紳士がディナーパーティーで隣同士に座っていました。

「妻と私は先週、新しいレストランで食事をしましてね」と紳士の1人が言いました。

「ほう、何という店ですか？」ともう1人が尋ねました。

「うーん……そのう……思い出せませんなあ。［考え、顎をこする］ええと……ロマンチックなイベントのときに買う例の花の名前は何でしたっけ？　ほら、普通は何十本も束になっていて、いろいろな色があって、茎にとげがあるやつです……」

「薔薇《ローズ》のことですか？」

「そう、それですよ！」（自分の妻が座っているテーブルの向かい側に乗り出して）「ローズ、先週行ったあのレストランの名前は何だったかな？」

記憶はまさに、時として、多くのピースが欠けたパズルのようです。私たちが全てのピースを取得することはめったになく、脳は、経験とパターン照合を基に、創造的推測で欠けている情報を埋めます。この結果、自分は正確に思い出しているという固い信念を伴う、多くの不幸な記憶違いが起こります。私たちはこれらの誤った記憶にしがみつき、記憶バンクに誤って保存します。その後、依然として正しくない形で、それらの記憶が正確であるといういっそう強い（見当違いの）確信とともに、それらを取り出します。ビートルズのプロデューサーであるジョージ・マーティン[1]は、自身の体験を次のように語っています。

> マーク・ルイソーンという気のいいやつがいてね。私が『ザ・メイキング・オブ・サージェント・ペパーズ』という記録映画を作ったとき、言ってみればコンサルタントとして彼に来てもらったんだ。ジョージとポールとリンゴを呼んで、『サージェント・ペパーズ』のアルバム制作についてインタビューしたんだよ。面白かったのは、私たちが皆、それぞれ違うふうに記憶していた部分があったということだ。ポールにインタビューしていると、ポールは何かを思い出すんだが、それが間違っているんだよ。ルイソーンが「それは正しくないよ――この書類やこの記録によればこうだった」なんて言うものだから、私は彼にポールの発言を訂正しないように何度も言わなければならなかった。ほら、それはポールの面目を失わせるようなことになるからね。ポールは自分の話を語り、それが彼の記憶なのさ。ルイソーンの記録の肝心な点は、私の記憶も同じように不完全だとわかったっていうことだ。ポールと私は何かをそれぞれ違うふうに記憶しているんだが、実際はそのどちらでもない全く違うやり方、つまり第三のやり方で行われたと記録からわかったんだよ。

なぜこのようなことが起こるのでしょうか？

記憶の仕組み

記憶は1つのものではありません。私たちは何げなく1つの言葉で表現していますが、記憶とはさまざまなプロセスの集合体なのです。電話番号を暗記することや、特定の匂いを覚えることや、学校や職場への最適な道順を覚えることや、カリフォルニア州の州都を覚えることや、「瀉血医《しゃけつい》」という言葉の意味を覚えることを記憶と言います。私たちは、自分がブタクサ・アレルギーであることや、3週間前に散髪したばかりであることも記憶しています。スマートフォンは私たちのために電話番号を「記憶」し、スマートサーモスタットは私たちがいつ家にいそうかを覚えて、温度を20度に設定します。私たちは、多くの概念とともに、記憶が何であるかについての直感を持っていますが、それらの直感はしばしば、見事なまでに間違っています。

他の脳システムと同様、記憶は設計されたものではなく、環境に適応するために進化したものなのです。私たちが記憶だと思っているものは、実際には、生物学的にも認知的にも区別できるいくつかのシステムです。あなたが経験したうちの一部だけが記憶に保存されます。というのも、記憶の進化上の機能の一つが、世界から規則性を取り出して概念化すること、すなわち一般化することだからです。この一般化によって、私たちはトイレやペンのようなものを使うことができます。新しいトイレや新しいペンを特別な訓練なしに使えるのは、それが機能的には今まで使ったことのある他のトイレやペンと同じだからです。この一般化学習がなぜ、どのようにして起こるのかは、実験心理学の最も古いテーマの一つであり、私の博士課程修了後の指導教員であるロジャー・シェパードの50年以上にわたる専門分野でもあります（ロジャーは90歳にしていまだに現役であり、2冊の本を執筆中で、1本の論文を私と共同執筆しています――恥ずかしながら、この論文制作の障害になっているのは私であり、彼ではありません）。

一般化の最も基本的な例は、おそらく食べ物かもしれません。今日食べているフライドチキンは、昨日食べたフライドチキンと大きさや見た目は完全に同じではないが、それでも食べられるし、味もほとんど変わらないことを子供の頃に学びます。この一般化の原理は道具の使い方にも見られます。食べ物を切るためにナイフが必要なら、台所のナイフ・フォーク類が入っている引き出しまで行って、そこにあるナイフをどれでもいいから手に取るでしょう――機能的にはそれらは全て同じです。私たちは知らず知らずのうちに毎日何千回も、このような一般化を行っています。記憶が表象するフライドチキンやナイフは通常は一般化されたイメージであって、心の中にある特定のフライドチキンや特定のナイフの写真ではないという点で、これも記憶と関わっています。

私の他の2人の指導教授、マイケル・ポズナーとスティーブ・キールは、かつて1960年代に、この記憶の仕組みに関する最初の、そして最も興味深い証拠をいくつか提供しました。彼らは、脳の記憶システムに保存されている類似したアイテムの集合体の要点は何かを決定する方法を見つけようとしていました。それは特定のアイテムの唯一無二の特徴なのか、それとも平均的なアイテムの一般化された特徴なのか？　これは、あなた自身の家族の中の類似性と同じように考えることができます。あなたの家族に特有の髪色や鼻、顎があるかもしれません。家族の誰もがこれらの特徴を持っているわけではなく、髪、鼻、顎は人によってばらつきがあるにもかかわらず、それら全てを結び付ける何かがあります。これが、ポズナーとキールが探求したかった抽象的な一般化です。

家族の類似性には、原型の周りにあるばらつきが含まれています――上のイラストでは、原型すなわち父祖が中心に置かれています。

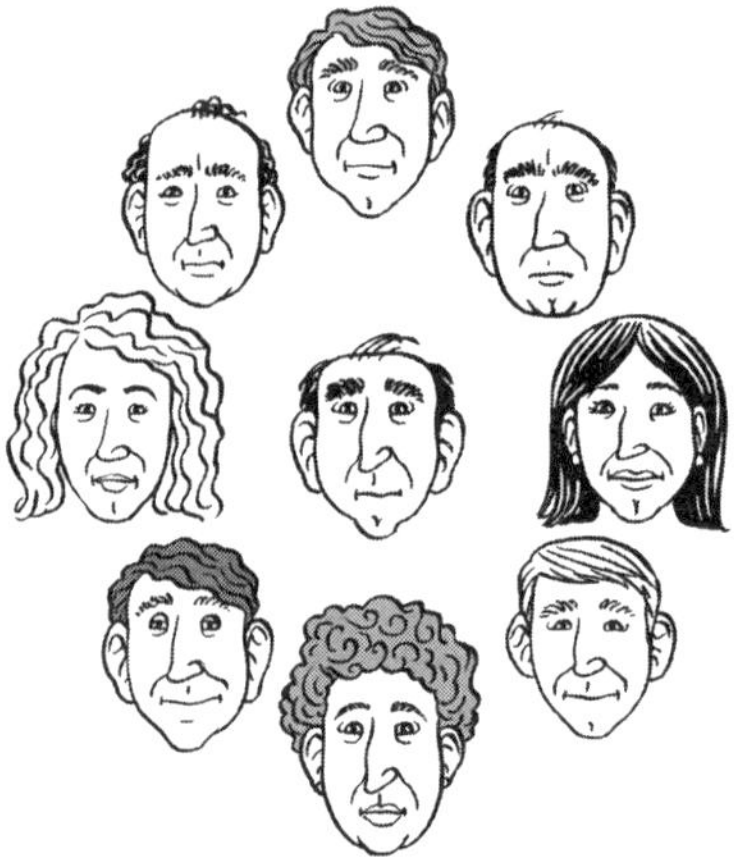

認知心理学者が行うように、ポズナーとキールは、人間の顔よりもはるかに単純な項目から始めました。彼らはコンピューターで生成された黒丸のパターンを提示し、親すなわち原型を起点にして、黒丸のいくつかを無作為の方向に1ミリほどずらしました。こうすると、家族の類似性が原型に対して持っていたのと共通するパターン、親子間の顔のばらつきにそっくりなものが出来上がりました。上に、最初に作ったもの（原型、左上）と、バリエーションの一部（矢印の先）を例として示しています。右上のものは、実験の対照群として使用した無関係のパターンです。

よく見てみると、関連する4つの正方形の間に、ある種の家族のような類似性があることがわかります――どの正方形も、黒丸の密接度にはばらつきがあるものの、左下

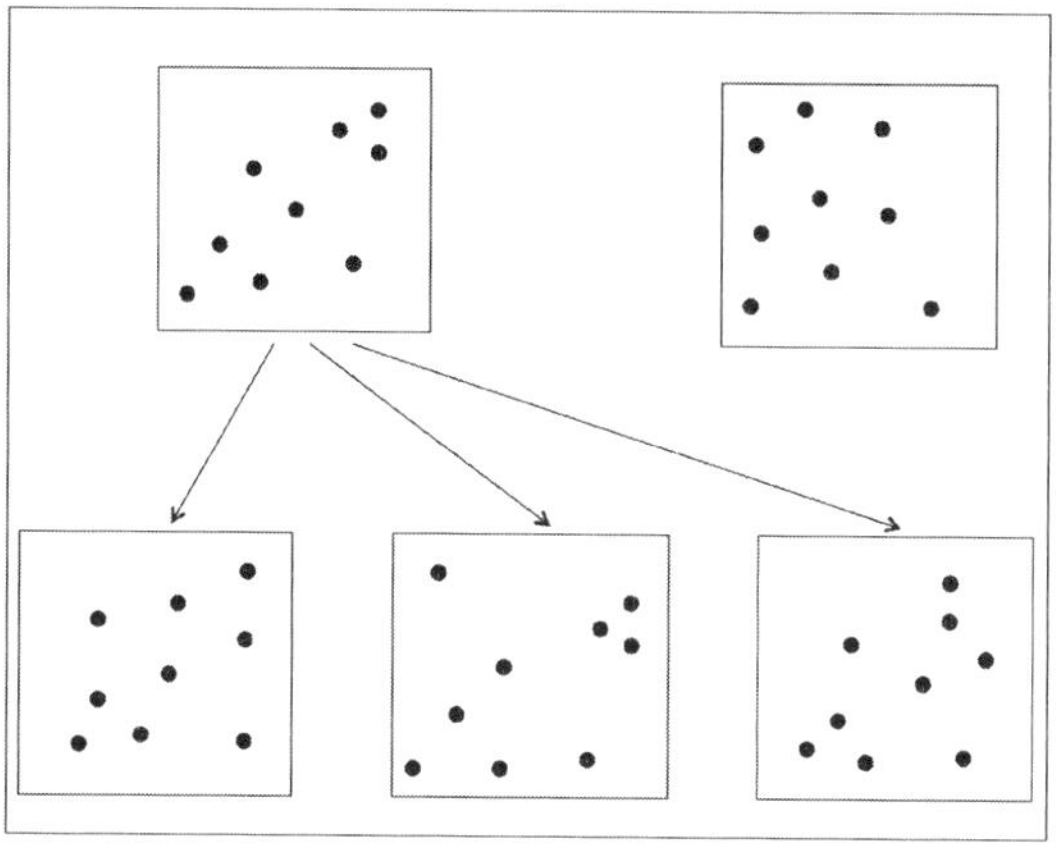

に3つの黒丸による三角形のようなパターンがあります。また、黒丸の広がり具合や最初の黒丸の位置にはばらつきがありますが、左上から右下にかけて中央を走る3つの黒丸による対角線があります。

実験では、人々は、黒丸パターンを持つ正方形のそれぞれ異なるバージョンを次から次へと見せられました。参加者には、これらの黒丸パターンがどのように作られたかは知らされていませんでした。ここが巧妙なところなのですが、ポズナーとキールは、人々に子孫（下の列にあるようなもの）を見せ、親（左上のようなもの）は見せませんでした。1週間後、同じ人々がまた参加し、黒丸パターンの束——一部は古いもので、一部は新しいもの——を見て、前に見たものを示すように指示されました。参加者は知りませんでしたが、「新しい」パターンのうちのいくつかは、実際には親、すなわち他の黒丸パターンを生成するために使用された原型でした。もし人々がそれぞれの図の詳細まで完全に正確に記憶していたら、つまり人々の記憶がビデオ録画のようなものならば、このタスクは簡単でしょう。一方、記憶の中に保存されているのが物体の一般化された抽象的バージョンならば、たとえ親を見たことがなくても、前回親を見たと思うはずです。それは、原型から作り出された子供たちの抽象的な一般化に相当するものだからです。実験ではまさにそういう結果が出ました。

年齢を重ねるにつれて、脳はこの種のパターン照合と抽象化がどんどん得意になります。黒丸のパターンは現実世界の重要性とはかけ離れているように見えますが、この実験は、意識しなくても抽象化が行われていることを明らかにし、お年寄りの最も広く知られた特性の一つ、すなわち知恵がどこから来るのかを説明しています。神経認知的な観点から見ると、知恵とは、他の人には見えないパターンを見る能力であり、過去の経験から一般化された共通点を抽出し、次に何が起こりそうかを予測する能力です。お年寄りは、暗算や名前を思い出すのは速くないかもしれませんが、全体像を見るのははるかに速くて得意です。それはつまるところ、何十年にもわたる一般化と抽象化のおかげなのです。

さて、あなたはここで異を唱え、自分は特定の物に対して非常に正確な記憶を持っていると言うかもしれません。あなたは、誰かが結婚指輪をすり替えたとしたら気づくでしょう。お気に入りの靴の感触もわかるでしょう。もし誰かにプレゼントされた高級なペンを持っていて、それをなくしたとしたら悲しいでしょう。しかし、ＢＩＣの10セントの使い捨てペンを紛失した場合なら、おそらくただ引き出しに手を伸ばして別の１本を取り出すだけでしょう。それは交換可能だからです。別の言い方をすれば、あなたはそれを一般化した、ということです。幼い子供からお気に入りのモコモコした毛布を取り上げて、擦り切れてボロボロの毛布を新しい毛布に取り替えようとしたことがある人なら、子供がパニックになることを知っています――その子にとって、毛布はただの毛布ではなく、一般化することはできません。この特定の毛布はその子だけの特別な毛布なのです。

一般化のほとんどのケースでは、もしじっくり見てくれと頼まれたとしたら、私たちがこのペンとあのペンの違いに気づけないわけでも、必ずしも違いを覚えられないわけでもありません。私たちにその必要がないだけです。記憶システムは、私たちの頭を不必要な詳細でごちゃごちゃにしないように、効率的になろうと努力しているのです。

ここでも、一般化の仕方には個人差があります。ルー・ゴールドバーグにとっては、車は単に車でしかありません。その唯一の価値は、ある場所から別の場所へと人を運ぶことです。彼には、車を集めている人や2台以上の車を持っている人のことが理解できません。「なぜ車を2台持ちたいのか？」と彼は尋ねるでしょう。「それは食器洗い機を2台持つようなものだ」。彼は物の世界を取引の対象として見ており、その違いに対して感傷や関心はほとんどありません。人間の個人差の研究をライフワークにしている人が、人間が作った物の個体差にはほとんど関心がないという皮肉には気づいていないようです。しかしルーは、自然の中で出合う木、山、湖、岩、夕日などの個々の差には非常に興奮します。彼はただ、人工物が好きなタイプではないだけです。

生活の中で物に執着する人も、間違いなく存在します。買い替えの時期がはるか前に過ぎていてもお気に入りのブーツを履き続けていたり、ずっと前に張り替える必要があったのにお気に入りのソファをそのまま使い続けていたりする場合です。このようなケースでは、一般化に失敗しているのではなく、物がその実用性を超えた特別で個人的な意味、感傷的な意味を持っているのです。そして、それらの物が記憶の中の特権的回路を活性化させたのです。

一般化とは、どうでもいい細かい事項を重視しないように、認知の経済性を高めるものです。ロシアの偉大な神経心理学者、アレクサンダー・ルリアは、私たちが通常耳にするのとは逆の記憶障害を持つソロモン・シェレフスキーという患者を研究しました。ソロモンには健忘症すなわち記憶喪失がなく、ルリアが記憶増進症と呼ぶものを持っていました（彼の異常な能力は超優良記憶だった、と言ってもいいかもしれません）。その過度に充電された記憶力で彼は、一度しか聞いたことのない演説の一言一句や、複雑な数式や、長い数字の羅列や、話すことすらできない外国語の詩を暗唱するなど、驚くべき離れ業を成し遂げることができました。そんな夢のような記憶力を持つのは素晴らしいだろうと思うのは早計で、それは代償を伴っていました。ソロモンは全ての詳細を明確に覚えていたため、抽象化ができませんでした。彼は人々を識別するのに特に苦労していました。神経認知的観点からは、誰かの顔を見るたびに、前回とは少なくとも少し違うように見える可能性が高いのです。以前とは違う角度や距離で見ていたり、違う表情に出会っていたりするからです。人と接している間、相手の顔は表情のオンパレードです。脳は一般化することができるので、あなたはこうした異なる顔の表現を全て同じ人に属するものとして見ることができます。ソロモンにはそれができませんでした。彼がルリアに説明したように、「みんな、すごくたくさんの顔を持っている」ため、彼が友人や同僚を識別するのはほとんど不可能だったのです。

複数の異なる記憶システム

記憶は1つのものではなく[2]、多くの異なるものである、という認識は、神経科学における最も重要な発見の一つです。それぞれが異なる変数の影響を受け、異なる原理に支配され、異なる種類の情報を保存し、異なる神経回路によって支えられています。そして、これらのシステムのいくつかは他より堅固で、生涯にわたって正確な記憶を保持させてくれますが、他のものは気まぐれで、感情の影響を受けやすく、一貫性がありません。

進化は断続的に起こるということを覚えておいてください。何十万年もの脳の進化を経て、私たちは結局、全てが最初から設計されていたならば持っていたはずのきちんと整った類のシステムを持つに至っていません。今日ある人間の記憶システムは、異なる適応問題に対処するために、別々の進化の軌跡をたどってきた可能性が高いのです。今日の人間の記憶システムは、世界のどこにいるかを記録する一つの記憶システム（空間記憶）と、蛇口の開閉の向きを記録するもう一つの記憶システム（手続き記憶）と、30秒前に何を考えていたかを記録するさらにもう一つの記憶システム（短期記憶）から成っています。加齢に伴う諸々の記憶障害は、ある記憶システムには影響を与えても別のシステムには影響を与えない傾向があるとわかれば、納得がいくようになります。

私たちの記憶システムは階層を形成しています。最上位には、顕在記憶と潜在記憶があります。それらは名前からイメージされる通りのものを包含します。顕在記憶には経験や事実の意識的な回想が含まれ、潜在記憶には知っていると意識せずに知っていることが含まれます。

潜在記憶の一例は、タッチタイピングや暗記した曲をピアノで弾くなど、複雑な一連の動作を実行する方法を知っていることです。通常、私たちはこれらを下位の構成要素、すなわち各指の意識的な動きに分解することはできません。なぜならこれらは記憶の中で一つながりとして結合されているからです。ピクルスの瓶を開けたときに唾液が出たり、以前に気分が悪くなった食べ物の匂いに嫌悪感を示したりするような条件付けは、さらに潜在的な記憶です。

顕在記憶には大きく分けて2つのタイプがあり、2つの異なる神経系を反映しています。1つは一般的知識で、事実や語義の記憶。もう1つはエピソード的知識で、人生における特定のエピソードの記憶であり、多くの場合、自伝的なものです。科学者たちは、一般的な知識の記憶を「意味記憶」と呼び、人生における特定のエピソードの記憶を「エピソード記憶」と呼んでいます。（私は「エピソード記憶」という名称は適切だと思いますが、「意味記憶」という用語はあまり説明的ではないのでずっと気になっていました。私は一般化された記憶として考える方が好きですが、現時点ではこの名称を用いるしかないと思います）。

意味記憶は、一般的な知識の貯蔵庫であり、実際にいつ学んだかという記憶がなくても知っているあらゆる物事を指します。例えば、カリフォルニア州の州都や、自分の誕生日や、九九の表（3×1＝3、3×2＝6、3×3＝9、など）を知っているといったことです。

対照的に、エピソード記憶とは、特定の出来事やエピソードにまつわる、あなたが知っている諸々のことです。例えば、最初のキス、21歳の誕生日パーティー、今朝起きたのが何時だったかといった記憶です。これらの出来事はあなたに起こったことであり、あなたはそれらの出来事とともに、それが起きたときの自分を覚えています。これが、エピソード記憶が意味記憶と異なる点です。つまり、自伝的な要素を持っているのです。4＋3＝7であることや、自分の生年月日をいつ知ったか覚えていますか？　おそらく覚えていないでしょう。これらはあなたが単に知っていることなので、意味記憶と呼ばれます。

もちろん、人によって違いはありますし、例外もあります。私は昨年、当時9歳だった友人のフェリックスと、記憶の種類の違いについて話していました。実証のために、私は彼にカリフォルニア州の州都がどこか知っているかと尋ねました。彼は「うん、サクラメントだよ」と答えました。それから、それをいつ覚えたか記憶しているかと尋ねました。彼は「うん」と答えました。私は、昨年学校で覚えたとか、何か別の機会に覚えたという意味だろうと想像して、少し疑わしげに、それを覚えた日付を記憶しているかと尋ねました。彼は記憶していると答え、私はそれは何日かと聞きました。彼は「今日だよ」と答えました。つまり、フェリックスにとって、カリフォルニア州の州都は意味記憶ではなく、エピソード記憶だったのです。彼にとっては、なおさらそれはエピソード的な記憶として留まるかもしれません――妻と私、そしてフェリックスと彼の両親の全員が、大学教授がいきなり9歳の子供にやり込められたことで大笑いしたからです。フェリックスの脳内史において、通常であれば曖昧さの中に消えていくようなことでも、感情が結びつくと、ある種の特別な地位にまで高められる可能性があります。これは、今ではよく知られている記憶の法則の一つです。私たちは、学習が通常意味的かエピソード的かにかかわらず、それがポジティブな感情でもネガティブな感情でも、感情的な共鳴とともに刷り込まれた記憶のエピソード的要素を最もよく覚えている傾向があります。

しかし、ほとんどの人にとって、このようなエピソード的な記憶――情報リテラシーや一般的な知識を伴う記憶――は時間の経過とともに意味的な記憶となり、学習の具体的な瞬間は失われてしまいます。

もし、自分が知っている全ての単語の意味や、世界に関する膨大な量の基礎知識（ポルトガルはどの大陸にあるのか？　ベートーベンとモーツァルトのどちらが先に生まれたのか？　『戦争と平和』を書いたのは誰か？）だけでなく、それをいつ、どのように学んだのかまで正確に覚えていたとしたら、どれほど圧倒されることでしょうか。脳は、この（通常）不要な文脈的情報を捨て去るという効率化を進化させ、知識の中で最も役に立つ可能性が高い部分――事実――を選択的に保持しています。しかし、自閉症スペクトラム障害患者の一部を含むある人々は、この切り捨てを行わずにあらゆる詳細を保持しています。それは彼らにとって、満足と成功の源、あるいはいら立ちと衰弱の源のどちらにもなり得ます。

どっちつかずの領域というのもあります。ブタクサ・アレルギーや好みのステーキの部位は、意味記憶――単に知っていること――かもしれませんし、それにまつわる出来事や時間や場所を思い出し、記憶の中で呼び起こせるようなエピソード記憶かもしれません。例えば、アレルギー反応でフグのように腫れ上がり、ハイキング中に素肌でブタクサに触れてはいけないことがわかった瞬間を思い出す場合です。生物学的な区別を言えば、意味記憶とエピソード記憶を保持しているのは脳の異なる部位であり[3]、なぜ記憶障害が記憶全体ではなく1つの記憶システムに起こりがちなのかを理解するための重要な一歩です――それは、記憶は1つのものではなく、複数のものだからです。

2つの特定の脳領域は、ある種の記憶にとってきわめて重要ですが、加齢やアルツハイマー病で衰え、縮小します。その2つとは、海馬（＝hippocampus。タツノオトシゴを表すギリシャ語。湾曲した形があの海洋生物に似ているため）と内側《ないそく》側頭葉（ちょうど耳の後ろと上に当たる組織の中間部分を指す神経学用語）です。海馬と内側側頭葉は、一部の種類の顕在記憶を形成するために重要ですが、潜在記憶には必要ありません。だからこそ、記憶喪失による見当識障害のもやもやの中に陥っている88歳のマージおばさんは、あなたのことも、自分がどこにいるかも、今が何年かも覚えていないのに、いまだにフォークの使い方がわかり、テレビのチャンネルを変え、読書をし、おいしそうな食べ物を見て喜ぶのです。障害を受けた脳組織は、彼女の顕在記憶には影響を与えますが、潜在記憶には影響を与えません。

海馬はまた、空間移動方法と場所の記憶を保存するために必要です。海馬や関連側頭葉領域の損傷は、加齢とともにしばしば起こるように、見当識障害や迷子につながる可能性があります。ほとんどの場合、海馬は一気に縮小や衰退はしないので、患者は断片的な空間記憶を残した状態でうろうろさまよいます。そして、いくつかの目印や見慣れた風景を心に書き留めながらも、それら全てを意味のある頭の中の地図にまとめ上げることはできないのです。

ここまで話してきたことは全て、長期記憶――生涯保持される可能性のある、多かれ少なかれ耐久性のある記憶の貯蔵庫――にも当てはまります。一方、短期記憶は全くの別物です。短期記憶には、今現在、そしてもしかしたら2秒後にあなたが考えている内容が含まれます。もしあなたが暗算をしていたり、会話の途中で次に何を言おうかと考えていたり、手袋を取ろうと思って玄関ホールのクローゼットへ歩いて行ったりしているなら、それは短期記憶です。

これらの短期記憶システムは全て、健康な場合でさえ、簡単に不安定になり、混乱します。短期記憶は、「次にやること」ファイルにある項目に積極的に注意を払うことによって成り立っています。あなたはそれらについて考えたり、もしかしたら何度も繰り返しつぶやいたり、心的イメージを構築したりすること（「私はクローゼットに手袋を取りに行くところだ……」「心臓の薬を飲む時間だ――薬はキッチンカウンターの上、電話の近くにある」）で短期記憶を保ちます。しかし、たとえ一瞬でも何か別のことを考え始めると（「孫たちは新しい学校でどうしているだろう？　さて、なぜ私は台所に入ってきたのだろう？」）、その記憶のもろさが明らかになります。何かしら注意をそらすもの――新しいことを考えたり、誰かに質問されたり、電話が鳴ったり――があると、短期記憶は乱されます。その内容を自動的に復元する能力は、30歳を過ぎると10年ごとに少しずつ低下していきます。

しかし、70歳と20歳の間の短期記憶の喪失の差は、一般に考えられているようなものではありません。私は仕事を始めてからずっと20歳の学部生を教えてきましたが、彼らはあらゆる種類の短期記憶の間違いを犯すと証言できます。違う教室に入ってきたり、鉛筆を持たずに試験に来たり、私が2分前に教えたことを忘れてしまったりするのです。手を挙げている生徒を指名したら、私が名指しするまでのわずかな間に言うことを忘れてしまったと恥ずかしそうに認めたこともありました。これは70歳の人々がすることと同じです。違うのは、こうした出来事を自分に対してどのように説明するかであり、自分自身をどのように納得させるかなのです。20歳の若者は「なんてことだ、これは早期発症型のアルツハイマー病に違いない」とは考えません。彼らは「今はやるべきことが山ほどあるからなあ」とか「4時間以上睡眠をとらなきゃだめだな」などと考えます。70歳の人は、同じ出来事を自己観察し、脳の健康を心配します。アルツハイマー病や認知症関連の記憶障害が作り事だと言っているのではありません――それはまさしく現実であり、全ての関係者にとってまさしく悲劇です――しかし、短期記憶の些細な喪失が全て生物学的障害を示すわけではないのです。

注意をそらされると、手続き記憶も混乱します。潜在記憶の一形態である手続き記憶では、人は通常、一連の動作を時間をかけてゆっくりと練習し、ある種の成果を生み出します。もしあなたがマニュアル車の運転を習ったことがあるならば、初めてハンドルを握ったとき、何回もガタガタや軋み、そしておそらく何度かエンストを体験したのを覚えているかもしれません（私の場合は間違いなくそんな調子でした。サンフランシスコの急な坂道で習ったので、クラッチがつながるまでの間に後ろに下がったり、すぐ後ろの車にぶつかったりしていました）。クラッチ、ブレーキ、アクセルの連携は、ギアが正しいのを確認するのは言うまでもなく、坂道や慣性を考慮しながらうまく同期させる必要がある一連の複雑な動作です（私は、ギアを3速あるいはバックに入れたまま、青信号で前進しようとしたことが何度もありました）。しかし、練習すれば、これらが途切れなく噛み合うようになるので、もはや何も考える必要はありません。

タッチタイピング、楽器の演奏、バスケットボールのドリブルとシュート、振り付けのあるダンスステップ、編み物、カードのシャッフルなどのやり方を学ぶのは全て、最初は大変です。しかし、いったんうまくできるようになれば、もはやそれについて考える必要はなくなります。そうなったら、その行為が自動化されたと言います。それはもはや、意識的な努力と能動的な監視を必要とせず、短期記憶を必要としません。脳の中にまっさらなユニット、知識の一つながりとして保存されます。ただしそれは、その行為の最中に時計の針を戻して自分が何をやっているのか改めて考えようとすると、簡単に混乱します。あなたの自動的な筋肉記憶を壊す――エンストしたり、自転車で倒れたり、ショパンの演奏法を忘れたりする――一番簡単な方法は、構築された一つながりを、以前の統合されていない断片として再構築しようとすることです。他の人にこれらを一つ一つ教えようとすると、自分はもう一つ一つの記憶は持っておらず、統制のとれたやり方全体の記憶だけがあることに気づくのです。

記憶は簡単に書き換えられる

長期記憶もまた簡単に混乱します。混乱が起こると、長期記憶は、情報の恒久的記録を消去する、もしくは、もっとよくあるケースでは書き換える可能性があり、間違った記録を信じさせます。ビートルズのプロデューサー、ジョージ・マーティンが先にこの章で説明した状態です。例えで説明しましょう。10年前に行った非常に面白いパーティーからの帰宅直後にあなたが書いた、マイクロソフト・ワードやペイジズなどのテキスト文書がコンピューター上にあるとします。その文書には、その出来事のリアルタイムの記憶が含まれていますが、おそらく、いくつかの点で不完全です。第1に、あなたは起こったあらゆることを書き留めてはいません。出来事のうちのいくつかには気づいていなかったからです――あなたは全ての会話を聞くことはできなかったし、カルロスが何を着ていたかに気づかなかったし、チーズシュークリームの皿が丸ごと床の上にひっくり返ったという、台所での土壇場の大騒ぎも知りませんでした。第2に、あなたは気づいたあらゆることを書き留めてはいません。自分にとって重要な出来事や興味深かった出来事、覚えておきたいことを選んで書いたからです。第3に、あなたの回想は、あなたの主観的な視点によって偏っています。第4に、あなたの回想の一部は、あなたが誤って記憶したり理解したりしたために、単純に間違っている可能性があります――あなたはジョンが「トイレが右側にある（There's a bathroom on the right.）」と言ったと思ったけれど、彼が実際に言ったのは「不吉な月が出ている（There's a bad moon on the rise.）」でした。

さて、10年後にその文書を開くと、編集可能です。あなたは、故意にではなくとも、自分が書いた内容を変えることができます。コーヒーを取りに行く間、文書を開いたままにしておいたら、猫がキーボードの上を歩き回って、文章の一部を意味のないでたらめに書き換えてしまうかもしれません。他の誰かがその文書を発見して編集してしまうかもしれません。コンピューターの不具合で、一部が削除されたり変更されたりしてファイルが損なわれる可能性もあります。その後、あなた（または猫）が「保存」を押すか、コンピューターがファイルを自動保存するかすれば、それが出来上がります。すなわち、前のものを置き換えて、そのパーティーで何が起こったかについてのあなたの新しい現実となる、変更された文書が。

編集が微妙なものだったり、文書の作成から相当の時間が経過したりしている場合は、あなたは気づきさえしないかもしれません。出来事そのものを忘れてしまっていて、その文書が唯一の記録だとすれば、たとえあなたの知らないうちに変更されていたとしても、それが現実となります。

これが脳内の記憶の仕組みです。記憶を取り出すとすぐに、それはテキスト文書と同じように編集可能な状態になり、脆弱な状態になって、あなたの意図や同意や自覚がなくても書き換えられる可能性があります。多くの場合、記憶は、ある回想中に色が付いた新しい情報によって書き換えられ、その後その新しい情報は、全て途切れなく、あなたの自覚なしに、古いものの上に移植され保存されます。このプロセスは何度も繰り返し起こって、結局、あなたの脳内の元々の記憶が後の解釈や印象や回想に置き換えられてしまう可能性があります。

記憶が今のような状態になっているのは、人類の進化の歴史の中で、それが私たちの祖先に適応の遅い隣人たちに勝る生存の優位性を与え、ある種の適応問題を解決した結果なのです。2万年前、工業化以前の時代に、このような書き換えがいかに人類の生存に有益であったかは、容易に想像できます。あなたの部族が水を得ている泉が枯れたとしましょう。あなたは探検に出かけ、新しい泉を見つけます。しかし、次にそれを見つけようとしたら道に迷ってしまい、何度も道を間違えた末にようやくそこにたどり着き、そこへの道しるべとなるある単純な目印を見つけ出します。あれこれ間違った足跡を全てたどったバージョンと、より単純で役立つ目印だけを残した新たな改良版と、どちらの地図を脳内に保存するのが得策でしょうか？

あるいは、たき火の周りにジャッカルがいるのに気づいておびき寄せたと想像してみてください。ジャッカルはとても人懐っこいように見え、実際、一晩中あなたの足元に寄り添って撫でさせてくれます。しかし次の日、ジャッカルは歯向かってきて、あなたとあなたの妹に噛みつき、火の上で焼いていた肉片を持ち逃げしてしまいます。もしあなたの記憶が以前の楽しい時間にこだわっていたら、また同じ過ちを犯すかもしれません。ジャッカルは何をしでかすかわからない捕食者で、軽々しく受け入れるべきではない相手として記憶を書き換えた方がいいでしょう（犬は私たちを口説き落として友人になりましたが、それは長い時間をかけたプロセスでした）。

自伝的記憶は、あなたの自己感覚、すなわち、あなたが誰であり、どんな経験があなたを形づくったのかという感覚と最も密接に関連しているシステムかもしれません。自伝的記憶システムは、重要な方法であなたの人生の選択に情報を与えます。それがなければ、あなたは自分が2時間のハイキングができるかどうか、ピーナッツ入りの食べ物を食べられるかどうか、あるいは結婚しているかどうかを知ることはできません。

それなのに、自伝的記憶システムは大きな歪みを起こしやすいのです。それは目標志向のシステムであり、自分の目標や物の見方と一致する情報を思い出します。私たちは皆、自分の人生の物語やその物語を形成した記憶を、自分自身や他人が語る物語に基づいて文脈に当てはめ直す傾向があります。私たちの元の記憶は、より説得力のある物語に適合するように、事実上、汚染されるのです。

私たちはまた、論理的推測に基づいて多くの充填を行います。私は、最後にロンドンを訪れたときの具体的な記憶はあまりありませんが、自分の意味記憶、ロンドン旅行に関する一般的知識を使って、そこがどんよりした空模様で、自分が地下鉄に乗り、時差ぼけをしていて、そして非常においしいお茶を飲んだ、と仮定します。私は過去40年間に何度も地下鉄に乗った自分の姿を簡単に思い浮かべることができるので、そのイメージが最近のロンドン旅行の私の自伝的記憶に移植され、いつの間にか、本当の自分の記憶ではない、去年地下鉄に乗った「記憶」が出来上がります——それは編集上の挿入であり、私たちは通常、自分がそれをしていることに気づかないのです。

記憶は、その時の気分によっても影響を受けたり書き換えられたりします。あなたが不機嫌でイライラしやすい気分になっているとしましょう——たぶん（公共交通機関が充実した）ロンドンからロサンゼルスに到着したばかりで、ロスのお粗末な公共交通システムにうんざりしているからでしょう。自分を元気づけるために、いつもなら楽しい記憶であるはずの、友人とグリフィス公園を歩いたときのことを思い出すとします。しかし、現在のあなたの気分の状態では、それをあまり楽しくない時間だったと再評価してしまう可能性があります——すてきな散歩のことを考える代わりに、そこに行く途中の渋滞や駐車場所に苦労したことの方を思い出してしまうのです。そうすることで、抽出された記憶が脳内の保管庫に戻される前に書き換えられ、次にその記憶を取り出すときには、もはや以前のような楽しい記憶ではなくなってしまうのです。

有名な事例として、２００１年９月11日のニューヨークのワールドトレードセンター・ツインタワー攻撃事件にまつわる大量の記憶の書き換えがあります。新しい泉を見つけるという前述の話と概念的に似ていることに気づくでしょう。

アメリカ人の80％が、第１のタワー（ノースタワー）に飛行機が激突し、その約20分後に第２のタワー（サウスタワー）に次の飛行機が激突するという恐ろしいテレビ映像[4]を見たことを覚えていると言っています。しかし、この記憶は完全に間違いであることが判明しました。テレビ局は９月11日にサウスタワーの衝突映像をリアルタイムで放映しましたが、ノースタワーの衝突映像は翌日まで発見されず、9月12日になってから放映されました。数百万人のアメリカ人が、サウスタワーの衝突映像をノースタワーの衝突映像よりも24時間早く見るという、間違った順序で見ていたのです。しかし、ノースタワーがサウスタワーより約20分前に激突されたという、私たちが事実であると聞かされて知った話が記憶に影響を与え、自分が経験した通りにではなく、起こった通りに出来事の順序を組み替えてしまうのです。これは、ジョージ・W・ブッシュ大統領でさえ9月11日にノースタワーが倒壊したのを見たと誤って記憶していたほど、説得力のある偽の記憶を生じさせました。テレビ局の記録が、それが不可能だと証明しているにもかかわらずです。

したがって、私たちのほとんどが個人的記憶について持っているきわめて大きな誤解は、それが正確であるという考えです。私たちがそう思うのは、記憶の中のある部分が正確だと感じられるからです。まるで私たちの身に起こった出来事のビデオ録画のように感じられるからです。それは、私たちの脳が記憶をそのように提示しているからです。

記憶が欠陥品であるもう一つの点は、しばしば出来事や事実の断片だけが保存され、脳が論理的推測に基づいて欠落している部分を埋めてしまうことです。繰り返しになりますが、脳はこれをあまりにも頻繁に行っているため、私たちは脳がそれを行っていることにさえ気づきません。私たちの精神活動には非常に多くの隙間があります。話し声は雑音に遮られ、視界は他の物体に塞がれます。言うまでもなく、私たちが見ている世界の風景は、平均で1分間に15回、まばたきによって中断されています。脳は、自分が本当に知っていることと自分が推測していることを混同——作話——し、往々にして両者の間に意味のある区別をしません。

　年齢を重ねると、脳の働きが鈍くなって、私たちが持っている何百万もの記憶が回想の際に優位を競い合うようになり、情報障害をつくり出してしまいます。私たちは全員、一度も起こらなかった出来事や、起こったばらばらの出来事を組み合わせたものを、本当のこととして心に刻み込んでいるのです。

　作話は、脳卒中などの脳損傷を受けて、断片化された記憶をつなぎ合わせるのに苦労している人々に、とりわけ鮮明に現れます。神経科学者のマイケル・ガザニガは、側性化――脳の左右の半球が異なる機能を実行するという考え――の講義として、これについて書いています（あなたが右利きなら、作話は左半球で行われます。あなたが左利きなら、作話はどちらの半球でも行われている可能性があります。左利きの人には、右利きの人よりも予測しにくい脳機能の側性化が生じます）。

　ガザニガは、右半球の脳卒中の後に入院していたけれども、どうしてそこに来たのか全く記憶がなかった患者[5]の話をしています――彼女は病院が自分の家だと信じていたのです。ガザニガが彼女の部屋のすぐ外にあるエレベーターのことを尋ねて疑問を突きつけると、彼女は「先生、エレベーターを設置するのにいくらかかったと思いますか？」と言いました。これは、残った思考や記憶と合致する首尾一貫した話を保つための、左半球による作話、つまり物事の捏造です。彼女には病院に運ばれた記憶がなく、この新しい情報を処理する能力もありませんでした。したがって、左半球が考える限りにおいて、彼女はまだ家にいることになったのです。

　あなたが子供のときに参加した最後のお誕生日パーティーについて、頭の中の出来事のつながりをたどって、細部をできるだけ多く思い出してみてください。これは、あなたがもし証人だったら、弁護士が裁判でやってほしいと依頼するようなことかもしれません。あなたは、参加者がロバのしっぽ付けゲームをしたかどうか、ケーキがあったかどうか、誕生日の子がみんなの前でプレゼントを全部開けたか、それとも後で開けることにしたか、といったことを思い出すかもしれません。しかし、裏庭にトランポリンがあったかどうか、他の子供たちがパーティーの記念品をもらったかどうかなど、その他の細部は忘れてしまったかもしれません。他の人々や写真があなたに物事を思い出させてくれるかもしれませんし、いくつかの記憶を誘発するのに役立つかもしれません。

しかし、まだ欠落があります。そこでは何種類の飲み物が提供されたでしょうか？　もしあなたがバーテンダーかケータリング会社の経営者だったら、その点に気づいたかもしれませんが、そうでなければ気づかなかったでしょう。お手洗いの電球は何色だったでしょうか？　もしあなたが照明関係の仕事をしていたなら、電球が冷白色か、暖白色か、昼光色か、黄色っぽい色かに気づいたかもしれません。しかし、そうでなければ、おそらく気づかなかったでしょう。記憶は、自分の興味や専門知識によってフィルターをかけられています。他の欠落もあります。リビングルームの照明がどこかの時点でチカチカ点滅したでしょうか？　その次の日に電気火災があったので、保険調査員が知りたがっています。確かに点滅したような気がします、とあなたは考えます。ええ、今考えてみると、そうでした。はっきりと覚えていますよ。それが起こった時の光景を思い浮かべることができます。しかしリビングには電気がついていなかったのです——その前にヒューズが切れていたからです。あなたの記憶は自分で思っているほど信頼できないのではありませんか？　しばらく人生経験を積んだら、物事が記述されている通りに起こったと想像するのは非常にたやすいことであり、これらの想像はあなたの記憶に移植されます。弁護士たちはこのことを知っていて、陪審員が証人の証言を疑うよう仕向ける方法として使っています。人間の記憶は、利用可能な情報から論理的推論を行い、事実と作られた虚構の説得力ある混合物にしてあなたに届けます。

私は数年前に手術を受け、鎮痛剤のオピオイドを飲んで、数日間ベッドで過ごしました。そのせいで、控えめに言っても、少し頭が混乱していました。その日が何曜日か、いや、何月かさえ思い出せませんでした。窓からゴミ収集車が見えたのを覚えています。ああ！　今日は月曜日、ゴミの日に違いない。曜日の意識は損なわれても、ゴミの日の意味記憶は無傷でした。外の菜園ではレタスと玉ねぎの収穫が始まったばかりでした——ロサンゼルスでは、それはつまり、今は2月ということだ。私は、認知状態を読み取るために医者が聞くような質問には、実際には答えを知らなくても、周囲の状況から推測して答えることができました。

ある友人は脳卒中を患い、今ではいつもこのような推測をして、自分の能力の無さを隠し、医師を混乱させています。彼女は脳卒中になる前は、とても威厳のある自立した女性だったので、この種の質問は彼女を追い詰められた気分にさせます。2人きりになったとき、今は何年かと聞くと、彼女はテーブルの上の雑誌をこっそり見て、その日付を使いました。何時かと聞くと、近くの皿の上のサンドイッチの耳を見て、「昼下がり」と言い当てました。大統領は誰かと尋ねると、彼女は、知らないが、たぶん答えを見つけ出せるはずだと言いました。その見込みはなさそうに思えましたし、彼女に恥をかかせたくなかったので、その話はやめにしました。

記憶の整理方法

それでは、あなたの自伝的記憶は正確でしょうか？　私たちの記憶システムは？　イエスでもありノーでもあります。知覚的な細部に関わる私たちの記憶は、特に関心のある領域においては、驚くほど正確になり得ます。私はオレゴン州のマシュー・パロットという住宅塗装工を知っていましたが、彼は家に入って、壁を見るだけで、塗装の仕上げ（フラット、エッグシェル、サテン、セミグロス、ハイグロス）や銘柄（ベンジャミン・ムーア、シャーウィン・ウィリアムス、プラット&ランバート、グリッデン）、そしてしばしば、どの色合いの白かまで特定できました。彼は乾式壁の生地を調べ、何人の「マダー」（乾式壁の生地を塗る業者）がその家で仕事をしたかを推測できました。「ここを見てください」と彼は言いました。「この渦巻きに注目してください――これは左利きのマダーの仕事です」。これが彼の仕事であり、彼は特に有能でした。（彼は、自分の父親もこの仕事をしていたと言っていました。「私の父《ファダー》はマダーでした」と彼は発音しました）。照明デザイナーなら、電球の色や明度を覚えているかもしれません。音楽家なら、聞くだけで、演奏されている楽器の銘柄と型番がわかるかもしれません。

私は1991年に、無作為に選んだ大学生にお気に入りの曲を記憶だけで歌ってもらうという実験を行いました。[6] 私は、彼らの音楽的記憶がどのくらい正確であるかを確認するために、彼らが歌ったものをそれらの曲のCDと比較しました。驚くべき発見は、ほとんどの人が正確な音程、またはそれに非常に近い音程で歌っていたということでした。そして、この学生たちは音楽の訓練を受けていませんでした。しかし、それが自分のお気に入りの曲であれば、おそらく誰でもその曲をよく知っているはずです。この発見は、数十年にわたる研究で、記憶は回想の際にきわめて不正確であると示されたことと矛盾しています。その結果、私たちは少々厄介な事実に突き当たります。すなわち、記憶は、不正確な場合を除けば、驚くほど正確であるということです。ポール・マッカートニーとジョージ・マーティンは、ビートルズのアルバムほどの重要な作品に関して、誰がどの楽器を演奏したかについて全く異なる記憶を持っています。しかし、ファンはその同じビートルズの曲をほぼ完璧なバージョンで歌うことができるのです。

記憶が脳内で整理される方法は、記憶タグによって媒介されています。脳内の記憶タグを見たことがある人は誰もいないので、現時点では、記憶タグは記憶の仕組みを説明するのに役立つ理論にすぎません。近い将来、脳画像化技術が向上すれば、私たちはそれを目にするかもしれません。

先ほど描写した仮想お誕生日パーティーのことをもう一度考えてみてください。そのパーティーの記憶タグを始動させることができるような質問が数多く存在します。

- 最後にパーティーに参加したのはいつですか?
- 最後にオードブルを食べたのはいつですか?
- 最後にボブとケイトを見たのはいつですか?
- 友達の中で裏庭にトランポリンを持っている人はいますか?

・先週の土曜日は何をしましたか?

この質問のそれぞれがパーティーの記憶へと至る道であり、おそらく、この他にも数百もの質問があるでしょう。もしそこにあなたがその日以来嗅いでいない特定の匂いがあったとして、それを再び嗅げば、たとえ別の文脈の中だとしても、関連する記憶の流れを呼び戻せる可能性が高いでしょう。つまり、私たちの記憶は連想的なものなのです。記憶を構成する出来事は、連想ネットワークの中で互いにつながっています。それはまるで頭の奥に巨大な索引があるようなもので、候補となる考えや経験を私たちが調べることを可能にし、次いで、それがどこにあるのかを指し示してくれます。ある記憶は、使用される手がかり――索引の見出し――が非常に独特で、それに関連する記憶が1つしかないため、検索するのが比較的簡単です。例えば、初めてのキスのことを考えてみてください。また別の記憶は、手がかりが何百、何千もの類似した見出しの中に入力されているため、検索するのが困難です。2つ前の月曜日に何時に起きたか、といったことを覚えているのが難しいのは、そのせいです――何か特別なことが2つ前の月曜日に起こっていない限り、目覚めはあまりにも日常的でありふれた出来事なので、互いに区別し難い似たような目覚めを山ほど引き出してしまうのです。他には、それまでに何度も取り出しているために記憶を取り出すのが簡単になっているケースもあります――記憶を引き出す行為は、将来、その記憶にアクセスしやすくする可能性があります(とはいえ、これまで見てきたように、ある種の状況下では、記憶を引き出すと、それを歪め、正確さを損なってしまう可能性もあります)。

20世紀を通じて、記憶に関する多くの研究は、脳内の記憶がどこに存在しているのかという問題に関心を持っていました。これは論理的な疑問のように思えますが、科学の多くの事柄と同様、答えは常識に反するものです。記憶は特定の場所に格納されているわけではありません。記憶はプロセスであって、物ではないからです。記憶は特定の場所ではなく、空間的に分散した神経回路に存在しており、その神経回路は、意味記憶とエピソード記憶、手続き記憶と自伝的記憶で異なっています。

特定の場所に存在しないという考えに違和感を覚えるのであれば、政府、大学、企業を考えてみてください。これらは実在するものです。しかし、記憶と同様、それらは実際には、明確に定義された特定の場所には存在しません。州政府の事務所が入っている特定の建物、例えば州議会議事堂を指して、ここが州政府の所在地であると主張することはできるでしょう。しかし、もしその建物が使用禁止になったら、そこで働く人々は単に別の建物に移動し、私たちは、州政府は今そっちの場所にあると言うでしょう。あるいは、在宅勤務の増加に伴い、州政府の職員が州内に散らばって、自宅で仕事をすることになるかもしれません。今、州政府はどこにあるのでしょうか？　政府の主な機能の一つに、交通規則や規制の制定があります。さて、交通法規はどこにあるのでしょうか？　実のところ、それは運転免許証を持っている人全員の脳内に分散して存在しています（と希望します）。

記憶のプロセスの一部は局在化しています。側頭葉と海馬は記憶の統合――経験を取り込み、解きほぐし、整理し、あるいは保存の準備をする、さまざまな神経化学的プロセス――を担っています。この働きは、睡眠によって、また、脳内アセチルコリン（老化と記憶に重要な役割を果たしているので、この化学物質を覚えておいてください）の調節を含む、夢の独特な神経化学反応によって引き起こされます。しかし、統合は単なる準備プロセスにすぎません。記憶が特定の場所に保存されていないのであれば、どのように機能するのでしょうか？　私がこれについて知るようになったのは、大部分は運、あるいは——発達科学的なアプローチでは——機会によるものでした。

ほとんどの科学者と同じように、私は、他の科学者が最新の研究成果を報告した専門誌の記事を熟読することに自分の時間の大半を費やしています。私の両親とも歴史好きで、私たちは幼い頃から、アメリカ西部、古代ギリシャ、聖書の時代について食卓で話し合っていました。私が8歳の時、両親は、私が育った町の歴史研究にいそしむクラブ、モラガ歴史協会を共同で設立しました。

私が10歳の時に祖父が亡くなり、1910年に出版された『ブリタニカ百科事典』を残してくれました。私は寝室の床の上で何時間もかけて、1910年当時の人々の目に映っていた世界について学びました。「飛行機」「自動車」「ラジオ」「ペニシリン」の項目はありませんでした。「食品保存」（塩漬けと乾燥に重点が置かれていた）、「航空学」（軽気球や飛行船の写真で埋め尽くされていた）、「アラスカ」（かつては「ロシア領アメリカ」と呼ばれていた）の項目は、今の私たちが知っていることとは対照的で、興味をそそられるものでした。そして、当然のことながら、学生時代に神経科学を学んでいた私は、神経科学の歴史に惹かれ、1800年代後半に科学者たちが神経科学についてどんなことを書いていたのかをさかのぼって調べ始めました。私たちが初めて発見したと思っている事柄が、昔の科学者たちによって、しばしば100年以上も前に、すでに発見されていたり直観で見抜かれていたりしており、私はその多くに魅了されました。

記憶は、現代の科学者が過去の研究を忘れているという完璧な例です（なんとも皮肉な話ではありませんか？）。私が１９９２年に大学院に入学したとき、記憶の研究者は２つの問題を理解することに集中していました――どんな種類のものが記憶されやすく、どんな種類のものが忘れられやすいのか。そして、側頭葉と海馬の役割は何か。研究者の間で混乱と不一致があり、記憶がどのように保存され取り出されるのかという基本的な問題が完全に無視されていました。この問題については、ある研究者グループが１９００年代初頭にすでに取り組んでいたことが判明していますが、彼らの発見は、他に説明しようのない大量の証拠によって復活するまで、長年にわたって忘れられていました。

　私はオレゴン大学の博士課程に入りましたが、人間の記憶の専門家であるダグ・ヒンツマンが私の師でした。初年度の春、私は自分の研究について話をするために、サンフランシスコ湾岸地帯《ベイエリア》に行き、カリフォルニア大学バークレー校の心理学科を訪問しました。同校の２人の教授、アーヴ（Erv）・ハフターとスティーブ・パルマーが私を招待してくれたのです（博士号取得後、私はスティーブと博士研究員を一緒に務め、数年後、アーヴは私の結婚式で司会をしてくれました）。

　その訪問中に、スティーブは私に、彼に長年感化を与えている教授、アーヴ（Irv）・ロックを紹介してくれました（そうです、この話には、アーヴという同じ音のファーストネームの２人の人物が登場します）。アーヴは65歳でラトガース大学を退職し、スティーブと一緒に仕事をするためにバークレーに引っ越してきました。アーヴ・ロックは、１８９０年代にドイツで形成された有力な科学者グループであるゲシュタルト心理学者の最後の一人に師事していました。「全体は部分の総和よりも大きい」というフレーズを聞いたことがあるなら、それはゲシュタルト心理学者の研究から来ています（実際、「ゲシュタルト」という言葉は、統合された全体的形質を意味する英語の語彙になりました)。例えば、吊り橋をゲシュタルトとして考えることができます――鉄索、桁、ボルト、鉄骨の梁などの部品を見ても、橋の機能や実用性は簡単には理解できません。それらが組み合わさって橋を形づくって初めて、同じ部品でできているもの、例えば建設用クレーンとはどう違うのかがわかります。

出会ったとき、アーヴは70歳、私は35歳でした。彼と私は、塩辛いピクルスと科学史が大好きなことで意気投合しました。１００年以上前、ゲシュタルト心理学者たちは、近所を散歩したり、将来を心配したり、ピクルスを味わったりと、何かを経験するたびに、それが脳内に痕跡を記し、化学的残留物のようなものを残すと考えていました。この痕跡理論もしくは残留理論は１００年間ほとんど無視されていましたが、アーヴはそうしませんでした。彼は私にゲシュタルト心理学の著作の豊かさを紹介してくれました。それは、もう一度寝室の床の上で１９１０年刊の『ブリタニカ』を読んでいるようなものでした。彼らの論文には、現代的な雰囲気と真実の響きがありました――欠けていたのは、今日私たちが適用している厳密な実験手順だけだったのです。

一方、オレゴン大学に戻ると、ダグ・ヒンツマンが残留理論の現代版である多重痕跡理論[7]を開発していました。ダグの概念は、ゲシュタルト心理学者の研究の発展版で、全ての精神的経験は記憶の中に痕跡を記すというものです。ダグは真の科学者です。彼は結論に飛びつかず、アプローチは慎重で注意深く、持論というものを持っていません――彼はただ巧妙な実験を組み立て、データが何かを教えてくれるのを待ちます。そしてデータは、何千もの記憶の観測に関して痕跡理論が最も効率的な説明であると彼に教えたのです。

以下が、私たちの最初期の会合でダグが私にしてくれた説明（１９９２年の私の実験室ノートに記録されているもの）です。

ある出来事が繰り返される回数は、記憶の性能のいくつかの側面に影響を与える。性能とは、その出来事を後から取り出す能力のことだ。出来事が提示された回数が多ければ多いほど、想起と認識の精度が高くなり、記憶からそれを取り出すのにかかる時間が短くなる。これらの効果は全て同じ基礎的プロセスによるものではないかもしれないが、明らかに矛盾する証拠がない限り、そうであると仮定するのが最も思考節約的だ。

その基礎的プロセスとは、多重痕跡理論（multiple-trace theory）、すなわちＭＴＴです。全ての経験は固有の痕跡を記し、経験の繰り返しはそれ以前の痕跡を上書きはしません。単に、ほとんど同じだけれども固有のさらなる痕跡を記すのです。

ある精神的出来事についての痕跡が多ければ多いほど、それを思い出す可能性が高くなり、正確かつ迅速に思い出せるようになります。こうしてあなたは物事を学びます——それを繰り返し、いじり回し、探求することによって——概念、経験、技能の、多数の関連する痕跡を記しながら。興味深いことに、ＭＴＴは、１９６０年代のポズナーとキールの、例のランダムな黒丸パターンの抽象化に関する驚くべき発見も説明しています。複数の関連する痕跡の作成[8]は、それらの間で共通する情報の抽出を容易にしますが、これには海馬の関与は不要で、脳細胞で行われます[9]。

ＭＴＴの優れた点は、顕在記憶と潜在記憶、意味記憶とエピソード記憶を統合していることです。多くの異なるシステムがあるかもしれませんが、それらは１つのプロセスによって統制されています。その１つのプロセスがエピソード的・意味的な痕跡を保存し、その後は、そうした抽象的な知識は保存される必要はなく、特定の経験の痕跡のプールから引き出すことができるのです。ピアノの音階のような手順を練習すると上達するのは、非常に多くの利用すべき痕跡があるからです。そして、その音階を別のピアノでも弾くことができるのは、脳が、記憶の生理機能の一環として自動的に、どの特定の鍵盤でもない、ピアノの鍵盤の抽象的な表象を形成するからです。

私は、ＭＴＴこそが記憶を見る正しい方法だと信じるようになりました。私たちが持っている一つ一つの経験は、たとえ純粋に精神的な経験であっても――あらゆる思考、欲求、疑問、答えが――記憶の中に痕跡として保存されています。しかし、これらはコンピューターのように特別な「メモリ」の場所に保存されているわけではありません。何かを経験すると、例えば、この本の中に印刷された「あ」という文字を見たり、今度のビーチでの休暇を想像したりすると、ある種の脳細胞のネットワークが活性化します。悲しい映画を見て泣いたり、揺れる橋の上を歩きながら怖くなったり、幼いわが子の目をのぞき込んだりするときも同じです。これらの経験は、脳細胞の集合体の中で固有のイメージとして表されます。記憶を保存するには、元々の活性化パターンが何であったかを追跡し、元の脳細胞をできるだけたくさん囲い込んで元の経験時と同じように発火させる必要があります。追跡を行う脳の部位は、海馬と側頭葉の関連部位であり、一種の索引や目次のような役割を果たしています。時が経つにつれて、それらの索引はもはや必要とされず、その記憶は、元の経験に関わっていたのと同じ細胞内全体に存在することになります。

あなたもほとんどの人と同様に、おそらく、定期的に頭の中で何度も思い浮かべるような、しかも生涯にわたってそうしてきたような、核となる記憶のセットを持っているはずです――人生の重要な出来事、あなたが両親から聞かされた、あるいはあなたが子供たちに聞かせている面白い話などです。

多くの記憶理論家は、MTTにまだ納得していません。中には、この理論のことをあまりよく知らない人もいます。しかし、MTTはデータと最も整合性のある説明です。そして、老化の観点からは、年をとると最近の出来事は忘れてしまうのに古い出来事はまだ覚えている理由について、説得力のある説明を提供してくれます。すなわち、古いものは、繰り返しや幾度もの回想を通じて、より多くの記憶の痕跡をつくり出しているからです。さらに、一部の記憶の唯一無二性、あるいは少なくともそれにひもづいた唯一無二の記憶タグの存在が加わることで、なぜ一部の記憶が他の記憶よりも引き出しやすいのかを説明できます――それらは他の記憶と簡単に混同されることはありません。突出しているからです。

記憶を保存したり取り出したりするのは、能動的なプロセスです。記憶研究の歴史的偉人の一人、フレデリック・バートレットは、1932年に出版された自著に*Memory*（記憶）というタイトルをつけることを避けました。それが何か静的なものを示唆しているように感じたからです。代わりに、彼はその画期的な著作を、能動的で適応的で変化するプロセスを反映した*Remembering*（記憶すること）と名づけました。このように考えてみてください。あなたがチョコレートを味わうために使うニューロンは、その経験をあなたに伝える固有のニューロン回路のメンバーです。後でその記憶を楽しみたいと思ったら、そのニューロン回路のメンバーを集めて同じ回路を形成しなければなりません。このようにして、あなたはもう一度、ニューロンをそのグループのメンバーにする――「再メンバー化する」（re-member）――のです。

記憶力を高めるには？

物事を記憶するための鍵は、能動的にそれに関わることです。講義を聴いているような受動的な学習では、確実に忘れてしまいます。能動的に情報を利用し、生成し、再生すれば、ただ聞くだけより、脳のさらに多くの領域を活性化させます。これこそが確実に記憶に留める方法です。多くの高齢者が、パーティーで紹介された人の名前が思い出せないと訴えます。情報を生成して能動的に活用するとは、ただ単に、聞いたらすぐその人の名前を使うことです。「はじめまして、トム」「最近、何かいい本を読みましたか、トム？」「ああ、グランドフォークスのご出身ですか、トム。私は行ったことがないんですよ」。こうすれば、ごくわずかな努力で記憶力を50％アップさせることができます。カリフォルニア大学バークレー校のアート・シマムラによる研究室での実験は、この種の情報の生成と再生が、特に高齢者の間で脳の活動と保持力を高めることを示しています。

私たちは年を重ねるにつれ、自己満足や、新しい情報を受動的に受け入れてしまう傾向と戦う必要があり、60歳以降10年ごとに増加する警戒心を利用してこれらと戦うべきです。幸いにも、記憶の耐久性と正確性を高めるために私たちができること、すなわち採用できる戦略があります。短期記憶の問題については、注意力のネットワークを鍛えれば、今起きていることに集中し、考えたり感じたりしている中で最も重要なことを明確かつ高い精度で保存できるようになります。これは、ペースを落としてマインドフルネスを実践したり、マルチタスクをやめてシングルタスクにしてみたり、禅師の「今、ここを生きよ」という助言に従ってみたりすることで実行できます。

次に、脳細胞みたいに易々とは変わらないものへ、私たちの当てにならない記憶を外部化することができます。これは、物事を書き留めたり、リストを作ったりすれば行えます。また、記憶を構築するためのコンピューターや携帯電話のアプリケーションもあります。それらは、スタンフォード大学、カロリンスカ研究所、およびコーネル大学の科学者チームによって開発された記憶の基準値測定・強化ツール「ニューロトラック」のような健康的脳習慣プログラムにとって不可欠の要素となっています。

私たちは、最も注意を払っていることを最もよく覚えている傾向があります。そして、深く注意を払えば払うほど、それらのことが脳内で強固な記憶を形成する可能性が高くなります。もし窓の外にいる鳥を見て、その顎の下に黄色の羽があるのに気づいたとしたら、単に鳥に気づくよりも深く精緻な処理をしています。この鳥と前に見た別の鳥との違いを頭の中であれこれ考え始め、例えば、尾やくちばしの形の違いに気づいたとしたら、さらに深い処理が行われていることになります。この処理の深さが記憶の深さにつながる重要な特徴であることは、現在よく知られています。音楽家が1000曲もの曲を記憶だけで弾けるのは、その曲に対して表面的な注意を払うだけではなく、自分が知っている他の曲との違いや類似点を心に刻むことによって、深い処理を精緻に行っているからです。この考え方に沿って、何かを記憶する必要があるならそれを描くべきだと示唆する研究が増えてきています[10]——物を描くことは、ここで求められているような深い処理に人を否応なく集中させるからです。

注意は、前頭前野皮質の組織と、そこにあるドーパミン反応性ニューロンとGABA反応性ニューロンによって制御されています。GABAはガンマアミノ酪酸（gamma-aminobutyric acid）の略で、脳内の抑制性神経化学物質です。第1章で、前頭前野皮質は20代まで成熟しないと述べましたが、サルと比較して、人間で大きさが大幅に増しているのは前頭前野皮質なのです——実のところ、これは人類と霊長類との間で大きな違いを示す唯一の脳領域です。前頭前野皮質が認知制御、計画立案、そして一般に俊敏性や誠実性を担っていると知れば、種や年齢による違いとは前頭前野皮質に「知性」ニューロンのようなものがぎっしり詰まっているかどうかだろうと思うかもしれません。しかし実際には、ヒトとサルの前頭前野皮質、そして10代と成人の前頭前野皮質の最大の違いは、GABA受容体であるニューロンの存在です——しかもたくさんの。そうです、抑制性神経化学物質です。人間であること、そして大人であることの多くは、自然にしてしまうかもしれない反応の抑制に関わっています。考えてみましょう——頭に来たからといって誰かを殴らない。テレビで何か面白いものをやっていても、楽しみを先延ばしにして重要なプロジェクトに取り組み続ける。その3杯目のお酒を断る。不健康な食べ物に心をそそられても健康的なものを食べる。

GABAとドーパミンのニューロンは、コンビを組んで、注意をそらすものに屈せず、やろうと決めたことに私たちが集中するのを助けてくれます。しかし、加齢とともに前頭前野皮質の活力と活気の一部が失われ、私たちは自分がより注意散漫になっていることに気づきます。集中するためにもっと努力しなければならなくなるのです。

連邦判事のジャック・ワインスタイン（98歳）は言います。「私が新米の親だった頃にお手本にしていた諸々の子育て本を書いたスポック博士のことをよく考えるんだ。[11] そして彼がラジオでこう言っていたのを覚えている――この番組はたぶん70年前くらいに聞いたんだがね――物忘れに対抗するには、ちょっとした手を使わなければいけない、と。そして、今でも私の心に残っているこんな例を挙げたんだ。ラジオやテレビで雨が降るだろうと言っていたら、その瞬間に――忘れてしまう前に――傘を持ってきてドアに掛け、外に出るときに手に取れるようにしておくのだ、と」。目に入る周囲の状況が思い出させてくれるということです。認知神経科学者のスティーヴン・コスリンは、これらを認知的補綴物《ほてつぶつ》[12]と呼んでいます。

ジョニ・ミッチェル（76歳）も自宅の環境を利用しています。「『ドクトル・ジバゴ』の中で、ジュリー・クリスティが玄関に入ったとたんに、鍵をドアのすぐそばにあるカウンターの上に置いていたのを覚えてるの。[13] 頭がいいって思ったわ――そんなふうすれば、いつも鍵のありかがわかるものね。それ以来、私もずっとそうしてるわ。10年ほど前にブリティッシュコロンビア州に家を新築したとき、キッチンに作り付けの小さなたんすを1つ余分に作って、いつも見失ってしまうものを入れておくことにしたの、1つの引き出しに1つずつ。電池とか、マッチとか、箸とか、セロファンテープとか、そんなようなものをね。物を見つけられないのは我慢できないわ。ずっと前にこうしておけばよかった」。

多くの人々が、家を出るときに物事を思い出すために、さまざまな手を使っています。ジョージ・シュルツ元米国国務長官（99歳）はこう説明します。「決まったやり方というものがあるだろう。[14]私は補聴器を上着の右ポケットに入れているんだ。いつも同じポケットだよ。家の鍵は別のポケットに、財布はまた別のポケットに入れている」。映画監督のジェフリー・キンボール（63歳）は、家を出るときにいつも持つ5つの物を頭の中でチェックリスト[15]にして、マントラのように繰り返し唱えています。老眼鏡、財布、鍵、携帯電話、双眼鏡（彼は熱心なバードウォッチャーです）。そして帰宅すると、財布と鍵を靴の中に入れ、ドアのそばに置いておくのです。

私には、がんの化学療法を受けなければならなかった2人の友人がいます。彼らは認知障害、すなわち「化学療法頭《ケモヘッド》」になるかもしれないと警告されました。彼らは2人とも、利用可能なテクノロジーを使ってシステムを整備しました。ほんの15年前なら、たくさんのタイマーを購入して、日中にやる必要のあるさまざまな事柄のラベルを貼り付けなければならなかったかもしれません。今では彼らは、スマートフォンで、クラウドベースのカレンダーに「予定」を登録しています。彼らは、薬を飲む、医者の診察を受ける、健康状態報告書に記入する、などの予定を、その都度登録しました。「シャワーを浴びる」とか「孫が来るので服を着る」といったこまごました予定もよく登録していました。あるいは「今から15分後に医者に電話する」と入力したかもしれません。そうすれば、何を話したいかゆっくり考える時間ができたでしょう。

その2人は完全に回復し、電子カレンダーを「やることリスト」として、付箋紙のリマインダーシステムと組み合わせて使い続けています。彼らは心をリラックスさせ、忘れているかもしれないという心配から解放された自由を愛しています。今この瞬間を、よりいっそう味わって生きています。そしてまさしく、物事を書き留め、スケジュールに入れたいことにしっかり気を配るという行為が、彼らの記憶を向上させています。

記憶力は本当に年齢とともに低下するのか？

先に、海馬と内側側頭葉は年齢とともに縮小する傾向があり、前頭前野皮質が変化して私たちをより注意散漫にする可能性があると書きました。注意散漫は記憶をコード化する際の敵です。私はまた、ある年齢以降に経験する細かい記憶の欠落は、必ずしも衰えが差し迫っていることを意味しないと示唆しました。にもかかわらず、加齢に伴って記憶力は低下すると一般に言われています。ストレスの専門家である神経科学者ソニア・ルピアン[16]は、ストレスが記憶に与える悪影響と、それがコルチゾール値を上昇させる可能性を研究してきました。彼女は、高齢者が記憶力テストを受けさせられるときの特定のやり方が彼らにストレスを感じさせ、それによって成績が本来よりも悪くなるのではないかという直観を持っていました。

「私は、年齢に伴う記憶障害があるとは思いません」とルピアンは言います。「もし仮に存在するとしても、それは人々が考えているよりもはるかに小さなものです。私は、加齢による記憶喪失を主張する実験の方法論を研究しました。参加した高齢者たちは、実験を始めてもいないうちからコルチゾール値が非常に高くなっていました。考えてみてください。彼らは好ましくない環境の中で実験されます。通常は、新奇性、予測不可能性、コントロールの欠如、自我への脅威が、人間における4大ストレス要因です。高齢者は、記憶力をテストされるとき、この4つ全部にさらされているのです」。

高齢者の記憶力に関する研究はほとんど全て、大学の研究室で行われます。研究の対照群となる若者たちにとって――彼らは全員その大学の学生なので――これは慣れ親しんだ環境です。しかし、年配の大人たちには全く馴染みがありません。彼らは駐車場を探し回ります。建物のどこにエレベーターがあるのかもわかりません。遅刻したことにストレスを感じながら、やっと部屋にたどり着いたら、彼らを出迎えてくれたのは、記憶障害の可能性を探っていると聞かされている陽気な若い研究助手。ストレスだらけです。

また、時間帯による影響もあります。テストは午前の遅い時間か午後の早い時間に行われることが多く、21歳の対照群たちは目覚めたばかりで精神能力のピークにありますが、年配の大人たちはおそらく午前5時からずっと起きています。「私たちは、大学生年齢の対照群の参加者たちにとって好ましい環境と好ましい時間帯を用います」とルピアンは言います。「しかし、年配の大人たちにとっては好ましくないのです」。

ルピアンは、大学生の対照群が得た有利な点を取り除くために、従来の記憶力テストの形式[17]を覆しました。彼女は、年配の参加者たちにテスト実施日の前に一度研究室に来てもらって顔見知りになり、2回目の訪問時には、現地に到着して正しい部屋を見つける際のストレスを減らしました。いずれの場合も、共通点の少ない（そして、怖いと感じたかもしれない）若い学生に出迎えてもらう代わりに、72歳の研究助手のベッツィーに出迎えてもらいました。テスト当日には、ベッツィーが彼らに軽食を配り、ここまでやって来て研究室という場所にいることで彼らが感じている残りのストレスを解消する時間を持てるようにしました。適切な「クールダウン」タイムの後、ベッツィーは写真アルバムを持ってきて、彼らと一緒に見ました。彼女は、ペットとして猫を飼っているローラという女性の写真を見せたり、すてきなニレの木がある裏庭の写真を見せたりしました。実際には、ベッツィーは彼らに記憶テストのための刺激を提示していたのです。その後、ローラの写真を見せられると、参加者たちは「ああ、猫と一緒にいる人ですね」と答えました。また、裏庭の木について尋ねられると、それがニレだったことを正確に思い出しました。今まさに評価されていることへのプレッシャーや、基準値に達しないかもしれないという恐れをはじめ、こうした諸々のストレス要因から解放されると、高齢者は若い対照群と同様に良い成績を上げたのです。

高齢者が記憶テストで時として劣った成績となる場合には、もう一つの説明があります。視覚と聴覚の低下が矯正されていない場合、[18]それが認知能力のばらつきの93%もの主原因となっている可能性があります。静かな環境に置かれると、聴覚障害のある高齢者は、若い成人と同様に良好な成績を示しました。また、より多くの時間が与えられたときも、より良好な成績を示しました。

ポモナ大学認知加齢研究プロジェクトを率いるデボラ・バークは、言葉、特に固有名詞を思い出す能力は、高齢者の間では年齢とともに低下する可能性があり、[19]それは、言葉の音韻的形態の検索に関係している左島皮質の萎縮の副産物であることを発見しました。つまり、実は単語そのものを忘れているのではなく、単語の音だけを忘れているのです――だからこそ、自分がまだその単語を知っているかのように感じるし、舌先まで出かかっているような気がして、誰かがその語を言ってくれればそれが正しい単語だとわかるのです。本当に何かを忘れた場合は、そういったことはいっさい起こりません。

「自分である」とはどのような感じか？

記憶は自分が何者であるかを認識するために欠かせない要素です。自分であるというのはどんな感じでしょうか？　初めて春が来た日に暖かい日差しの中に歩み出たとき、あなたは肌に感じる熱に注目しますか、それとも青い空や匂いや木々の色に注目しますか？　ある人々は内側に関心を向けます――新しい状況を経験するとき、内面へ向かうのです。そういう人々は、まず自分の体がどのように感じるかに気づきます。暖かい、寒い、かゆい、肌への圧迫感、服の着心地が緩いかきついかなどです。別の人々は外側に関心を向けます――そういう人々にとって、生きているとは、外の世界を経験し、その世界とそこにいる他人に注目することです。

自分であることが他の誰かであることと違って感じられるためには、他にも多くの方法があります――良いものも悪いものも含め、自分の現在に結び付く記憶、あるいは自分が好きな活動などです。アルツハイマー病や認知症になると、私たちはこのような、世界における特異かつきわめて個人的な在り方と疎遠になってしまう可能性があります。性格が変化して、記憶が失われたり、もっと悪ければ捏造されたりします。新鮮なイチゴを食べるような単純なことにも親しみを感じられなくなります。自分が誰か別の人の体の中にいるように感じるかもしれません。これは大きな不安につながるでしょう。認知症の人々は、しばしば動揺し、不快に感じ、怒り、混乱しますが、それにはもっともな理由があります――彼らは自分の体や周囲の環境にくつろげないのです。

思いやりのあるケアの一つは、認知症の人々に自己の感覚を取り戻させてあげることです。それには触れるだけでいいのです――頬にキスをしたり、背中をこすったりという単純な行為で十分です。音楽も同じことができます――子供の頃からよく知っている曲を聴くと、「私は私である」という強い感覚を与える神経回路を目覚めさせ、再活性化させることができるのです。

第3章 知覚——五感を通した世界との関わり

イギリスの哲学者ジョン・ロックは、現在「ロックの課題」と呼ばれているものを提示しました。すなわち、今まで一度も嗅いだ経験のない匂いを想像してみること。あるいは、まだ味わった経験のない人にその新しい味を説明してみること。ロックの洞察は、私たちが世界について知っている全てのことは感覚を通して知っているのだ、というものでした。ところで、ロックは一つの考えしかない人ではありませんでした。彼は、私たちの自己感覚が意識の連続性に由来することを最初に提示した人でした。そして、教会と国家の分離の重要性——アレクサンダー・ハミルトンとアメリカ合衆国の建国の父たちが後に合衆国憲法に盛り込んだのと同じ考え——について最初に書いたのも彼でした。

ロックの課題は、人間の情報処理を私たちが理解する際に、感覚を中心に据えました。彼の見解は、私たちの知識——それが何なのか、そして私たちはそれをどのように獲得するのか——に関する考え方を変えました。脳はどのように、一見未発達な状態から、大人の状態へと変化していくのでしょうか？　最も重要な単独の要因は、外界からの入力です。脳は環境との相互作用を通じて、完全に機能的になることを学びます。その相互作用がなければ、脳は完全に大人のようにはならず、自らの潜在能力を十分に発揮しません。これは、動物でも人間でも、あらゆる年齢の子供から大人まで、等しく当てはまる教訓です。外界との相互作用は非常に重要です。ロボット工学者やＡＩ技術者は、たとえＣＰＵがどれだけ高速にアルゴリズムを処理できたとしても、人間並みの能力を達成する際の最大の障壁になっているのは、ロボットやＡＩへの感覚入力が欠如していることとその入力が統合されていないことだと、苦労して学んできました。

人間には５つの感覚があると小学校で習います。あまり知られていませんが、ある種の動物は人間にない他の感覚を用います。その中には、かなり風変わりなものもあります。例えば、サメは、電気的な感覚を使って、捕食したい種の神経発火を検知できます。蜂は電場を検知して花を見つけます（花はわずかにマイナスの電荷を持っており、蜂のわずかにプラスの電荷とは対照的です）。ヘビは赤外線熱感知器を使って獲物を見つけ、ゾウは足の特殊な受容器を使って振動に敏感に反応します。多くの動物は人間よりも鋭い感覚を持っています——犬の嗅覚は私たちの１００万倍以上の感度を持っています（それほどの嗅覚力があれば、賢い犬なら消火栓を嗅ぐだけで、近所にどんな犬がいるかや、その食生活、ひょっとしたらその地域の犬の全般的健康状態さえも、かなりわかるのではないかと想像します）。

感覚受容体は特殊な細胞で、常に世界の情報を検知して収集し、脳に伝達しています。例えば、私たちの鼓膜は、空気中や液体中の分子の乱れ、すなわち振動に反応します。私たちの目は、光波の振幅と周波数を記録しています（光は電磁エネルギーの一形態であるため、私たちの視覚はサメや蜂の電気感覚とそれほど違いません。異なるのは、私たちの脳がその情報をどのように解釈するかです）。触覚受容体は、温度、湿気、圧力、怪我などを記録します。この受容体は、私たちの内臓器官にさえ存在します――前回胃痛を起こしたときのことを振り返ってみてください。味覚受容体と嗅覚受容体は、物体の化学物質含有量を感知します。

ひとたび感覚受容体が外界からの情報を受け取ると、それらの信号を解釈するために特化した脳領域に電気インパルスを送ります。さまざまな感覚受容体から送られてくる電気パルスのスパイクの連続は、全範囲にわたる感覚体験をもたらします――酸っぱい、甘い、熱い、冷たい、痛い、癒やされる、うるさい、柔らかい、明るい、暗い、赤、紫、かぐわしい、鼻にツンとくる、など、まだまだたくさん。あなたの舌から出てくる神経インパルスには「酸っぱい」ところは何もありません――「酸っぱい」は、あなたの味覚野、すなわち、これらのインパルスの解釈を専門とする脳の部位で発生します。ロックの同時代人であるサー・アイザック・ニュートンは、私たちが味わっている豊かな知覚体験は、外の世界ではなく、私たちの脳の中で作られていることを知っていました。彼は、青い空を照らす光波は、それ自体が青いのではない――網膜と皮質が特定の周波数、すなわち650テラヘルツの光を青として解釈しているので青く見えるだけだ、と書いています。青さとは、私たちが世界に与えている解釈であり、客観的にそこにあるものではないのです。

知覚は無意識のうちに補正される

私たちは、自分の感覚が世界を歪めずに見ている――五感を通して見たり聞いたり体験したりしていることは現実である――と思いがちです。しかし、科学が追求する真実からこれほど遠いものはありません。スクリーンに異なる色の光波を当てると、プロジェクターの輝度出力を慎重にコントロールしても、ある色が他の色よりも明るく見えます（私たちの目は緑の光に最も敏感で、青に最も鈍感です。つまり、たとえ緑、青、赤の色が同一の輝度で示されても、緑は赤よりも明るく、青は赤よりもくすんで見えるのです）。これは、二足歩行の前から何十万年もの間、人類の目は食べ物を探して緑の葉を走査《スキャン》していたからかもしれません。正確に同じ振幅である楽器や声も、同じ音量を持っているようには知覚されません。一部の周波数は他より、私たちの脳には大きく聞こえるからです。

私たちの体内知覚システムは、感覚受容体が感知するものよりも、ある意味で私たちの生存の必要性に適したバージョンの現実を構築しています。例えば、私たちの脳が最も敏感に反応する聴覚周波数は、会話の中で母音や子音を識別する周波数です。脳は、私たちが互いによりよく理解し合えるよう、ある周波数を他よりも効果的にえり好みしているのです。目の水晶体は、世界の直線がわずかに湾曲して見え、ある種の湾曲した線がまっすぐに見えてしかるべき形をしています[1]。しかし、そうはなりません。視覚野は水晶体の歪みを「知っている」ので、補正を行っています。さらに色収差（色ずれ）があります。同じ光源から来る光の色はそれぞれ波長が異なるために共通の焦点で網膜を打つことはありませんが、同じ光源から来ていると知覚するように脳が補正します。これらは脳によって実行される何百もの華麗な補正調整のほんの一部であり、その調整は無意識のうちに起こります。

私の友人であり師でもあるアーヴ・ロック（カリフォルニア大学で出会ったときは70歳）は、自身のライフワークをまとめた *The Logic of Perception*（知覚の論理）という影響力のある本を書いています。彼が指摘したように、感覚受容体をたたく信号はしばしば不完全だったり歪んだりしている上、私たちの感覚受容体も完全には機能していません。また、私たちの受容体が世界について教えることが間違っていて、脳が介入しなければならない場合もあります。ロックはさらに、知覚システムがどのように論理的推論を用いて私たちの知覚を助けているかを示しました。知覚はただ生じるだけではありません――それは一連の論理的推論を伴っており、無意識の推論、問題解決、物理世界の構造に関する完全なる当て推量の結果として生じているのです。

明るさの恒常性が一つの顕著な例です。映画館に行くと、スクリーンは真っ白で、映写機がそこに明るい光を当てています。しかし、もちろんスクリーン上には暗い映像もあります――黒い帽子をかぶった悪党、黒い毛の猫、黒いタキシードを着たジョージ・クルーニーなどです。しかし、黒とは光がない状態のことであり、映写機はどうやってそれを見せているのでしょうか？　答えは、映写機は何もしていない、です――あなたの脳が推論をすることになります。映写機ができることは、白いスクリーンに光を当てるか当てないかだけです。スクリーン上で黒く見えるものは全て、実際にはただのスクリーンの色です。真相は、あなたの脳が、他の色や明るさに関連して現れる色や明るさについて推論をするように進化してきたということです（現在、黒い映画スクリーンが流行していますが、一部の映画館は、このスクリーンがより本物らしい黒を表現できるという理由でこれを採用しています）。

次ページの上の図の左側は、投影された市松模様をあなたがどのように認識しているかで、右側は、映写機が実際に投影しているものです。あなたの脳は知覚の論理を使って、左の映像が意図されたものであろうと推論します。脳はこれを無意識に行います――この原理が働いていると知ってい

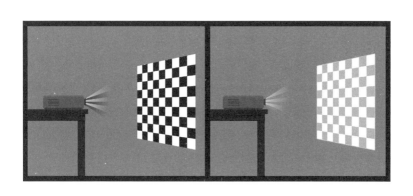

ても、そう見せている神経回路を遮断することはできません。脳はジョージ・クルーニーのタキシードが灰色でないことを知っているので、それを最高に黒い黒として表現するのです。

次のページのエドワード・アデルソンによる錯視の図が、この点を示しています。左右の図のAとBの正方形は全く同じ色合いの灰色ですが、異なって見えます。なぜなら脳が――論理的推論の自動処理を行って――目から入ってくるイメージを歪めて修正するからです。脳は、正方形が影になっているので、見た目よりも明るいはずだと考えます。この図くらいの大きさの紙を用意して、AとBだけが見えるように小さな正方形を切り取ってみれば、それが本当だとわかるでしょう。

このような原理はごまんとあります。もう一つの例は、色の恒常性です。昔のアナログ写真とフィルムの時代に室内で撮った写真を見たことがあれば、全体的に黄色みがかっていて、人の肌の色が不自然に見えることに気づいたかもしれません。これは、カメラのレンズが白熱灯で黄ばんだ部屋をありのままの姿で見ていたからです。しかし、あなたの目はそのようには見ません。脳が色の恒常性を使用しているからです。その赤い服は、室内でも屋外でもあなたには同じようには見えますが、カメラには同じには見えないのです。

こうした既知の例のほとんどは、視覚と聴覚に由来するものです。この2つが最も研究されている感覚だからです。しかし、他の感覚にもそうした例はあります。もし私があなたの足の指と額を同じ瞬間に触ったら、あなたはその2つが同時に触られたと知覚するでしょう。しかし、足の指からの神経インパルスが脳に届くには額からよりもはるかに長い時間がかかります。実際に何が起こっているのかというと、脳が最初に額の接触からメッセージを受け取り、次に爪先の接触が入ってくると、脳は遅延定数を差し引いて（神経伝達にどのくらいの時間がかかるかを計算に入れて）、両方が同時に触れられたという論理的結論を出すのです。

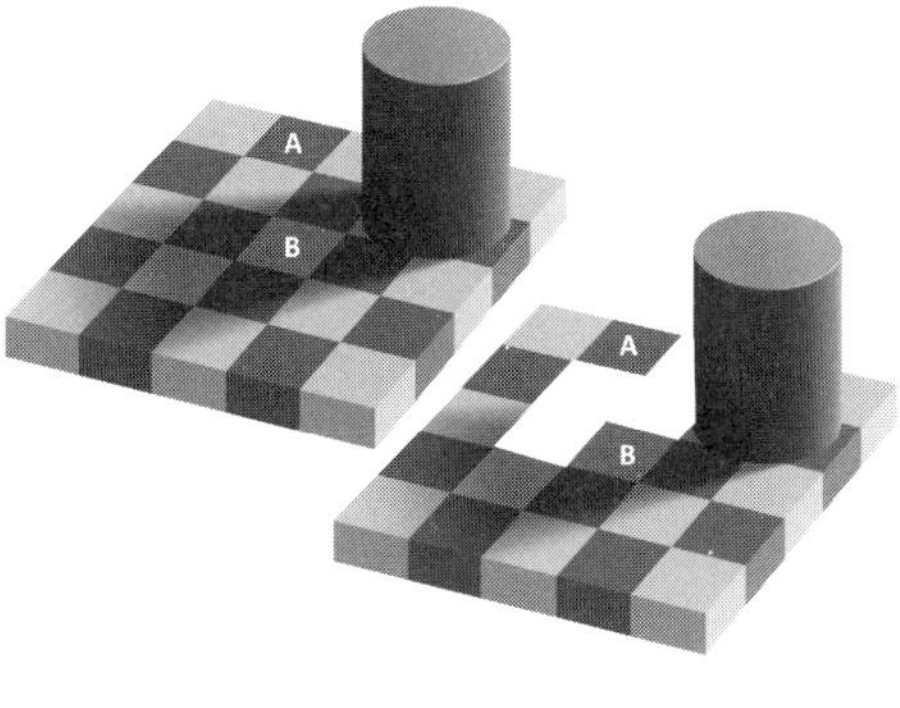

アーヴ・ロックが知覚の論理に言及したのは、脳がこれら全てを確率に基づいて行うと信じていたからです。何が感覚受容体に当たっているかを前提として、脳は今起こっている可能性が最も高いことは何であるか割り出そうとします。知覚とは、感覚入力から始まって認知や解釈の要素が盛り込まれた一連の出来事の最終生産物なのです。脳はごまかしだらけで、世界は必ずしも見た目通りではないのを納得していただけたでしょうか？　ここからが本当に興味深いところです。脳は、あなたが知らないうちに不足している情報を埋めています。そして、年をとればとるほど、埋めるようになります。この知覚的補完も、知覚の論理に基づいています。もしあ

なたが混雑した部屋の中で誰かと話していたら、他人の会話、カチャカチャいうグラスの音、足音などで、相手の言葉の一部は覆い隠されてしまうでしょう。しかし、それでもあなたは相手が何を言っているかを解釈することができます。長年、私は自分の授業で、ある人に1つの音節が完全に削除されて咳に置き換わっている文を話してもらう演習を行っています。学生たちは咳には気づいても、音節が削除されていることには気づかず、理解にいっさい支障はありません――彼らの知覚システムが欠けている情報を埋めているからです。知覚は建設的なプロセスであり、世界にあるものの表象、すなわち、単にそう見えるかもしれない形ではなく、脳が正しいと結論した形で私たちが世界と関わり合えるような心的イメージを構築しているのです。

五感のそれぞれに錯覚があります。ミラクルフルーツと呼ばれる西アフリカのベリーは、食べ物の苦味の感覚を取り除いて、味覚の錯覚を起こすことができます。歯を磨いた後にオレンジジュースを飲むと酸っぱい味がします。運動の錯覚もあります。子供の頃、妹と私はよく、両手を体の両側に垂らして戸口に立ち、それからおよそ1分間、手を外側に広げてできる限り強くドア枠に押し付けるという遊びをしました。私たちがドア枠から離れると、自分の意思と関係なく、手が不思議に浮いてきました――ある種の運動制御の錯覚です。

知覚は幼児期の4カ月～8カ月頃に完成し[2]、大人のような調整が行われるようになるのは5歳頃です。知覚的補完のより日常的な例として、視野の死角があります。網膜の視神経が通過する部分には錐状体《すいじょうたい》と杆状体《かんじょうたい》がないので、視覚映像はそこには投影されませんが、私たちの脳は、その周りを囲んでいるものに基づいて欠けている情報を埋めます。

年齢を重ねるごとに、このような知覚的補完はどんどん上手になる傾向があります。それはまさに、世界の中で非常に多くのことを経験してきたおかげで、何百万もの観察の積み重ねによって、何がありそうで何がありそうでないかという心のデータベースに情報が与えられるからです。これらの観察は、脳の（無意識の）統計処理装置のためのデータとなります。神経可塑性《かそせい》によって、新しい観察が行われるたびに脳の配線が変化します。だからこそ、感覚受容体は加齢とともに摩耗し始め、脳は萎縮や血流減少や他の欠陥を示しているにもかかわらず、私たちの知覚の完成度は向上できるのです。これもまた、老化した脳に優位性をもたらす多くの代償メカニズムの一つです。高齢者の方が若い人より、劣化した信号に効率的かつ正確に対処できても不思議ではありません。高齢者の知覚システムは世界との間でより多くのことを経験しているからです。

プリズム眼鏡と反転ゴーグルでわかった脳の驚異の適応力

神経可塑性、脳の再配線の驚くべき実例は、１８００年代にヘルマン・フォン・ヘルムホルツが始めた一連の実験から得られました。私はヘルムホルツを現代認知神経科学の父の一人と考えており、彼の研究はアーヴ・ロックに大きな刺激を与えました。ヘルムホルツは、あらゆる感覚とその仕組みに興味を持っており、試行錯誤を繰り返す人でした。ヘルムホルツは、私たちの視覚システムが新しい経験に適応できることを知っていましたが、その神経可塑的適応の限界は何だろうと考え、これを歪んだ眼鏡を使って研究しました。[3]

ベルリン実験のボランティアたちは、視野を左か右に数インチずらすプリズム眼鏡をかけました。次にヘルムホルツは彼らに、コーヒーカップやペンなど近くにあるものに手を伸ばすよう頼みました。視覚情報がずれているので、彼らの手は、つかみたい対象物から数インチ離れた間違った場所に行ってしまいました。1時間以内に、彼らの脳は知覚適応を利用して調整を始めました。これが行動における神経可塑性だったのです[4]！ 脳は新しい情報を取り込み、その変化に対応するために運動系を再配線したのです。眼鏡を外すと、参加者は短い間、反対方向に再び間違いをしましたが、脳はすぐに再適応しました。

プリズム適応実験は、私たちの脳の視覚系と動作（運動）系がどの程度つながっていて、相互に依存しているかを示しています。それは、私たちの脳の中に周囲の環境の空間地図があることを強く示唆しています。プリズムメガネをかけた後、私たちはこの内部地図が間違っていて、それを更新する必要があることを経験します。これらの適応は脳内で、感覚野、運動野、誤りの検知と修正に関係する領域である頭頂間溝、そして空間地図の座である海馬に変化をもたらします[5]。

もし今までに、暗闇の中でベッド脇のナイトテーブルの上にある水のグラスに手を伸ばしたり、夜中に明かりをつけずにトイレにたどり着いたりしたことがあれば、この空間地図を使ったのです。頭の中の地図は、時間とともに、高解像度で、耐久性のある、安定したものになります。しかし、その地図は同時に、それと矛盾する新しい情報が入ってきたら変更が可能です。

ヘルムホルツは、適応の度合いはプリズム眼鏡をかけている時間の長さに依存すると考えていましたが、そうではなく、そのプロセスは自分の視覚系と運動系の相互作用[6]の数に依存することが最近明らかになっています。実際、歪んだ眼鏡をかけているだけで、積極的に周辺環境とやりとりをしなければ、適応は起こりません。もし看護師が代わりにあなたの腕を動かしたら、何度やっても適応はできません。このような場合、適応するのは目や視覚野ではありません。運動（動作）系と、視覚と運動の間の相互作用を司る脳回路です。しかも、わずか3回の相互作用で脳に自らを再配線させることができるのです[7]。

ヘルムホルツの先駆的な実験はオーストリアのインスブルックで著しい関心を巻き起こし、1920年代と1930年代に一連の実験が行われることになりました。ある実験では、人々は左右反転ゴーグルを装着しました。適応には視覚映像を単純に左右へずらすよりもはるかに長い時間がかかりましたが、驚くべきことに完全な適応が行われました。少なくとも1人の勇者が、そのゴーグルを着けたままインスブルックの通りをバイクで走り抜けました（よく考えたら、勇者はそれを目撃していたインスブルックの歩行者たちの方かもしれません）。

インスブルック実験では、適応という概念を極端にまで推し進め、世界を上下逆さまにする反転ゴーグルも使用されました[8]。知覚の変化に適応しようとする脳の衝動は非常に強力で、最終的に知覚者の脳内であらゆるものを正しい方向に回転させることによって、これさえも補正しました。このゴーグルを着用した最初の3日間、参加者たちは多くの間違いを犯しました。ある人は、液体が注がれる際、カップを逆さまに持っていました。別の一人は、街灯の上端が地面の上にあると思って、街灯の上を踏もうとしました。2日間、徐々に調整が行われ、5日目には、参加者が朝起きて反転ゴーグルで世界を見ると、あらゆるものが正しい側が上に見えるようになっていました。彼らは、まるで何事もなかったかのように、空間を移動し、いつも通りに日常生活をこなすことができました。映画やサーカスの公演を見たり、居酒屋に行ったり、バイクや自転車に乗ったり、スキーツアーに行ったりと、現実のさまざまな活動が、ゴーグルを装着した参加者たちの体験の一部になりました。最終的にゴーグルを外したとき[9]、正しい側が上の世界は彼らには逆さまに見えました。しかし、正常な状態への再適応には数分しかかかりませんでした。脳は驚くべき速さで、何十年も前から知っていた知覚モードに自らをリセットできたのです。

なぜ、最初の適応にはそれほど時間がかかり、元に戻る再適応はそれほど迅速に行われるのでしょうか？　それは、しっかりと踏み固められた道と、数日で起こる変化との間の生物学的な違いです。全ての学習はシナプス結合につながります。何度も繰り返し学ばれ実践されたものは、より強力なシナプス力を生み出すので、そこに戻るのも簡単なのです。

この適応は、ただ単に理論的なもの、あるいはマニアックな知覚神経科学者だけが興味を抱くようなものに見えるかもしれません。しかし、これには有用な臨床的用途もあります。脳卒中――70歳以上の4分の1の人々に影響を与える病気――を考えてみましょう[10]。

脳卒中の後、3分の1近くの人が片側無視[11]とも呼ばれる半側空間無視を経験します。脳卒中を経験した人が、体や視野の片側を無視し、かつ自分が欠陥を抱えていることに気づかないという状態になるのです。ご推察の通り、それは転倒などの怪我の最大の原因となります。半側空間無視を治療する確実な方法[12]は、プリズム眼鏡を使用することによって、無視されている側に患者の注意を徐々にシフトさせていくことです。

プリズム適応実験はまた、眼鏡をかけている全ての人にも関係があります。眼科医は、視覚系がどの程度まで歪みに適応できるかを知るために、これらの実験を研究しています。もしあなたが新しい強い眼鏡に違和感を覚えたら、眼科医はとにかく2、3週間かけてみるようにと助言するかもしれません。レンズの度が強ければ強いほど、屈折率が高くなるので、周りの映像に大きな歪みが生じます。非常に強い処方箋では、視野の端に虹のような色が現れるかもしれません。時間がたてば、脳は通常、これらに適応できます（適応するまでは難航するかもしれませんが）。

私自身、ＭＩＴの学部生の時にプリズム適応を体験しました。神経心理学の授業で実験について学んだ後、私はある金曜日の午後、世界全体を約30度左にシフトさせるプリズム眼鏡を作りました。実験の前は、私の手は世界のどこに何があるかを知っていて、問題なく取ることができました。眼鏡をかけたとたん、全ての試みは失敗してしまいました。私は寮の部屋の机の上のコーヒーカップを取ろうとしましたが、12インチ（30センチ）の差でそれを逃してしまいました。2回目の挑戦では調整しようとしましたが、やはり失敗しました。私は手を伸ばし、カップに触れるまでゆっくりと右に移動しなければなりませんでした。歩くのは特に難しい挑戦でした。寮の長い廊下を移動しようとしても、壁にぶつかってばかりでした。建物の外に出る勇気はありませんでした。しかし、私はこのプロジェクトに全力を注ぎ続けました。私は歩き回り、物に手を伸ばしました。食事をし、教科書も眼鏡をかけて読みました。

その夜の夢に、自分が物に手を伸ばしたり歩き回ったりする場面がたくさん出てきて、夢の中では、手を伸ばしたものを全部うまくつかんでいました。朝、目が覚めたとき、世界も、私と世界とのやりとりも普通に見えました。それは奇跡的な気分でした。週末は、この変な眼鏡をかけて歩き回ったり、勉強したり、カフェテリアで食事をしたり、皿から食べ物を口に運ぶのに成功したりして過ごしました。

実験開始から2日半後の月曜日の朝、私はプリズム眼鏡を外しました。世界はいまや完全に30度右にずれていて、私はまた壁にぶつかり、きれいなシャツに卵をこぼし、ドアノブを完全に見逃しました。私の脳は元々のずれにうまく適応していたので、この新しいずれを再学習して再適応しなければならなかったのです。正午までには全てが正常に戻っていました――再適応には元の適応時間よりもはるかに少ない時間しかかかりませんでした。その理由は、適応するためには、私にとって新しいことを学ぶ必要があったのに対し、再適応するためにはただ、しっかりと定着した道と既存のシナプス結合を復活させるだけでよかったからです。

プリズム適応実験は、短期的な神経可塑性――脳が変化する状況に適応し、自らを再配線すること――についての説得力ある実例です。これらの実験はまた、視覚系そのもののみならず、感覚の統合、すなわち運動系と視覚系の相互作用についても語っています。

私たちは、自分自身の体の表象、すなわち、自分の体が空間のどこにあるのか、それが自分や他人とどのように関係しているのかを常に更新しています――これを触覚と視覚の組み合わせによって行っているのです。その一つの実例が「ゴムの手の錯覚[13]」です。この実験では、実験者があなたの手を例えばテーブルの下などに隠し、ゴム製の手を自然な向きにテーブルの上に置きます。実験者は、自分の片方の手をテーブルの下にあって見えないあなたの手の上に置き、もう片方の手を見えるゴム製の手の上に置きます。次に、実験者は両方を同時に撫でます。わずか1分後には、ほとんどの人がゴムの手を自分自身の手だと強く確信するようになります。これは、視覚系が触覚系に情報を与えるためであり、曖昧さや矛盾があるときは、通常は視覚系が勝つためです。興味深いことに、これは、ゴムの手が特に本物らしく見えなくても、肌の色や艶が違っていても起こります――視覚系が触覚系と連動して、どちらが本当の自分の手なのかという知識を上書きしてしまうのです。自分の手をこっそり撫でてもらわずにただゴムの手を見ているだけであれば、この錯覚は起こりません。触覚・視覚入力の同期が必要です。この錯覚は、体の他の部分でも起こることがあります。驚くべきことに、顔でも起こります。顔入力の錯覚[14]では、実験者があなたの顔を撫でているのと同時に、誰か他の人の顔が綿棒で撫でられているビデオ映像を見ます。そうするとあなたは、たとえその顔が自分の顔にあまり似ていなくても、その誰かの顔が自分のものだと感じるようになるのです！　この全てが意味しているのは、あなたの自己意識自体が構築されたもの[15]だということです。そして、それは知覚入力から組み立てられていて可鍛性があるということなのです。

他の感覚に打ち勝つ視覚の力は、チャック・ジョーンズが監督したワーナー・ブラザースの短編アニメ"Mouse Wreckers"（ネズミの壊し屋）に描かれています。大きな人家の幅木の後ろに住んでいる2匹のネズミが、家に猫がいるせいで窮屈だと感じ、猫の気が変になるように仕向けて出ていかせようとたくらみます。ある回では、彼らはリビングルームの家具を全て天井に釘付けにし、天井灯を取り外して床に取り付けます。猫が昼寝から目を覚ますと、周りを見て、隣に天井灯があるのを目にします。猫は上を見上げて、ソファ、コーヒーテーブル、ひじ掛け椅子などを目にし、自分は天井にいるに違いない、そして床——本来の彼の居場所——はそういった家具がある場所のはずだという結論に達します。パニックになった猫は、天井に向かって飛び上がろうとします。しかし、重力によって下に引っ張られ、彼の爪は持ちこたえられません。猫は天井（彼は床だと信じている）に向かって跳び続け、落ち続けます。自分の視覚系が信頼できず、現実を示していないことが判明しても、猫はそれを上書きできません。このアニメが素晴らしいのは、一つには、この確立された神経科学の原則に基づいているところにあります。

飛行機のパイロットは何十時間もかけて、視覚系、さらに言えば前庭系に重点を置きすぎないこと、その代わりに「計器を信じる」ことを学習します。人間の脳と体には飛行中の感覚を正確に解釈するシステムを進化させる時間はなかったため、そのシステムは信頼できない場合があります。多くの死亡事故は、パイロットが計器を無視して自分の知覚に頼ったために起こっています。ジョン・F・ケネディ・ジュニアの事故でも同じことが起こりました。[16] 悪天候の中で夕暮れ時に飛行していたため、彼は、今いる上空と海との区別がつかず、身体的にも視覚的にも逆さまになったような感覚になっていた可能性があります。彼の飛行機の計器はそれが本当かどうかを彼に伝えたはずですが、彼は計器が誤作動していると思ったかもしれません。計器の誤作動はたまに起こりますが、私たちの感覚が私たちを惑わすほど頻繁には起こりません。彼は、飛行機を逆さまにし、空に向かって上昇していると思って海の中に飛び込んでいったようです。これはまた、バミューダトライアングルにおける航空事故の原因とも考えられています——パイロットたちは目印が一切ないために混乱し、空と海とを混同し、計器を無視して自分たちの（信頼できない）感覚に頼っているうちに、操縦している飛行機を深淵の真っただ中へと飛び込ませてしまうのです。

探索行動は、感覚的経験と神経可塑性を構築するための鍵となります。運動が欠乏すると、子供たちは正常な行動を発達させることができません。これは子猫の実験で示されました。1匹の幼い子猫がほぼ自由に周囲を動き回る一方で、幼い兄弟猫が最初の子猫の動きを再現するカートの中に入れられました。最初の子猫が左を向くと、2匹目の子猫のカートも左を向きました。最初の子猫がジャンプすると、カートを介して2番目の子猫もジャンプしました。2匹の子猫は基本的に同じ視覚刺激を受けていましたが、1匹だけが能動的に周囲を探索していたのです。受動的な子猫は通常の行動をしませんでした。近づいてくるものにまばたきをしませんでした。ゆっくりと床の方へ運ばれても衝突をかわすために前足を伸ばしもせず、視覚的な崖を避けもしませんでした(視覚的な崖とは、安全な厚いガラス板の下に何フィートかの落差があるものです。つまり、実際の危険はありませんが、完全な運動行動感覚を持った高等哺乳類はそれを避けようとします。これが、一部の都市で人気のあるガラス底の歩道が、多くの人に吐き気を催させたり、心臓をドキドキさせたりする理由です——それは深く根付いた反応なのです)。ベビーベッドの中の孫用のおもちゃは、受け身でじっと見るだけではなく、その子が手を伸ばしてつかむことができれば、最も効果的です。そして、子供の手や足が実際に何かを動かすことができれば、子供にとっていっそう良い訓練になります。平衡感覚や方向感覚を維持したい高齢者は、周辺環境を観察するだけでなく、その中を動き回らなければなりません。

神経可塑性の調整は、生涯を通じて起こります。赤ちゃんが大人になるにつれて、脳は、目と耳の分離が進み、舌のサイズが大きくなることによる感覚情報の変化に適応する必要があります。触覚系は、成長する体の部位同士の距離の変化に適応しなければなりません。骨や筋肉の成長によって、スムーズで連携のとれた動きを開始するために脳が送る信号は段階的に修正される必要があるのです。

触覚は、非常に素早く再配置される可能性があります。注射やピンの刺し傷など、皮膚の局所に痛みを感じると、[17]患部の周囲の8分の5インチ（1・5センチ）までの領域がすぐさま過敏になることがあります。このような神経可塑性は、怪我で神経細胞がダメージを受けた場合、その部位の周辺の痛みに対してより敏感になることで、私たちを害から守ってくれるかもしれません。その痛みの感覚が私たちを刺激して、危険な環境から撤退したり、とげや破片などの異物を皮膚から取り除いたりする行為を促すことができるからです。

手足や指など、体の一部が切断されると、その中の神経終末（神経末端）が切断されます。しかし、神経線維のもう一方の端はまだ脳につながっています。その結果、多くの人が、もはやそこにはない体の一部の感覚を感じると報告しています。実際に、90％の手足切断患者が幻肢痛[18]を感じています。セラピストは、ゴムの手と概念的に似た視覚的接触療法を用いて、神経の再配置を促すことができます。患者が失われた四肢にかつて結び付いていた接触感覚を見て体験している間に、患者の体、断端、その周辺部分に触れるのです。見ることと感じることが同期することによって、そのプロセスが加速します。同様の技術は、関連痛、すなわち、ある一組の感覚受容体から発生しているのに別の感覚受容体から来ているかのように感じる痛みの治療にも役立ちます。

幻肢痛に対する別の治療法[19]は、カリフォルニア大学サンディエゴ校のヴィラヤヌル・ラマチャンドランによって開拓されました。幻肢痛に苦しむ人々はしばしば、切断される前に手足の麻痺や痛みを経験しており、その（幻の）手足が痙攣しているとか、不快な位置や締め付けられた状態にあるなどと訴えます。ラマチャンドランは、中央に鏡を置いて、両側に1つずつ手足を置き、無傷の手足を置いた側の鏡面を見るように患者に指示します――患者は今2つの手足を見ており、一方は他方の鏡像です。患者はその後、両方の手足を左右対称に動かすように求められます。もちろん、患者は幻の手足の方は実際には動かせませんが、鏡を見ると、2つの手足、つまり無傷の手足と鏡に映ったその像が動いているのが見えます。脳は幻の手足が動くのを見ているものと勘違いし、この結果、不快感、痙攣、締め付けの原因となっていた回路が都合よく再配置され、多くの場合、痛みが緩和されます。

年齢に伴う機能不全

視力

もしかしたら、最もよく知られた信頼できる老化の指標は、視力の低下、具体的に言うと、読めなくなることかもしれません。40歳頃から、人々は近所のドラッグストアの老眼鏡売り場に姿を見せたり、検眼医の予約を入れたりするようになります。

私が初めて老化を感じた思い出は、ちょうど50歳の誕生日のことでした。それは12月下旬で、私は「今を楽しむ」ために早起きをしていました。モントリオールの冬の日で、外はまだ暗く、私は、それまで何百回もの朝にしてきたのと全く同じように、目が文字に焦点が合うよう、朝刊を自分の目の前に腕の長さで持っていました。しかしその日の朝に限って、どうも腕が短くなったようで、文字が小さくぼやけて読めませんでした。最初に思ったのは、『タイムズ』紙が書体を変えたのではないかということでした。リサイクル用のカゴの中をかき回して昨日の新聞を見つけましたが、それもやはり読めませんでした。文字にピントが合うまで新聞を離して持ってみましたが、腕の長さが１、２インチ（３〜５センチ）ほど足りません。１年かそこらの間、腕の長さで新聞を持つのがちょうどいい具合だったので、夜の間にどういうわけか自分の腕が縮んでしまったような気がしたのです。

　このような視力の変化を老眼と言います。これは、水晶体のタンパク質が年齢に伴って変化し、時がたつにつれて水晶体が硬くなって弾力性がなくなるために起こります。年齢に伴う変化は、水晶体を包んでいる筋繊維でも起こります。弾力性が低下すると、目はすぐ近くに焦点を合わせるのに苦労するようなります。その方が遠くにピントを合わせるよりも筋肉の緊張を必要とするからです。

　それが筋肉だけの問題であれば、老眼が起こるのを防ぐために、あるいはその進行を遅らせるために運動が効果的ではないかと思うでしょうが、その説を支持する証拠はなく、レンズの硬化防止に役立つという証拠もありません。タンパク質がこの根本にあり、タンパク質合成をコード化しているのはＤＮＡなので、私たちの存命中にこれらの問題に対処できる遺伝子療法が出てくるかもしれません。しかし今のところは、老眼鏡か手術による老眼矯正[20]が、ほとんどの人にとっての選択肢でしょう。

　私たちの大半は、視覚系にこのような変化を経験します。適応のせいで、私たちは視力が低下していく際の緩やかな移行に気がつきません。私たちは、物を遠くに離して持ち、高出力の電球を取り付け、携帯電話のショートメッセージの文字サイズを大きくします。私たちの脳は、その強力なパターン認識システムを使って、継続的に適応しています。網膜から脳に送られる信号はぼやけていて、実際の入力の流れからは小文字のcと小文字のoを見分けられないかもしれませんが、文脈がものを言います。ある文字の組み合わせは単語を形成し（look）、あるものは形成しません（lcck）。そして時には、より大きな文脈が必要になり、単一の単語だけでなく、その単語を取り巻く文や意味的な文脈も判断することになります（Please lock the door.［ドアをロックしてください］）。たとえ、2番目の単語として脳に届くデータが曖昧だったり、lcck に見えたりしても、脳は自動的に、意識に上らせることなく、それを解決します。

この入力の流れの自動修正は、知覚的補完の一形態であり、脳が生涯を通じて実践してきたものです。脳が入力信号に依存する割合と、知覚の推論に依存する割合は、40歳以降10年ごとに変化していきます。私たちの偉大なるパターン照合脳はますます穴埋めをするようになりますが、それは、感覚が要求するからというだけではなく、若い脳よりもはるかに多くの経験をしてきたので、知覚の細部までいちいち解読するよりも、推論する方が単純に効率がいいからです。あなたは今までに、単語を読んでから数秒後に、間違って読んだことに気づいたことがありますか？　戻ってその単語を見てみると、間違いなくある1つの単語を見たはずなのに、今見ているのは別の単語です。あなたのパターン照合脳が、間違いを犯して、あなたの自覚的意識にその間違った単語の本物そっくりの鮮やかな描写を送ったのです。

これはつい先日、私に起こったことです。私はニューヨーク旅行を計画していて、行きつけのホテルが私にコニーアイランドでの無料の食事やアトラクション用のバウチャーの束をくれました。その日は昼食時に、ある友人がドイツ風ソーセージをごちそうしてくれて、いくつかの調味料の瓶を出してきましたが、その中には私が見たことがなかった新しいマスタードもありました。その瓶を見ると、はっきり確実に「コニーアイランド」(Coney Island)と書いてあるのが読めて、私は味見してみることにしました。それがおいしかったので、私は銘柄を書き留めるためにもっと注意深く瓶を見ましたが、その時やっと、私が見ていた言葉が実は「ハニーマスタード」(Honey Mustard)だったと気づきました。私の頭には「コニーアイランド」があったので「ハニー」は「コニー」になり、さらに「マスタード」と「アイランド」はちょうど似たような文字列を持っていました。そこでパターン照合と知覚的補完が暴走したのです。「コニー」という言葉と「ハニー」という言葉は1文字だけ違い、「アイランド」と「マスタード」は両方とも「s-a-d」という配列を持っています(加えて、統計的推論に頼るようになった私の老化した視覚系には、様式化されたrはおそらくnのように見えたのでしょう)。

知覚的補完はある種のカテゴリー化、認知主導型の効果であり、トップダウン処理と呼ばれます。ボトムアップ処理と呼ばれる、純粋に刺激主導型の知覚とは対照的です。若いときや新しいことを学んでいるときは、先入観が少ないので、物事をありのままに見ます。成熟や老化の過程は、物事のカテゴリー化を必然的に伴います。私たちは年をとるにつれて分類することが多くなりがちですが、ほとんどの場合、その方が精神的に効率がいいからです。最新の研究は、このような自動分類[21]はカテゴリーの項目がどの程度普及しているかに大きく依存していることを示しています。手際のいい文書整理係のように、私たちは物事を組み合わせて、より大きなカテゴリーを作る傾向があります。頭の中にファイル・フォルダーがたくさんあって、各フォルダーの中に1つしか項目が入っていないという状態に陥るのを避けるためです。

もしたくさんの青の丸とたくさんの紫の丸が同じ数だけあるのを示されて、「青」か「紫」からラベルを付けるように頼まれた場合は、何の問題もないでしょう。しかし、青の丸の総数を減らせば、人々は紫の丸のうちのいくつかを青に分類するようになります——青の丸の数が少ないことがカテゴリーを拡大させるのです。

色だけでなく、感情的な刺激でも同じことが起こります。顔を怖い顔と温和な顔に分類するように言われたとき、怖い顔の割合が一定レベル以下になると、人は「怖い」の定義を拡大するようになります。同じことが、ある行動が倫理的であるかどうかを判断するような、より抽象的な判断[22]にも当てはまります。明らかに非倫理的な行動がない場合には、以前は許容できると見られていた行動が、いまや非倫理的なものとして姿を現します。これには大きな社会的意味合いがあります。ある研究の著者が説明しているように、「凶悪犯罪が今ほど見られなくなったとき、警察は『暴行』という概念に信号無視の道路横断まで含めてはいけない。何が熟した果実と見なされるかは、目に見える他の果実と比較して判断されるべきだが、何が重罪、フィールドゴール、腫瘍と見なされるかはそうあるべきではない。それに該当するものがない場合、警察官、審判員、放射線技師は、概念を拡大して、無理やりそれを見つけてはならない……現代社会は、貧困や非識字率から暴力や乳幼児死亡率に至るまで、広範囲の社会問題において並々ならぬ進歩を遂げてきたが、大多数の人々は、世界は悪くなっていると考えている。実例が少なくなると概念が大きくなるという事実は、その悲観論の一つの源かもしれない」のです。

人生の大部分の間頼りにしてきた感覚系を失いつつあると、確かに、たやすく悲観論に陥ってしまいがちです。もう一つの一般的な視力の問題[23]は、片目または両目の水晶体の曇りである白内障です。何歳でも白内障になる可能性はありますが、発症することが多いのは40歳過ぎです。ただし、たいていは小さく、そのため視力にはあまり影響しません。60歳までには、白内障のせいで視界がぼやけ始める可能性があり、80歳までには、アメリカ人の半数以上が白内障にかかります。通常、光はレンズを通過し、目の奥の網膜に投影されます。白内障になると像がぼやけてしまいます。水晶体は、主に水とタンパク質で構成されています。年齢を重ねると、それらのタンパク質の一部が集まって塊になり、水晶体の一部を曇らせます。

重要なのは、進化は何世代にもわたって生存に有利な形質を伝える際、生殖に依存しているということです。その結果、進化は、通常の生殖年齢以外で発生する症状に対しては適応的改善を生み出しません。したがって、白内障や老眼にならない人を有利にする進化的圧力はないので、それらの症状は高齢人口の中に常に存在しているのです。

白内障を喫煙や糖尿病と関連づける証拠がわずかながら出てきています。10代の頃にさかのぼる健康的な生活習慣は、何年も後の結果に影響を与える可能性があります。白内障の最良の予防法は、若いうちから、外に出るときはサングラスをかけることです。白内障の手術[24]では、濁ってタンパク質が固まった水晶体を人工水晶体に置き換えます。白内障の手術は、良質な施設で資格を持った医師によって行われる場合、現在行われている中で最も一般的で安全な手術の一つです。60歳からは、白内障、黄斑変性、緑内障、その他の目の病気の早期発見のために、2年ごとに目を検査してもらうべきです。これらの病気を早期に発見すれば、見る能力を失わずに済みます。

聴覚

もしかしたら視覚の次に多い障害は聴覚――老人性難聴――かもしれません。私たちのほとんどは、結局いつかは補聴器が必要になります。老眼（presbyopia）と老人性難聴（presbycusis）は、「年をとった」を意味するギリシャ語の語幹 presby から来ています（長老派［Presbyterian］という宗派は、教会の長老による教会統治システムに従っているため、こう呼ばれています）。視力と同様、聴力の消失は徐々に進行する傾向があります。聴力消失の原因はいくつかありますが、科学者たちはまだ完全には真相を解明していません。一つには、耳の中の有毛細胞が硬くなり、必要な電気信号を脳に送ることができなくなるのが原因です。

太陽の紫外線が目の水晶体に損傷を与えるように、環境要因が耳に損傷を与える可能性があります。仕事場やロックコンサートで突然の大きな音に長時間さらされることによる騒音性難聴は、耳の有毛細胞に不可逆的な損傷を与える可能性があります。一番の予防策は、大きな音がする場所に行くときは耳栓をすることです。また、高血圧や糖尿病、化学療法なども、有毛細胞に取り返しのつかない損傷を与える可能性があります。もう一つの原因として考えられるのは、蝸牛《かぎゅう》（内耳）のさまざまな組織のミトコンドリアDNAが加齢によって劣化[25]することです。酸化ストレスは、劣化の原因となるミトコンドリアＤＮＡの突然変異の主な原因と考えられています。おそらく抗酸化物質のことを耳にしたことがあるでしょう――酸化ストレスは、体内の抗酸化物質と化学的フリーラジカルの間に化学的なアンバランスが生じ、体内の解毒能力が低下すると発生します。このアンバランスは、脂質、タンパク質、ＤＮＡのトラブルにつながり[26]、多くの病気の引き金となる可能性があります。抗酸化物質とは、フリーラジカルに電子を供与し、それによって中和できる分子です。ブルーベリーなど、抗酸化物質を多く含む食品[27]は、この問題を防ぐもしくは修正するための有望な方法かもしれません。しかし、それを言うには時期尚早であり、抗酸化食品の有効性を示す証拠[28]は曖昧です。それでも、メイヨー・クリニックやその他の専門家たちは、難聴を防ぐためだけでなく、がんやアルツハイマー病など幅広い病気の予防のために、証拠が出てくるのを待ちつつ、抗酸化食品を定期的に食事に取り入れることを勧めています[29]（詳しくは後述）。

聴力低下は、アメリカの65歳～74歳の３分の１、そして75歳以上の半分近くに影響を与えています[30]。聴覚を持って生まれた人が聴力を喪失した場合、視力の喪失よりもはるかに社会的に孤立します。なぜなら、それは私たちが互いに意思を疎通する方法のまさに中核部分に打撃を与えるからです。たとえ聴覚障害者が手話を学んでも、大半が手話を知らない聴覚健常者社会からは孤立してしまいます。脳の観点から見ると、耳からの入力が減少すると、ニューロン集団全体が外部からの刺激を受けずに放置されます。そうなるとニューロンはどうするでしょうか？　自分自身で刺激を作り出したり、ランダムな発火という手段に訴えたりして、結果として幻聴を引き起こします。その中には音楽的なものもあります。視覚系への入力が失われると幻覚を見る可能性があります。これは、シャルル・ボネ症候群という名前がついているほど頻繁に起こります。

聴力低下による幻聴はしばしば耳鳴り[31]——耳の中で鳴る音[32]——として現れますが、これは成人の5人に1人に影響を与え、断続的もしくは慢性的に起こる可能性があります。耳鳴りのある患者の大多数はそれを耐え難いとは感じていませんが、非常に多くの人が、気が散り、イライラさせられ、煩わしく、睡眠や仕事や余暇活動を妨げるものだと感じています。多くの患者は、耳鳴りのせいで感情的な苦痛を経験します。[33] 慢性的な耳鳴りは、ほぼ確実に生活の質の低下につながります。耳の中で絶え間なく音が鳴っていると、静かな環境が与えてくれる安らぎと平穏を経験するのは困難です。ある研究者は「平和と静寂という概念[34]は、多くの耳鳴り患者にとって、もはや選択肢ではない」と述べています。

耳鳴りは耳から来ているように感じられますが[35]、耳ではなく脳内で発生しているようです。皮質領域への入力喪失に起因している点において、耳鳴りは幻肢痛と比較されてきました。最新の仮説では、恒常性を維持する神経可塑性が原因であるとされています[36]。聴覚野の神経細胞は、生涯を通じて、幅広い周波数で入力を受けることに慣れ親しんできましたが、突然、末梢の老人性難聴のために入力がないことに気づきます。期待される刺激の全範囲からの安定した供給を得るために（恒常性維持）、これらのニューロンは自発的かつランダムな活動を増幅し始め、耳鳴りを引き起こします。この考えに基づいた耳鳴りの実験的治療法[37]が有望視されています。内耳のニューロンは、きわめて限られた周波数に反応して発火します。耳鳴りは通常は特定の不変の周波数で発生するため、これらのニューロンを選択的に疲労させると、症状を緩和できます。調整可能な騒音機、あるいは補聴器でさえも、ちょうど耳鳴りが起こる周波数で刺激を与えるようにプログラムできます。そうするとそれらの見捨てられたニューロンに刺激を与えることになり、その結果ニューロンが落ち着き、そして、ほら、耳鳴りが消えるのです。

補聴器技術は、デジタルエレクトロニクス革命の恩恵を非常に大きく受けています。つい30年ほど前までの補聴器は、1700年代に人々が音を増幅するために使用していた巨大なイヤホンの改良版にすぎませんでした。現代の補聴器は、ある周波数を他の周波数よりも強調したり、特定の方向から来る音に焦点を合わせたりするよう、聴覚士にプログラムしてもらうことができます。これは皮肉にも、昔のイヤホンではうまくでき、「改良された」アナログ補聴器ではできなかったことです（異なる周波数を強調したい場合は、大きさや形の異なるホーンを選び、特定の方向からの音を聞きたい場合は、管がその方向——前、後ろ、上、下——に向けられているものを選べばよかったのです）。補聴器にはさまざまな銘柄があり、価格も非常にばらつきがありますが、それが役に立つために最も重要な要素は、チューニングや個人別調整を行う聴覚士の質です——非常に優秀な聴覚士と平凡な補聴器の方が、その逆の組み合わせよりもいいのです。

しかし、補聴器が機能するためには、有毛細胞がまだ生きている必要があります。有毛細胞は周波数選択的である——調整された周波数だけに電気信号を発する——ため、特定の周波数に限定された難聴になる場合があります。これこそが、デジタル補聴器の周波数調整が最も効果を発揮する場面です。

しかし、有毛細胞が完全に駄目になってしまった場合はどうでしょうか？　比較的新しい機器である人工内耳は、重度の聴覚障害になった人の多くに効果があります。補聴器のものと似たマイクが周囲の音を拾い、通常は耳の後ろに装着されます。マイクは、内耳の一部である蝸牛に外科的に埋め込まれた装置に接続されています。人工内耳は、完全な聴覚障害を聞こえる状態にはできますが、現在の技術では、聴力を正常なレベルにまで回復させることはできません。これは、蝸牛が通常、何千もの聴覚チャンネルの情報を受信しているからです。これらのチャンネルは、人間の聴覚の周波数範囲の全域にわたって情報を提供しています——雷やバスバイオリンの低い音、夏の蝉やドラムセットのシンバルの高い音、そしてその間にあるあらゆる音を伝えているのです。これら全てのチャンネルによって、私たちは周波数の正確な分解能を持つことができ、音楽、発話、笑い声、環境音などに独特の音響的、心理的な色彩を与えます。それと対照的に、人工内耳は通常12～22チャンネルの情報しか持っていません。適切に構成されていれば、人工内耳はガリガリした雑音のような信号を伝えて、発話を理解できるようにしてくれますが、音楽やその他の音はうまく伝わりません。新しいバイオナノテクノロジーは、今後数年のうちに確実にこれを改善してくれるでしょう。

触覚

私たちの触覚もまた、年齢とともに衰えていきます。四肢（手や足）への血流が減少すると、そこにある触覚受容体の働きが低下する可能性があります。高齢者はシャワー室の床が滑りやすいと感じられなくなったり、お湯と水の区別がつかなくなったりするかもしれません。加齢とともに指の指球にある触覚センサーが劣化して感度が低下していき、物をうまく扱えなくなります。関節炎になると、指や足の指を動かすのが苦痛になります。アトゥール・ガワンデが書いているように、[38]「大脳皮質の運動ニューロンの喪失は器用さの喪失につながる。手書きが下手になる。手の速さと振動の感覚が低下する。標準的な携帯電話を使うのが、小さなボタンとタッチスクリーン・ディスプレイのせいでますます手に負えなくなる」のです。

触覚感知体が摩耗したりミエリン形成が減少したりすると、皮膚の所々の感覚がなくなることがあります。高齢者がよく訴える、作り話のように聞こえる苦痛がありますが、これは本物です。背中のちょうど手の届かないところにある一点の皮膚が、断続的に、時には絶え間なくかゆくなるのです。そしてそこを掻いても楽になりません——全然です！　なぜなら、この症状は特定の神経路内部の損傷から生じているため、その同じ神経路が、掻くと普通なら与えてくれる苦痛の軽減を妨げるのです。この症状は背部感覚異常と呼ばれています。既知の解決策はなく、治療法もほとんどありません。ジクロフェナク（商品名ボルタレン）という抗炎症ジェルが一部の患者の症状を取り除いてくれます。カンナビノールをベースにしたＣＢＤクリームやオイルに有望な結果が出ています。

味覚と嗅覚

私たちは他の感覚の障害よりも視覚と聴覚の障害の方に馴染みがありますが、味覚と嗅覚も加齢の影響を受ける場合があります。嗅覚障害は３つの方法で現れる可能性があります。嗅覚低下症（hyposmia）と呼ばれる嗅覚の低下、無嗅覚症（anosmia）と呼ばれる嗅覚能力の完全な喪失、そして異嗅症（phantosmia）と呼ばれる、物が本来とは異なる匂いがする知覚変質です（これらの外来語が気になる場合は、接頭辞を見て意味を思い出してください。hypo- は何かが少なすぎる、a- は何かがない、phantom- は存在しないもの、という意味です）。異嗅症はしばしば、何かが焦げている、腐っている、腐敗している、さもなければ不快な臭いがするという幻の経験として現れます。

嗅覚の低下[39]は、高齢者の間で非常に一般的であり、65歳～80歳の半数、および80歳以上の4分の3によって報告されています。それは単に不便なだけではありません。嗅覚は、森の松葉や愛する人の香水を嗅ぐためだけにあるのではないのです。嗅覚は、危険な煙、汚染された環境、腐った食べ物など、健康や生命を脅かす状況を感知する能力にとって不可欠であり、火災の早期発見システムとしての役割を果たしています。同じく重要なのは、匂いを嗅げなければ、もはや味もあまり感じられないということです。匂いがなければ、玉ねぎはリンゴとたやすく混同されますし（目を閉じていれば）、腐った食べ物を体外に出すための重要なメカニズムを失ってしまいます。毎年、不自然なほど多数の高齢者が天然ガス中毒や石油爆発事故で死亡していますが、それはこれらの臭いを感知できないからです。嗅覚障害のある高齢者は、何らかの原因で死亡するリスクが36％も高くなります。

一般的に女性は男性よりも精緻な嗅覚を持っており、嗅覚ニューロンの密度が高いおかげで、男性が感知できない匂いを感知できます。何かの匂いを嗅ぐためには、嗅いでいる対象物の化学物質が鼻孔や口から鼻腔に入り、嗅覚受容体を包んでいる皮膚のような細胞層を覆う粘液層と接触する必要があります。人間の体内には350種類以上の受容体タンパク質があり、それらを互いに組み合わせると、私たちは1兆もの異なる匂いを感知できます[40]。

これらの細胞は通常の使用によって損傷を受け、通常は損傷した皮膚細胞と全く同じように修復されます。しかし、加齢に伴って、汚染やウイルス・細菌感染による損傷が蓄積されると、修復が困難もしくは不可能になります。修復を妨げるもう一つの要因は、加齢によるテロメアの短縮です。テロメアとは、DNA配列の末端にある保護キャップのことで、複製のたびに短くなっていきます。アンチエイジング研究の最前線および最先端の研究は、テロメアの短縮を抑制する方法を見つけようとしており、私たちが生きている間にその方法が見つかるかもしれません。

私たちが匂いを感じるもう一つの要因は、神経伝達物質のアセチルコリンです。他の神経伝達物質と同様に、アセチルコリンも脳や体内のいくつかの機能に関わっていますが、それぞれの脳内化学物質が一つの行動、感情、反応をコントロールしていると考えるのはあまりにも単純です。アセチルコリンは脳のコリン作動系の一部であり、第4期睡眠時の記憶の固定化に必要です。また、嗅覚にも密接に関わっており、注意力、学習、匂いの記憶を促進します。多くの神経化学物質やホルモンと同様に、アセチルコリンの産生は加齢とともに減少します。一部の症例では、嗅覚の欠損は、アルツハイマー病、パーキンソン病、コルサコフ症候群などの加齢性疾患、およびALS（筋萎縮性側索硬化症）やダウン症候群などの非加齢性疾患の前兆であり、これらは全てコリン作動系の損傷と関連しているとみられています。リバスチグミンのようなコリン作動性を増進する薬物は、嗅覚障害が病気に関連しているか独立した障害であるかにかかわらず、高齢者の症状を緩和するのに役立つかもしれません。

味覚は、それがもたらす喜び――おいしい食事、高級ワイン、お気に入りのデザート、愛する人の肌など――だけから考えたくなります。しかし、味覚は他の理由からも重要な感覚です。味覚の欠損は食べ物の選択を変えます。そのせいで必要なビタミンやミネラルを摂取しなくなれば、栄養不良、体重減少、免疫系の機能低下につながります。さらに味覚は、胃液、膵液、腸液とともに唾液の分泌を促すことで、体が食物を消化する準備をします。[41] おいしいものを食べることによる快感は、他の感覚的満足源――肉体的接触など――が損なわれたり頻度が減ったりする高齢期において、より重要になります。

私たちは4つの味を感じることができると、学校で習ったかもしれません。すなわち、酸味、塩味、甘味、苦味です。味覚科学者（そう、そんな人がいるのです）は、第5の味覚である「旨味[42]」を特定し、それが、一般に肉や出汁のような味として表現されるアミノ酸の一つ、グルタミン酸の存在を発見しました。グルタミン酸は肉、魚、キノコ、醤油などに含まれており、母乳にもスープの出汁とほぼ同じ割合で含まれています。しかし、この新しい第5の味覚でさえも、味覚の全体像を完成させるには不十分です。私たちの味覚は、食品の脂肪分、特に乳化した油を感知できます。それが乳脂肪分たっぷりのアイスクリームに抵抗し難い「口当たり」を与えるのです。また、制酸錠剤の主成分であるカルシウム塩に含まれるチョークっぽい味や、鉄分やマグネシウムを豊富に含む食品に感じる金属的な味も感知できます。こうしたさまざまな味の感覚が、必要な栄養素をバランスよく摂取するための助けとなっています。

多くの高齢者が食べ物に味がないと不満を言います。[43] これは通常、嗅覚障害が原因です――嗅覚は味覚と連携して食べ物や飲み物の味を伝え、頬の内側にある感知器が脳の嗅覚中枢に働きかけるのです。味覚障害の他の原因としては、上気道感染症の既往歴、頭部の損傷、薬物の使用、加齢による唾液分泌量の減少などがあります。これらの要因は全て、食欲不振、食べる喜びの喪失、栄養不良、さらにはうつ病までも引き起こす可能性があります。

味の喪失[44]は、感覚受容体自体の加齢に伴う衰えに起因する場合もありますが、多くの場合、病気（特に肝臓病やがん）や薬が原因となっています。味や匂いを変化させる可能性がある薬のリストは、まるで典型的な75歳の人の薬棚のようです。その中には、ある種の脂質低下薬、抗ヒスタミン剤、抗生物質、抗炎症剤、喘息薬、抗うつ剤などが含まれています。化学療法、全身麻酔、その他の医療処置もまた、味覚と嗅覚に永続的な損傷を与える可能性があります。

高齢者の味覚に影響を与える最も顕著な問題は、閾《しきい》値《ち》の上方への変化です。すなわち、以前と同じ量だと感知するのに所定の風味がもっとたくさん必要になるのです。1つ以上の病状があり、3つの処方薬を服用している典型的な高齢者の場合、味を感知するのに必要な風味分子の数は、風味によって著しい増加を示します。典型的なケースでは、塩分の存在を感知するためだけでさえ、50代の頃に比べてなんと12倍もの塩分が必要になります。キニーネのような苦味の場合は7倍、出汁や肉のような旨味の場合は5倍、甘味料の場合は通常の約3倍です（おばあちゃんが孫にあげるためにいつもお菓子をそばに置いているのは、このためかもしれませんね）。

年齢に伴う味覚の衰えのもう一つの側面は、変化の閾値、すなわち、それが変化したことを感知するために既存のものに追加しなければならない風味の量です。この考え方については、聴覚や視覚の領域の方が馴染みがあるかもしれません。あなたが家にいて、冷蔵庫がブーンという音を立てているのに気がついたとしましょう。それはあなたが気づくのに十分な大きさでなければならず、それは最小弁別閾値と呼ばれています。感覚神経科学者が関心を抱いている別の問題は、あなたが気づくまでに冷蔵庫のブーンがどのくらい大きくなったり小さくなったりしなければならないかです。もちろんこれは、その音によく注意を払っているかどうかなどの要因に依存しますが、これらの閾値は信頼性の高い方法で測定できます。ある遊び心のある心理学者たちが、何年も前にこの閾値を丁度可知差異(just noticeable difference)を意味するＪＮＤと名付けました。

私たちはあらゆる種類の物のＪＮＤを研究しています。それが増えた、もしくは減ったことにあなたが気づくまでに、私は部屋の照明の強度または明るさをどのくらい変更しなければならないでしょうか？　それぞれが１５００ルーメンを生成する１００個の電球で明るく照らされた部屋では、たった１つの光子の変化は気づかれないでしょう。しかし、真っ暗な部屋では、目が暗闇に適応しており、あなたは１つの光子にも気づくでしょう。あるいは、食料品を入れた買い物袋を持っていると想像してみてください。私はあなたが気づくまでにどれくらいの重さを足したり減らしたりしなければならないでしょうか？　もし私が米を１粒加えても、あなたは気づかないでしょう。もし１ポンド（４５３グラム）の米の箱を加えたら気づくでしょうが、袋の中にすでにどのくらいの量が入っていたかにもよります――私たちは１ポンド（４５３グラム）から２ポンド（９０７グラム）への増加には気づきますが、50ポンド（22・７キロ）から51ポンド（23・１キロ）への増加には気づきません。

高齢者の味覚に関して、ＪＮＤはあなたがおそらく予想する通りの方向に変化します。そもそも変化があることに気づくために、より大きな変化が必要になります。すなわち、高齢者においては味覚のＪＮＤが増加するのです。また、舌や口の中のさまざまな部位の感度にも年齢に伴う変化が生じます。10代の若者は、キャンディーを口に入れたとたんに味の爆発を経験するかもしれません。高齢者は、口の中で少しぐるぐる回さなければならないかもしれません。こういったことから、高齢者は味だけで食べ物を識別する能力が弱まり、[45]その分、食べ物の見た目、匂い、音がより重要になります。老化研究科学者であるスーザン・シフマン（79歳）は、「食事のときに、取っ替え引っ替えいろいろな食べ物を皿に載せると、感覚順応や疲労を減少させる……さまざまな味や風味の食事を提供すれば、皿の食べ物の少なくとも1つは魅力的になる可能性が高くなる」とアドバイスします。私は師である73歳のアーヴ・ロックが、一緒に昼食に出かけた際に盛り合わせ料理を注文するのが好きだった理由を、今では理解しています。バークレーでよく行ったインド料理店やネパール料理店のターリーや、中近東料理店のメゼの盛り合わせ大皿は、彼の味覚・嗅覚受容体を刺激し続けてくれたのです。あるいは、彼は単に第5因子が高く、新しいものを試すのが好きだったのかもしれません。

60歳になったとき、私は自分が食べている物が記憶しているほど風味が良くないのに気づき始めました。これは記憶の錯覚なのか、今どきの商業養殖食品の風味が良くないのか、それとも私の味覚が変わってしまったのでしょうか？　その年の春、私はメキシコに行ってビセンテ・フォックス前大統領に会い、「サクセスフル・エイジング」に関する彼の戦略や助言について話し合う機会がありました。メキシコ中部のレオン近郊にあるセントロフォックスに滞在中、私は人生で最もおいしく風味豊かな食事を3つ堪能しました。私の味蕾には何の問題もありませんでした。つまり、普段味わっている食べ物が問題だったのです！　60歳以上の人によくあるように、私の主治医は、カロリー、塩分、赤身肉を減らし、パンやパスタは食べず、炭水化物を減らし、精糖類をゼロにする食事法を勧めていました。私はおいしいグラノーラ、ベーコン、オムレツの朝食をあきらめ、オートミールと卵白にしていました——要するに、私は計画的にではなく、健康的な食生活の副産物として、味気ない食事をしていたのです。解決策は？　帰宅してから、卵白にチョルーラ・チリソースとペッパーソースをかけ、シナモンとナツメグで朝のオートミールを味付けするようにしました。すると、体重が増えたりコレステロール値が上がったりすることなく、食べることへの情熱が戻ってきました。

　残念ながら、補聴器や眼鏡に相当する、嗅覚・味覚障害のための人工装具はありません。安全のため、嗅覚障害のある人には、危険なガスに気づかないままにならないように視覚信号付きのガス検知装置をお勧めします。悪くなった食べ物の臭いにも気づかない場合があるので、何らかの料理の警告システムが必要になるかもしれません。おそらく思いやりのある介護者といったシンプルなものでいいでしょう。

　嫌悪感は、私たちが不快に感じる思考や知覚から生じる複雑な感情です。腐った食べ物の味や臭いは嫌悪感を引き起こしますし、愛する人の裏切りや信頼に背く公人も同様です。特定の匂いや味に対する私たちの反応はきわめて即時的で直感的であるため、その物の中に何らかの嫌悪すべき分子や性質があるのだと考えたくなりますが、これは間違っているでしょう——脳がそれを嫌悪すべきものとして解釈するのであり、全ての脳が同じように反応するわけではありません。嫌悪感の一部は学習されたものです——もしあなたが悪いメロンを食べてお腹が痛くなったとしたら、あなたはしばらくの間、全てのメロンに嫌悪感を覚えるかもしれません。しかし、もちろん、嫌悪感は見る人の脳の中にあります。例えば、犬は嫌悪感を示さないように見え、ほとんど何でも食べたり転がしたりします。文化的な色眼鏡もあります。アメリカ人は、他の文化の人々がバッタやアリや犬や猿を食べることに嫌悪感を覚えますが、私たちのチーズバーガーやポテトチップスという食事を想像もできないと感じる人が大勢いることは間違いありません。

五感を刺激し続けるために

私たちは複雑で変化に富んだ自然環境の中で進化してきました。一部の科学者は、ジョニ・ミッチェルが自作の歌「ウッドストック」の中で示した知恵を高く評価するようになっています。「そして、私たちは自分を取り戻すために自然に帰らなければいけない」と彼女は歌っています。植物、土、空、野生生物は、私たちの知覚システムに刺激を与えてくれます。視覚入力が最初に思い浮かぶかもしれませんが、音や匂いもあります。雨の前の湿った空気の味。木の皮や足元の岩の感触。私たちが知っていることは全て五感から生まれるので、五感を刺激し続けることは、脳を活発、明敏、健康に保つために非常に重要です。神経科医のスコット・グラフトンは、野外の持つ癒やしの力[46]を大いに信じています。「高齢者から複雑な環境を奪うと、老化が早まる」と彼は指摘します。「脳の活力を維持するためには、単なる身体活動だけではなく、複雑な身体活動が必要だ——脳は健康で何かに熱心に関わり続けるためにそれが必要なのだ」。新しい環境の中を歩くといった単純な行為が、脳にこのきわめて重要な入力を与えてくれます。足はさまざまな表面や角度に適応しなければならず、足首も足と連動して動く必要があります。目は、他の全ての感覚から情報が取り込まれる中で、新しいものを探して周囲をスキャンしています。多くの高齢者は旅をしたいという衝動に駆られますが、これは、より長く健康を維持するための適応的、生物学的な欲求に由来しているのかもしれません。とりわけ、その旅行が新しい場所を歩くツアーを含んでいる場合には。異国情緒あふれる旅行をする移動の自由や財政的余裕がない人は、地元の公園や森や庭園を歩くこと、場合によっては、あれこれ賑やかな活動が行われている街中の通りを訪れることからでも、恩恵を得られます。こういった感覚的な入力は、さもなければ休眠状態で自己満足しているニューロンを元気づけ、発火させ、新たなつながりをつくらせます。神経可塑性こそが私たちの若さを保つものであり、それは、ただ公園を散歩するだけで手に入るのです。

第4章

感情から意欲《モチベーション》へ

感情はどのように生じるのか？

私の好きな2人のシンガー、ジョニ・ミッチェルとスティービー・ワンダーは、私が知っている他の誰にもできないことをします——彼らはあらゆる種類の感情を大切にし、人にもそれを感じさせてくれるのです。しばしば、たった1行の歌詞で。スティービーが“People hand-in-hand, have I lived to see the milk and honey land?”（人々が手を取り合う、乳と蜜があふれる約束の地を見て僕は生きてきたのか？）と歌うとき[1]、彼は同じ歌詞の中で、弱さと自信、悲しみと希望の両方を自在に操っています。ジョニが「ブルー」（同名の曲とアルバムから）の一語を歌うとき[2]、まるで泣いていると同時に笑っているかのように聞こえます——まるで、憂うつはひどいけれど、彼女はそこから一歩身を引くことができるし、それが束の間に過ぎ去るのを知っている、とでも言うように。

私たちの多くは、感情的支え、慰め、インスピレーションを得るために、あるいは自分を行動する気にさせるために音楽を利用しています。音楽は感情を引き起こすことができ、時として、自分の気持ちがわからないときにその感情を解釈するのに役立ちます。音楽は、アルツハイマー病の人々を彼らの閉鎖的な世界から引っぱり出し、人生と環境に再び関わらせることができます。

感情は私たちの内側で発生し、私たちの気分に深い影響を与えます。こうした心理状態とは具体的にどのようなものなのでしょうか？　感情は気分と関係がありますが、その2つは同じものではありません。感情は数秒から数分続く情動や覚醒の急性の状態であるのに対し、気分はより長期的な感情の調子を指します。感情は、気分を背景にして発生します[3]。上司と言い争いをした後、あなたは少しイライラした気分になっているかもしれません。そんなときに、スターバックスの列で誰かに足を踏まれたり、7歳の子供に何度も邪魔されたりすると、まさにそこで感情が表れ始めるのです。

感情、意欲《モチベーション》、強化、覚醒[4]は密接に関連したテーマであり、神経科学の研究ではよく一緒に出てきます。感情が進化したのは、それが私たちをやる気にさせるからです。感情とは、ある種の行動を起こしたい気持ちにさせる、身内に湧き上がるあの何かの高まり（覚醒）です。それは私たちを、危険から離れて、食べ物、雨風をしのげる場所、潜在的な伴侶――私たちのアイデンティティーを良い方向に強化する重要な要素――に向かうように動かします。「動き」（motion）という単語が「感情」（emotion）という単語に含まれているのは偶然ではありません。また、特別に深い感情を感じているときに「感動した」（moved）と言うことも偶然の一致ではありません。感情は、私たちにとって最善のことを行うように私たちを仕向ける体のやり方であり、生物学者のフランス・ドゥ・ヴァール[5]が言うように、それは「経験と判断のための余地を残しつつ、心を集中させ、体を準備する」のです。

感情は単に環境への反応で生じるように見えるかもしれませんが、神経科学者たちはそういうふうには見ていません。知覚と同様、感情は経験と推論の寄せ集めから構築されているように見えます。脳はバラバラの糸を結び合わせて、私たちの周囲と内側で起こっていることの意味を理解しようとします。

言い換えれば、感情は私たちがいつも想像しているのとは正反対の方法で起こります。あなたは、ヘビを見て、恐怖を感じ、それからヘビを避けるために飛び退くという順序だと思っていますが、ヘビは速く、あなたの意識的で分析的な脳は遅いのです。草むらのザワザワした音がヘビだと脳が判断するのを待っていたら遅すぎます——あなたは噛まれてしまうでしょう。そうではなく、皮質下の潜在意識的なプロセスがあなたに素早く身をかわさせるのです。その時になってやっと、脳はなぜ飛び退いたのかを理解し、「あなたは怖がっている」という信号を送ります。これは何もかもあまりにも速く起こるので、逆の順序で起こったと思ってしまうのです。同様に、腕に痛みを感じたとしたら、あなたは背景状況を利用します。もし殴られたのであれば、脳は特定の感情を割り当てます——怒りと報復の欲求かもしれないし、恐怖とまた殴られないように逃げたいという欲求かもしれません。しかし、その痛みがインフルエンザの予防接種を受けたせいであれば、別の感情——あきらめ、いら立ち、あるいは、これでこの冬病気にならないはずだという楽観主義が入り混じった冷静沈着さかもしれません——を感じます。同じ体の感覚でも、2つの異なる感情の流れが生じるのです。

神経科学者のジョゼフ・ルドゥーは、生存行動から生じる感情と他の感情を区別しています。生存行動には、防衛、エネルギーや食糧の維持、体液バランス、体温調節、生殖などがあり、それらの根底には独自の神経回路があります。われわれ人間の生存戦略[6]は、バクテリアのような単細胞生物にまでさかのぼります。バクテリアは神経系を持たないにもかかわらず、有害物質が存在する所では半透過性の外壁を閉じ、栄養価の高い物質は受け入れるという能力を持っています。私たち自身の生存回路には、他者への反応方法を調節する化学系が含まれています。人間では、オキシトシンとバソプレシンが絆づくりと帰属に影響を与えています。ミミズのような下等生物でもこれらに相当するものがあります。ネマトシンと呼ばれる神経ペプチド[7]が活性化すると、ミミズは交尾を望むようになります。ネマトシンが遮断されているミミズは、特に交尾を望まず、交尾しようとするとうまくいきません。

生存回路は、ミミズから人間に至るまで[8]、特定の脳や体の反応を優先的に高める一方で、他の回路や行動を阻害します。脳と体が覚醒すると、関連する環境的・内部的刺激に注意が集中し、動機付けシステムが働き、行動が起こされ、学習が行われ、記憶が形成されます。私たちが感情や気持ちと呼ぶもの[9]は、私たちが意識的に生存や動機付けの脳回路の活性化を検知したときや、体の状態に何らかの変化を検知したときに発生し、その後――ここが驚くべき部分です――意識がこの状態を評価し、ラベル付けします。

脳が感情を「後付け」する

私のお気に入りの心理学の実験の一つである「揺れる吊り橋の実験[10]」は、このことを説明しています。男子大学生が、2つの橋のうちの1つを歩いて渡りました。一方の橋は恐怖を誘発するように選ばれた、深い渓谷の上に架かった揺れる吊り橋でした。もう一方は恐怖を誘発しないように選ばれた、地上わずか10フィート（3メートル）ほどの頑丈な橋でした。実験者の女性協力者がそれぞれの橋の反対側の端で待っていて、彼女がやっている心理学プロジェクトのための景勝地に関するアンケートに記入してくれないかと男性参加者に頼みました。記入が終わると、彼女は追加意見がある場合にと言って、自分の電話番号をメモしました。実験者たちは、揺れる吊り橋を渡った男性たちは（恐怖のせいで）端にたどり着くまでには生理的に覚醒した状態になっていて、この覚醒を女性の性的魅力と解釈する、あるいはそれが原因と誤認するのではないかという仮説を立てました。したがって、実験者たちは、頑丈な橋を渡った人々よりも、揺れる吊り橋を渡った人々の方が、女性研究者にデートの電話をかける可能性が高いと予測しました。そして、まさにその通りの結果が出たのです（テレビドラマシリーズ『マッドメン』の最も印象的なシーンの一つは、この実験が基になっています。ロジャー・スターリングとジョアン・ホロウェイは、ニューヨークの夜の街を歩いていたところを強盗に襲われ、2人ともひどい恐怖で縮み上がりました。強盗が去った直後、2人は物陰に隠れて情熱的なセックスをします）。他の実験では、あらゆる種類の感情が簡単に原因を誤認する[11]という結果が出ました。この全ては、感情が状況や解釈に依存する認知的な構造であるという、直観に反するポイントを明確に示しています。

このような物の見方は、私たちに動物の感情を再評価させることになります。動物は感情を経験しないと主張している人は誰もいません――動物は明らかに感情を経験しています――しかし、私たちがするような複雑な方法で感情を解釈するための認知分析手段を欠いているため、動物はおそらく異なる形で感情を経験しています。多くの犬の飼い主には、愛するペットが人間と同じような幅広い感情を経験しているように思えます——草むらで転がるときの喜び、ソファの上でオシッコをしているところを見つかった後の恥ずかしさ、私たちが別のペットと遊んでいるときの嫉妬心、あまりにも長く独りにしておかれたときの悲しさなどです。一つの可能性は、私たちがペットを擬人化しているということです。もう一つの可能性は、彼らはどこか人間のような原始的感情を経験しているということです。これは、人間が特定の感情を感じるような刺激に反応して、動物にも人間と同様の神経化学と脳活性化が発生しているという研究結果に基づくものです。その一方で、犬や他の動物に完全に欠けているように見える感情があります。[12] 例えば私の愛犬マドレーヌは、私たちは人間のように思っているのですが、嫌悪感を感じません。彼女の前にいた歴代の親友たちもそうでした。ウィニフレッド、シャドウ、イザベラ、シャーロット、カルマまたは99。犬はほとんど何でも食べたり飲み込んだりしますが、嫌悪感という感情を示している証拠はなく、これは人間特有のもののようです。幼児は、3歳~7歳になるまでは嫌悪感を持ちませんが、一度持てば一生それを手放しません。実際に、年齢が高くなるほど嫌悪感体験は範囲を広げ、排泄物や腐った食べ物だけでなく、この世界の不公正や暴力や不正行為についても考えを巡らすようになります。

多くの感情があらかじめ組み込まれているように見えます。人間の幼児に、特定の危険を避けるようにはっきりと教える必要はありません。鋭い歯を持った大型の生物が急速に近づいてくるのに遭遇すると——たとえ以前に一度も遭遇したことがなくても——自動的な恐怖と回避反応を引き起こします。進化は、特定のものに対する特定の恐怖ではなく、一般的な恐怖の鋳型《テンプレート》を私たちの脳に生まれつき備え付けており、私たちがたやすく恐れてしまうものは、その一般的な恐怖の鋳型に含まれています。だから、例えば、花に対する恐怖よりもヘビに対する恐怖を感じやすいのです。

異なる時代や文化にまたがる、あらゆる人間が持っている感情というものはあるのでしょうか？ポール・エクマンの長年の理論によると、6つの基本的感情があり、それは文化普遍的感情（文化に依存せずに存在するもの）と呼ばれます。すなわち、恐怖、怒り、幸福、悲しみ、嫌悪、驚きです。この理論によると、私たちが描写する他の何百もの感情、例えば、いら立ち、快活、後悔、希望などは、文化に依存しているか、または認知的な構造である可能性があります。エクマンの理論は議論の的となっており、その証拠は曖昧です――その6つでさえも、真に普遍的なものではないかもしれません。まだわかっていないのです。もっとあるかもしれません、このリストに意地悪を加えるべき[13]だという新たな証拠を含めて（ぜひともそうしてほしいものですね！）。

他方で、文化的に特異な何百もの感情があるように見えます。異なる言語には、あなた自身の言語には当てはまる言葉がないかもしれない物事を表す言葉が存在します。オランダ語では、風の中の散歩の活性化効果を表す特定の感情を uitwaaien と表現します。踊りながら服を脱ぎたくなる衝動に駆られたことがない人は、mbuki-mvuki というバントゥ語の感情を経験したことはないでしょう。誰かに熱を上げていて、じりじり、そわそわした気持ちを感じている場合、その感情がわかっても、それを kilig と呼ぶタガログ語[14]を話さない限り、それを表す言葉はないかもしれません。デンマーク語には、居心地のよい、安全な、快適な、大事にされている、という感情を表す言葉 hygge がありますが、それにはもっと意味があります――友人とおしゃべりしたり、日差しの中で自転車に乗ったりする喜びも含まれているのです。そして有名な例ですが、ドイツ語には Schadenfreude という言葉があり、これは他人（特に嫌いな人）の不幸を目の当たりにしたときに感じる喜びのことです。これらの言葉に相当する言葉は英語にはありませんが、他の文化においては非常に正確な感情を表現しています。

議論の余地のない、感情の一つの機能は、あなたの体の予算、すなわち任意の時間にあなたが利用できる生理的資源を調節し、状況に応じて使ったり残しておいたりすることです。あなたが速い呼吸をして汗をかいている場合、あなたの体の反応はどうあるべきでしょうか？　それは、何がその状態を引き起こしたのか、すなわち原因によります。たった今、怒ったトラに遭遇したからか、それともインフルエンザにかかったからか？　これらの状況は異なる生理的反応を必要とします。

感情はまた、社会的な通貨、すなわち他人の精神状態の理解を促進します。そのために、あなたの脳は感情の推論を行います。感情研究者のリサ・フェルドマン・バレットは言います。[15]「男性が速い呼吸をして汗をかいているのを見たら、その人がジョギングスーツを着ていれば、あることを伝え、新郎のタキシードを着ていれば、別のことを伝えている」。そうした判断をするには、あなたの脳は常に予測をしていなければなりません。草むらの中でカサカサという音が聞こえたら、脳は、友人が後ろにいるのか、風が吹いているのか、ヘビの生息地にいるのかなどの要素を考慮に入れ、どの可能性が高いかについて統計的推測を組み立てます。

つまり、出来事の感情的解釈に関して言えば、脳は予測ではなく、超高速の「後測」、すなわち、すでに起こった出来事についての事後推論をしています。あなたの脳は絶えず、新しく入ってくる事実に適合するように知覚履歴を書き換えているのです。これはベイズ推論――意見を形成し、新しい情報を入手したらその意見を更新する――の一形態です。

私たちの感情生活は、他のあらゆるものと同じように発達し、成熟していきます。幼児は感情的な自己意識を持たず、限られた範囲の感情しか経験しません。生後1カ月間は、泣くこと（苦悩）と満足感以外は、あまり何も起こりません。社会的な笑顔（幸せや喜び）は2カ月で現れます。6カ月たってやっと、それらの上に他の感情の層ができます。1年目の終わり近くになると恐怖を、2年目になると怒りを経験し始めます（恐ろしい2歳児たち！）。その後、他人との関係の中で生じるあらゆる種類の社会的感情が出てきますが、それは、子供が自意識を獲得し、自分が他人からどう見られているかを気にし始めるようになるまで現れません。この感情には、罪悪感、恥、きまり悪さ、自尊心などが含まれます。感情の区別[16]、すなわち、感情を評価し描写することができる能力は、20代初めにやっと完成します――例えば、思春期の若者は一度に1つの感情を報告する傾向がありますが、若い大人は複数の感情の混在を報告し、複数の感情を同時に起こっているものとして概念化することができます。

感情は科学的なものなのか？

感情は神経化学物質に完全に還元されるのでしょうか？　言い換えれば、あなたの神経化学物質があなたの感情であると言ってもよいのでしょうか？　理論的にはそうです。十分な情報があれば、全ての思考、感情、希望、欲求を特定の脳の状態に位置づけることができるというのが、現代の神経科学の前提です。しかし、現時点では、そして今後しばらくは、これは理論上の理想にすぎません。「プロゲステロンを2マイクロリットル海馬傍回に加えれば、これが起こる」と言えるようになるまでには、まだまだ道のりは遠いのです。

なぜでしょう?

一つには、この話には大勢の参加者《プレーヤー》がいるためです。50種類以上のホルモンや神経化学物質が、化学受容体、シナプス、神経細胞の発火率、脳の構造、血流といったシステムの中で働いています。私たちにはまだこれらの要因全ての瞬間的状態を測定する能力はないため、現時点でこれらに役割を割り当てることはできません。しかも、それらは複雑なやり方で相互に作用しています。それは、10人で革命を起こせるかどうかを問うようなものです。起こせるかもしれませんが、社会、街頭、天候、政治的代替案の存在によって決まります。複雑なのです。

理解を妨げるもう一つの障壁は、私たち一人一人が唯一無二であり、数え切れない点で互いに異なっていることです。あなたの前頭葉にドーパミンを一滴垂らしても、私の前頭葉に垂らしたときとは全く異なる作用をするかもしれません。なぜなら、私たちは異なる数のドーパミン受容体を持っているかもしれず、それらが支える電気回路はほぼ間違いなく異なった働き方をしています(一つには、そのことが私たちを異なる存在にしているのです)。そして、あなたの脳は常に変化していま す。同じドーパミンの急増も、今日と明日では、そして20歳の時と70歳の時では、異なる影響を与えるかもしれません。私たちの個人差は、一部には、私たちが脳の発達、ひいては行動に影響するさまざまに異なる遺伝子を持っているために生じます。同じく重要なのは、遺伝子と環境の相互作用[17]や遺伝子の発現です。あなたが自己愛的なサイコパスになるような遺伝的素因を持っていても、適切な環境の引き金がなければ、その遺伝子はついに活性化しないかもしれません（と思いきや、やはり活性化するかもしれません）。

　神経科学者たちは、私たちの感情、希望、欲望、信念、および経験の全てが神経発火のパターンとして脳内にコード化されていると仮定しています。これがどのようにして起こるのかは正確にはわかっていませんが、ニューロンが互いにどのようにコミュニケーションするのかについての理解は大きく進歩しています。また、どの脳システムがどの種の働きを制御しているかのマッピングにも進歩が見られます。あるシステムはまばたきを担当し、別のシステムは蜂に刺されたときに痛みを感じ、あるシステムはクロスワードパズルを解くのを助け、別のシステムは『ヤング・シェルドン』を見るのを楽しみます。脳や個人差を研究するための新しいアプローチは、ニューロンがどのように相互に接続しているかの地図作りに関わるものです。ゲノムという言葉に倣って、これらはコネクトムと呼ばれています。あなたの経験は、ニューロン同士の接続の仕方の中にコード化されているのです。

　将来、コネクトムが解明され、脳化学の測定技術が向上したときには、特定のホルモンや神経の用語で感情を語れるようになるかもしれません。この経験の医学化は奇妙に思えるかもしれませんが、私たちはすでにそれを行っています。１００年前は、誰かが食事の前に不機嫌になったり眠くなったりしたら、単に、その人はお腹が空いているのだ、と言っていました。今なら、その人は低血糖状態なのだ、別の表現をすれば、体内に利用可能なブドウ糖が十分にないのだ、と言うかもしれません。

70年前は、子供が学校で問題行動を起こし、不注意であるように見えたら、手に負えない子だと言っていました。今では、その同じ子を病気（ＡＤＤ）と診断し、例えばメチルフェニデート（リタリン）やアデロールなどのドーパミン作動薬《アゴニスト》を処方して治療するかもしれません（作動薬は、特定の神経化学系の作用を促進し、拮抗薬《アンタゴニスト》はそれを遮断します）。

ストレスについての意外なこと

ストレスも感情の一つであり、私たちが生涯を通じて他の動物や他人と共有している感情です。しかし、ストレスの原因は実にさまざまです。慢性的なストレスは特に有害です。ストレスはまた、非常に変わりやすいものです――ある人にひどいストレスを与える物事でも別の人は平気で受け流し、その逆もあります。

ストレスは長寿に大きな影響を与える可能性があります。太平洋サケの実験を考えてみましょう。産卵のために遡上《そじょう》し、ストレスのせいで大量のグルココルチコイドを放出した後、サケは死んでしまいます。これは、疲れ果てたからとか、生物学的にあらかじめプログラムされている何らかの理由からではなく、そのようなストレスホルモンの産生が原因で急速に老化が進行するからです。研究者たちがサケの副腎、すなわちグルココルチコイドを放出する器官を摘出したところ、サケは産卵後も死にませんでした。

生物学者のロバート・サポルスキーは言います。

産卵直後にサケを捕まえると……彼らが巨大な副腎、消化性潰瘍、腎臓病変を抱えており、免疫系が崩壊していることに気づく……そして、血流中のグルココルチコイド濃度が驚異的に高くなっている。

奇妙なのは、この一連の出来事が……5種のサケだけでなく、オーストラリアの12種のアンテキヌス（ネズミに似た有袋類）にも見られることだ……太平洋サケとアンテキヌスは近親者ではない。進化の歴史の中で少なくとも2度、完全に独立して、2つの非常に異なる種のグループが同じ手口を思いついた——非常に速く退化したければ、大量のグルココルチコイドを分泌すること。

前に私は、ストレス生理学の世界的専門家の一人である、モントリオール大学の同僚ソニア・ルピアン[18]のことに触れました。彼女はこう書いています。

ストレスとその健康への悪影響について聞いたり読んだりしない週はほとんどない……ストレス研究の分野には大きなパラドックスがあり、それは、一般的なストレスの定義が科学的なストレスの定義と非常に異なっているという事実に関係している。

一般的な用語では、ストレスは主に時間的圧力として定義されている。私たちは、実行したいタスクを実行する時間がないときにストレスを感じる……科学的な用語では、ストレスは時間的圧力と同等ではない。これが本当ならば、あらゆる人が時間に圧迫されたらストレスを感じることになる。しかし、私たちは皆、時間的圧力によって極度のストレスを感じる人もいれば、十分な能力を発揮するために逆に時間的圧力を求める人（いわゆる、先延ばしする人）もいるのを知っている。これは、ストレスがきわめて個別の体験であることを示している。

「ストレス」（stress）という言葉[19]の語源は、「苦悩」（distress）の異形である1303年の古英語までさかのぼり、一般的には強制や賄賂の文脈で使われていました。近代では、ストレスは、構造物に負担をかける可能性のある外力――熱、寒さ、圧力――を表すために、1850年代に技師たちによって最初に使用されました。1930年代には、内分泌学者のハンス・セリエがこの用語の使用を復活させ、熱、寒さ、痛みにつながる怪我など、体に働く外力に対する生理的反応をこの言葉の意味に含めました。私たちがこの言葉を今日のように、有害な出来事を予測する際に感じる心理的緊張とその生物学的相関関係を意味するものとして使い始めたのは、1960年代に入ってからです。

ホメオスタシス（恒常性）という言葉をご存じかもしれません。これは、例えば深部体温や血中酸素濃度などにおいて体は一貫性を維持しようとする、という概念です。しかし過去20年間で、血糖値、心拍数、血圧、呼吸数など、いくつかの生理学的システムの値が最適に機能するには、継続的な調整が必要であること[20]が認識されました。このような変化を通じた安定という考え方は「アロスタシス」――生命の要求に応じて定期的に変動するシステム――と呼ばれます。[21]

状況がストレスであると認識されると（それが新手の、予測できない、制御できない、あるいは苦痛なものであるため）、カテコールアミンとグルココルチコイドという2つの主要なストレスホルモンが分泌されます。これらのホルモンは、ストレスに反応する最初のホルモン系です。困難に直面した際にこれらのホルモンが短期的に分泌されると、適応的な目的を果たし、闘争・逃走反応（アロスタシス）につながります。しかし、生存に不可欠なその同じストレスホルモンが長期間にわたって分泌されると、身体的、精神的健康の両方に有害な影響を及ぼす可能性があります（「アロスタティック負荷」と呼ばれます）。アロスタティック負荷は、こういった主要なストレスホルモンが長期間にわたって増加すると、インスリン、グルコース、脂質、神経伝達物質など、体内や脳内の他の主要な生物学的経路の調節異常につながるために起こります。これは次いで、免疫系、消化器系、生殖系、心臓の健康、精神的健康など、他のさまざまな働きの調節障害を引き起こします。[22]

アロスタティック負荷は時間の経過に伴うストレスの累積的影響であり、人生の出来事に対応するストレスのさまざまなバイオマーカー（血糖値、インスリン、免疫マーカー、ストレスマーカーなど）の変化の指標になります。アロスタティック負荷は、C反応性タンパク質、インスリン、血圧などをはじめとする特定の「ストレスバイオマーカー」の値を見れば計算できます。[23] 社会的支援はアロスタティック負荷の強力な予測因子であり、社会的支援が少ない人が最も高い負荷を示します。これも因果関係の方向が不明なケースの一つです。友人が少ない、もしくはいないとストレスが増加するのでしょうか？　おそらくそうでしょう。そもそもストレスを感じていると友達が離れていくのでしょうか？　おそらくそうでしょう。慰めてくれる友人がいないと、ストレスが発散されずに長引いてしまうのでしょうか？　これも、おそらくそうでしょう。

もちろん、ストレスを減らす方法[24]はたくさんあります。認知行動療法（CBT）は、対処法を教えてくれる会話療法《トークセラピー》の一形態で、その方法の一つです。運動、瞑想、音楽を聴くこと、自然の中に身を浸すことによって、時には、ただ友人と話したり社会的支援を受けたりするだけでも、ストレスを大幅に軽減できます。

もし感情が知覚のように構築されているとすれば、脳は感情的に次に何が起こるかを埋めて予測しようとするはずだと思うかもしれませんが、その通りです。たいていの場合、私たちの体はある種の感情の一貫性を維持しようとします。つまり、感情的にも生理的にも圧倒されてしまう可能性があるので、極端な状態にならないように感情を内的に規制するのです。中枢神経系は、ストレス要因を予測し、事前にアロスタティックな調整を行うことを学びます。このプロセス全体が動的なものです。中枢神経系は適応的で可塑的なシステムであり、神経伝達物質とホルモンを調節してストレスを発生させたりストレスから回復させたりすることによって、感覚知覚や認知処理に反応しています。

効果的な調節の一つは、不確実性の低減です。私たちの脳は、将来の出来事の結果を予測して、自らのニーズを予測し、そのニーズを満たす方法を事前に計画しようとします。もし人生が大きな不確実性に満ちていたら、これを行うには代謝的にコストがかかり[25]、脳はそのリソースを簡単に使い果たして、結果的にアロスタティック負荷の有害な増加を招いてしまいます。

アロスタシスは予測システムであるため、初期の生活のストレス因子や極端な心的外傷《トラウマ》から影響を受けたり、誤設定されたりすることがあります。安定した胎児期および幼児期[26]の環境は、良好に機能するアロスタシス・システムにつながります。しかし、幼少期の不利な経験は、通常なら日々の正常な浮き沈みと見なされていいものに過剰反応する、もしくは停止するシステムをもたらしかねず、過敏症、回復力低下、時には激しい気分変動を生じさせます。すなわち、正常なアロスタティック調節に到達することのない生涯です。悪条件の中で育った人は、脅迫的でストレスの多い情報を含む長期記憶を持ちます。中立的な出来事に対してさえも、何か悪いことが起こるかもしれないというのが彼らの規定値《デフォルト》の予測であり、これが彼らのストレス反応を作動させ、数多くの無害な状況に先立ってコルチゾールとアドレナリンが放出されてしまいます。システムレベルでは、彼らはＨＰＡ（視床下部－脳下垂体－副腎）軸——体のストレス反応システム——を調節していないと言ってもいいでしょう。

生活が混乱している、もしくは神経化学システムが適切に調整されていないせいで、この種の調節を欠いているとき、私たちは気分の変化を経験したり、非合理的または衝動的な行動で自分自身に害をもたらしたり、生涯にわたって不健康や病気その他の問題に見舞われたりする可能性があります。アロスタティック負荷[27]（および、その結果生じるホルモン調節の欠如）の増加は、心血管疾患、糖尿病、免疫機能障害、そして認知機能低下につながる可能性があります。また、うつ病や不安障害、燃え尽き症候群や心的外傷後ストレス障害など、多くの精神疾患との関連[28]も指摘されています。

人生初期のストレスに反応して上昇したコルチゾール値は、健康な人と初期アルツハイマー病患者のいずれにおいても、海馬萎縮の加速に関連があると見られています。したがって、適切な感情調節ができると、高齢者の身体的な福利だけではなく精神的な能力も守られる可能性があります。

多くの要因が、ストレス反応とアロスタティック・システムの健康に影響を与えます。妊娠中の母親の薬物使用や幼児期の家庭内暴力のような明白なもの以外にも、次のような要因があります。

・年齢、性別、社会経済学、教育などの人口統計学的データ
・親の愛情不足、慢性疾患、いじめなどの発達条件
・テロメアの長さ、コルチゾール不足、（血圧を調節する）アンジオテンシン変換酵素の欠乏などの遺伝的特徴
・文化、極端な気候、喫煙行動、飢饉などの環境
・神経内分泌機能
・統制の所在（後述）などの心理的要因、および私たちが感情調節に用いる道具

しかし、ストレスの多い幼少期を過ごした誰もが精神疾患を発症するわけではありませんし、高いアロスタティック負荷を被るわけでもありません。ストレスに満ちた経験でも、前記の要因の相互作用次第で、非常に異なる結果をもたらす可能性があります。回復力、根性、粘り強さ、集中力を発達させる人もいれば、精神崩壊してしまう人もいます。一部の人々にポジティブな人生をもたらしている、レモンをレモネードに変えるような黄金の組み合わせはまだ知られておらず、活発な研究テーマとなっています。確かなのは、思慮深い子育てや教育が、幼少期の逆境によって引き起こされる不利益を軽減して、人々をよりポジティブな道へと導き、全般的により良い人生の成果を与えてくれるということです。

アロスタティック負荷は、ストレスの累積的影響とそのストレスに対する体の反応として定義されています。そのため、負荷とそれに伴う細胞の損傷は、システムがどれほどうまく機能していても、

加齢とともに増加します。とりわけ、アロスタシスを調節する組織である海馬と前頭前野皮質の加齢による通常の変化[29]は、健全なアロスタシスの維持をより困難にします。また、負荷の増加は、脳の灰白質の減少とも関連しています。最近の3つの研究では、睡眠障害と負荷増加[30]との関連も指摘されています。

ストレスを軽減し、回復力、すなわち逆境から立ち直る力を高める方法[31]は、専門的な心理療法、社会的ネットワークの強化、身体運動、人生の中で有意義で目的ある活動を見つけるためのプログラムなどを通じて、教えてもらうことができます。しかし、それにはある程度の努力（と新しい経験を受け入れる姿勢）が必要です。

うつ病

私たちの感情は確かに破壊的になることがあります。子供はかんしゃくを起こし、思春期の若者は引きこもってふてくされます。そして大人になると、私たちはうつ病に屈してしまうことがあります。うつ病はアメリカ人の約15％に影響を与える厄介な病気です。この数字はどの大陸においてもほぼ同じ[32]です。厄介な、と言ったのは、神経薬理学の大いなる進歩にもかかわらず、一般に、抗うつ薬が効く確率は20％程度しかない[33]からです。

否定的《ネガティブ》な感情は、私たちがやりたいことをできなくしてしまいます。それは体を衰弱させ、そこから放出される神経化学物質は私たちの思考を曇らせます。

私はあるとき、インドのダラムサラにある僧院にダライ・ラマを訪ね、「サクセスフル・エイジング」についてのアドバイスを求めました。彼に会うのを待つ間、私は待合室に座っていました。ダライ・ラマはちょうど外に出て、信者の長い行列に一人ずつ挨拶をしていました。窓からは、椅子に座っている彼の横顔が見え、中庭いっぱいに長い行列が延びているのが見えました。人々はあちこちから来ていて、いろいろな経歴や人生経験を持っているように見えました。子供から非常に年配の人まで年齢はさまざまで、最高のおめかしをしている人もいれば、裸足でぼろ布をまとっている人もいました。その行列がゆっくりと進んでいく中で、人々の顔のしわ、口元の形、頭が前に傾いている様子などから、ダライ・ラマ法王に会えることで彼らが感じているあらゆる希望が伝わってきました。彼らは明らかに、ダライ・ラマが自分たちの苦しみや痛みを和らげ、生活を元に戻すことができるはずだと信じていました。中には、ヒマラヤ山脈の標高6500フィート（1980メートル）地点にあるこの山頂まで、何週間もかけて旅をしてきた人もいました。

法王は、列を作っている人々が一人ずつ彼の前に並ぶと、一人に約40秒を費やしました。法王が人々と話し、額に手を置き、祝福すると、人々は進んでいきました。法王の前に立つ番が来た瞬間、多くの人があまりにも深い感情で胸がいっぱいになって足が崩れてしまうので、ダライ・ラマの隣に3人のがっしりした男たちが立っていて、人々を支える役目をしているほどでした。その日、その男たちは大忙しでした。

途中で、女性がひどく苦しそうな声を出して、うめき泣いているのが聞こえました。私には言葉はわかりませんでした。チベット語だったのか、ネパール語だったのか、あるいはその他の何語かだったのかもしれません。私は窓辺に行き、その女性を見ました。ダライ・ラマの付添人たちが彼女の脇の下を支えていて、彼女の足はすでに崩れていました。彼女がうめいている中、ダライ・ラマが歯切れのよい深いしわがれ声で短く叱り、その泣き声を遮るのが聞こえました。女性はすぐに黙り込みました。それから法王は彼女にささやきました。しばらくの間、再び沈黙がありましたが、突然、2人は笑い始めました。

　行列の後、私たちはダライ・ラマの仕事部屋で会い[34]、私はこの興味をそそる出会いについて彼に尋ねてみました。

「彼女は私のところに来て、こう言いました。『私はとても惨めです。私はとても不幸です。私には行方不明の夫がいます。栄養失調の子供がいます。足にはひどい痛みがあります……』」とダライ・ラマは語りました。

「私は彼女を遮って、こう言いました。『あなたが言うその〈私〉とは何ですか？　これはわれわれの教えの中にはありません！』。すると彼女は静かになりました。そして私は尋ねました。『とても不幸なその〈私〉について教えてください――それはどこにいますか？』。彼女は自分の胸を指差したので、私は言いました。『それはどんな形ですか？　三角？　四角？　丸？』。彼女は『丸です』と答えました。『わかりました。胸の中の丸を想像して、それについて瞑想してください。左にも右にも1センチも動かさないで』。彼女は目を閉じてそれに集中しました。しばらくして彼女はそっと言いました。『消えてしまいました！』。それで、私たち2人は笑ったのです」。その弟子は、彼女が存在せず、そして存在しないのだから誰も苦しむべき人はいない、という認識に目覚めたのです。

感情をコントロールすること、あるいは、少なくともそれを肯定的な方向に向けることは、私たちの健康にとって良い行為です。私たちは今、神経科学を介してそのことを知っていますが、これは何世紀にもわたって仏教の教えの一部でした。ダライ・ラマは科学ファンです。彼は、神経科学学会の年次総会に出席して講演し、神経画像検査の研究のために彼の僧侶たちを協力させました。そして彼はこう言っています。「怒り、憎しみ、恐怖[35]は、私たちの健康にとって非常に良くありません……人生の中を歩んで、老年期に進み[36]、最後には死に至るという過程において、単に体の世話をするだけでは十分ではありません。私たちは自分の感情の世話もする必要があります」。

これは、一般にアーティストが抱く視点ではありません。私はスティービー・ワンダーと一緒にアルバムを制作する機会がありましたが、彼はよく感情に圧倒され、そこから抜け出せなくなってしまうため、たびたび遅刻をしました。一緒に仕事をしていたある朝、アメリカで恐ろしい火災が発生し、たくさんの人が亡くなったというニュースが流れました。4時間遅れで現れたスティービーは目に見えて震え、家族のことが頭から離れなくなってしまったと言いました。自分の感情に流されるのは、自分の仕事が他人に感情を伝えることであれば良いことかもしれませんが、それ以外の人にとってはそうでもありません。

うつ病はどんな年齢の人でもかかる可能性があります。高齢者の場合はしばしば診断されないままになります。私たちは、高齢者のうつ病に似た行動に気づいても通常の老化だと思うかもしれません。しかし、そうではありません。うつ病とは、誰もが時折感じる悲しみのことではなく、絶望感、悲しみ、空虚感が数週間以上続く状態を指しています。うつ病は生物学的な原因を持つ病気であり、ただ「元気を出す」ことで、自分の意思で抜け出せるようなものではありません。高齢者のうつ病の兆候は、必ずしも若い人のような形で現れるわけではなく、悲しみよりも、無気力、やる気のなさ、エネルギーの欠如として現れることが多いのです。そのため、高齢者は、自分が苦しんでいるのが生理的なうつ病であると気づかない場合があります。また、うつ病は単に加齢に伴う正常な状態だと勘違いしている人もいます。しかし、うつ病は決して正常な状態ではなく、治療が必要です。

良い知らせは、うつ病は若年者よりも高齢者の方が頻度が低い[37]ということです。しかし、リスクがないわけではありません。高齢者の80％が少なくとも1つの慢性疾患を持ち、50％が2つ以上持っています。病気によってもたらされるライフスタイルや生物学上の変化は、さまざまな身体システムの衰退や摩耗とともに、うつ病の原因となり得ます。処方薬の中にはうつ病と関係があるものもあります。多くの高齢者は睡眠障害を抱えているため、睡眠を助ける処方薬に頼りますが、アンビエン、アチバン、ハルシオンなどの薬の常用は、たとえ短期間でも、実際にうつ病を引き起こす可能性があります。夜によく眠った効果は、日中に起こる憂うつな気分によって完全に打ち消されてしまいます（定期的な不眠症の発現に時折使用するのであれば有益かもしれません）。うつ病に関係がある他の薬物としては、エストロゲン、血圧降下剤、スタチン、オピオイドなどがあります。

老年期のうつ病[38]は、身体障害の独立した原因となります。既存の身体的な問題を悪化させ、免疫系を弱めるので、怪我や病気からの回復を遅らせる可能性があります。また、加齢に伴って日常活動が制限されてしまうことの影響[39]も過小評価してはいけません。かつては喜びを感じていたことが、肉体的に困難になったり、痛みや危険を伴うようになったりすると、それがうつ病の一因となる場合もあるのです。

老年期のうつ病の危険因子は、これまで見てきた遺伝子、文化、機会の3要素およびその相互作用と一致しています。遺伝的脆弱性、加齢に伴う脳の容積や処理速度の変化、ストレスを与える出来事などです。多くの人にとって加齢の特徴である不眠症[40]は、しばしば見落とされがちな晩年のうつ病の危険因子であり、80代の男性の25％、女性の40％に影響を与えています。睡眠・覚醒サイクルの調節を助ける視床下部の健全性の変化、メラトニンその他の神経ホルモンの産生量の年齢に伴う減少も、不眠症の一因です。夜ぐっすり眠れないと、あらゆる種類の神経系や生理系が狂い始めます。第9章で詳しく述べるように、質の良い睡眠は、ほとんどの場合、薬物治療よりも効果的です。

脳への血流は年齢とともに減少します――運動量の減少によるものもあれば、循環器系の通常の衰えや動脈プラークの蓄積によるものもあります。この血流の減少は、血管性うつ病の原因となる可能性があります。白質高信号域――酸素を含んだ血液の不足のために白質が萎縮している脳の領域――が形成され、その領域が非常に広範囲に及ぶこともあります。うつ病の症状は、これらの病変の大きさと関連しています。

老年期うつ病の危険因子とそれに対応する防御因子のいくつかを、因子出現年齢とともに、次ページの図に示します。

この全てを考慮すると、もっとたくさんの老人がうつ病になっていないのは意外に思えるかもしれません。次の3つのカテゴリーの因子が最も防御効果が高いように思われます。第1は、一部の高齢

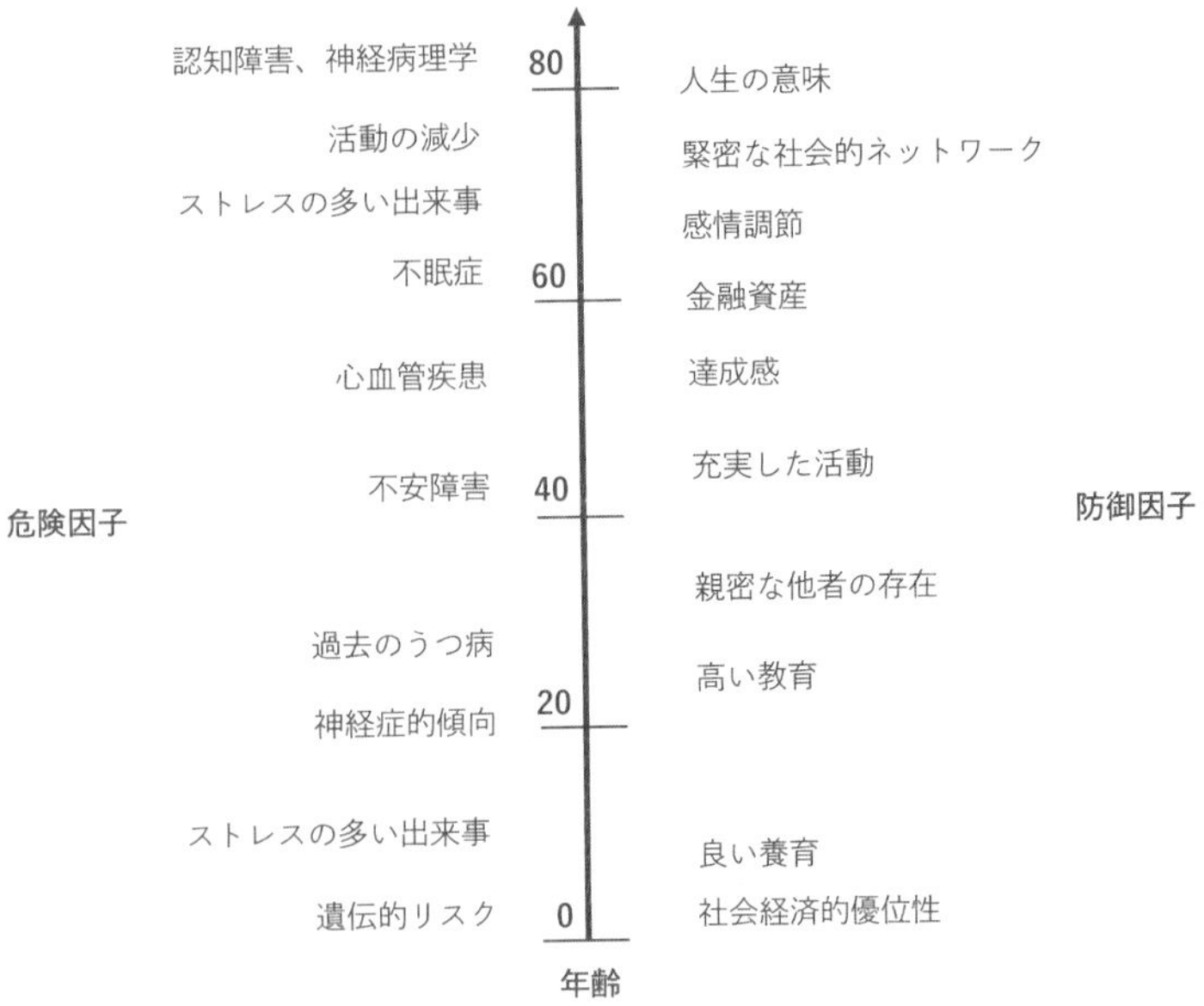

者が享受している資源――健康、認知機能、日常生活のニーズを満たすのに十分な経済的安定性です。第2は、心理的資源です。多くの高齢者は生涯にわたって、時には試行錯誤しながら、健康に関するストレス管理のために社会的支援を利用する戦略や方法を学んできました。第3は、社会活動、ボランティア活動、信徒の集まりなどを通じて、他人との有意義な関わりの効果を理解すること[41]です。こうした形で人生の中で親密な他者が存在すること[42]は、うつ病発症のリスクを著しく低減させてくれます。

うつ病を患っている人はセロトニンのレベルが低下しています。では、なぜ彼らにセロトニンを与えないのでしょうか？ 2つの理由があります――一つは技術的な理由で、もう一つは概念的な理由です。技術的には、錠剤や注射では血液脳関門を通過できないため、セロトニンを直接投与する方法はありません。1980年代後半に、SSRI――選択的セロトニン再取り込み阻害薬――と呼ばれる新しいカテゴリーの薬が開発されました。SSRIとは、脳内にあるどんなセロトニンでもシナプス周辺により長く留まるようにする薬です。これはあたかも脳に追加のセロトニンを与えているかのようですが、実はすでに存在するセロトニンから追加分を搾り取っているだけなのです。結果として、これらの薬が一時的に流行し、プロザックのようなSSRIがうつ病患者に広く処方されました。

デヴィッド・アンダーソンは、カリフォルニア工科大学の神経生物学者で、35年間、感情の神経化学に取り組んできました。このアプローチに関して彼をいら立たせていることの一つは、セロトニンは100以上の神経伝達物質と神経ホルモンの一つにすぎず、それらの全てが複雑な方法で相互に作用しているということです。SSRIは、修正が必要な特定の回路に重点的に効くのではなく、脳全体に作用します――それが概念的な問題です。

この問題は、エンジン全体にSTP（燃費を上げるための燃料添加剤）をスプレーして、少しでも気化器《キャブレター》に流れ込むことを期待しているようなものです。デヴィッドが言うように、脳はただの化学物質の入れ物ではありません。その話題を取り上げた彼のTEDトークは100万回以上再生され、彼は私の同僚の多くにとってヒーローのような存在になっています。前述の、不眠症治療に効果がある薬のリストは、良い気分を保つために必要な脳内の微妙なバランスを浮き彫りにしています。心臓の薬など、一つの善意の介入が全てを台なしにしてしまいかねないのです。

これまでにドーパミンについていろいろ話してきました。ドーパミンは重要な神経化学物質ですが、他にも無視できないものがたくさんあります。しかし大衆紙を読めば、ドーパミンとセロトニンが全ての原因であるように見えます！　これがジェフリー・モギルのような神経科学者をひどくいら立たせています。「多くの科学者が同じように考えているが、今から20年もたてば、皆、過去を振り返って、ドーパミンは、そこならもっと光があるからと街灯の下で鍵を探している酔っ払いのようなものだったと気づくだろうね。今のところ、研究手段があるのがドーパミンだというだけの話だ。[43]だがドーパミンの重要度は、他の１００種類の伝達物質や、２００種類のイオンチャネルや、１０００種類の信号変換分子と変わりはない。私たちが最も興味を持っている作用は、非常に複雑な回路の中に組み込まれているのだ」。現在のところ、脳、行動、感情、意欲の話の多くはドーパミン絡みのように見えますが、それは単にそこに目を向けることができるからです。そこは光がより明るい場所なのです。

デヴィッドの呼びかけは、一種の暴露であり、より良い生物医学上、製薬上の研究を目的としたものです。しかしその一方で、プロザックなどのＳＳＲＩは、私たちが今できる最善の試みは何かという問題です。実際、権威ある『英国医師会雑誌』（The BMJ）は最近、ＳＳＲＩは慢性的身体疾患を持つ人々を含む高齢者の第一線の薬理学的治療であると結論づけています[44]――パーキンソン病を患っていた、私の友人であり師でもあるジョン・Ｒ・ピアースが、プロザックを使い始めて数週間もたたないうちに人生の新たなスタートを切ったように。うつ病に対する最も効果的なアプローチは、認知行動療法やその他の治療的介入を通じて、変化に対処するための手段を開発することです。従来は抗うつ薬とは考えられていなかった他の薬物も、高齢者に有効な場合があります。低用量のメチルフェニデート[45]やアルモダフィニルは、単独もしくは抗うつ薬との併用で、老化した脳におけるドーパミン作動性機能の喪失や多くの信号送信および伝達の問題を補うことができます。

心理療法は脳の構造を変えることができます。[46] この本で見てきたこと、すなわち、あらゆる経験が脳を変化させることを考慮すれば、全く驚くには当たりません。特に、認知行動療法は抗うつ薬の投与と同様の神経メカニズムに関わっていますが、離脱症状という副作用がありません。薬剤、電気ショック、あるいは他の「医療的」介入をより重視する医師たちによって長年退けられてきた会話療法は、その有効性を、さらには優位性さえも証明されています。[47] うつ病に対しては、短期的には少なくとも抗うつ薬と同等の効果[48]があり、長期的には再発がより少ない――介入から2年後には、認知療法を受けたことのある人の方が、単に投薬を続けた人よりも良くなっている――ことが示されています。

うつへの対処法

私たちが挫折や逆境に対処する方法は、主に遺伝子、文化、環境の組み合わせに左右されます。回復力と楽観主義に傾く遺伝的素因は、運命論と悲観主義に傾く素因とは異なる対処スタイルと結果をもたらす可能性があります。一般的に、子供は親を手本として世界に対応することを学びます。不快な、あるいは衝撃的な出来事に対処するための戦略を持っている親は、それを子供に見せ、おそらく子供はそれを真似するでしょう（だとすると、あなたは子育てのための特訓キャンプがあってしかるべきだと思うでしょうね。実は、ある意味存在します――あなた自身の子供時代です）。
うつ病への対処スタイル[49]に関する最も重要な調査結果の一つは、スーザン・ノーレン＝ホークセマによって示されました。彼女は、反芻《はんすう》と気晴らしを区別し、不運に対処するには気晴らしの方が反芻よりもはるかに効果的であることと、反芻が抑うつ気分を感じる期間の大幅な長期化に関わっていることを発見しました。

　反芻する人々は、何が悪かったのかということや、うまくいかなかった原因と結果に、繰り返し、何度も何度も何度も注目する傾向があります。彼らは自分の部屋に閉じこもり、ベッドから出ず、未来が大惨事であるかのように考えます。私たちは皆、程度の差こそあれ、反芻する傾向があります。ネガティブな経験をした後に世界から退くのは、進化的適応です――それは、私たちに癒やしと、トラブルにつながる可能性がある自分自身の行動パターンを回避したり修正したりできるよう、何が間違っていたのかを生産的に熟考するための時間を与えてくれます。そしてある程度までは、反芻が浸らせてくれる悲しみは気持ちがいいものです[50]。それは、気持ちを落ち着かせてなだめてくれる神経化学的なプロラクチンを放出します――養育中、母親と乳児の体内で放出されるのと同じホルモンです。

　しかし、過度の反芻はストレスホルモンを増加させます。それは不幸の下降サイクルに陥らせ、1つまたは複数の大きな憂うつの発作を誘発する恐れがあります。反芻は、対人関係の問題解決を妨害し、建設的行動に関わる意欲を減少させ、社会的関係を損ないます。反芻はまた、気分依存性の高い記憶検索の持つ破壊的側面を増大させます。海馬は感情にこの上なく敏感だからです。あなたが不幸なときは、海馬は、あなたが不幸を感じていなかったときを思い出すのが非常に困難になるほど、否定的な記憶ばかりにすぐアクセスしてしまうようになります。その結果、その瞬間に嫌な気分になるだけでなく、何も期待できない未来を予想してしまうという下降サイクルが永続化します。

より効果的な戦略は[51]、ノーレン＝ホークセマによれば、建設的な気晴らし、すなわち、あなたが楽しめる前向きな活動にのめり込むことです。スポーツ、パン作り、旅行、作曲……自分の不幸から気をそらすのに十分なだけ興味をそそり、思いきり没頭できて、楽しくて建設的であれば、何でもいいのです。絵を見たり、本を読んだり、自然の中をのんびり散歩したり、ペットと一緒に過ごしたりといった、とりたてて特別ではない活動でも、同じくらい大きなメリットがあります。

健全な支援関係がある場合、他人と話すことは反芻と同じではありません。それはネガティブな経験の後で助けとなり、問題の原因をより深く洞察し理解することにつながれば、苦痛を軽減することがわかっています。しかし、全ての社会的支援が健全なわけではありません。あなたが悲惨な未来を予言したり、強迫観念にとらわれたり、共に反芻したりするのを助長する友人と話すことは、ストレスホルモンを増加させます（そのような友人は、全く友人がいないよりも悪い場合があります）。

気晴らし以外にも、抑うつ的な反芻のサイクルを破る方法があります。瞑想はその一つです。それは誰にでも効果があるわけではありませんが、多くの人に確実に効果があります。うつ病の人々には自己意識の肥大感があります。前述した、うつ状態の女性に対するダライ・ラマの指示は、それを見事に切り裂いてくれました。執着的思考や自分自身への注目は脳に良くありません。瞑想は、あなたの思考から「あなた」を取り除いてくれるので、執着的思考を治すことができるのです。

うつ病を克服するための最も確実な方法の一つは、他人を助けることです――これはあなたを自分自身と自分の先入観から一歩外に踏み出させてくれます。他人を助けることは強力な薬になります。

菩提、すなわち西洋の認知心理学者が流動状態と呼ぶものに到達する方法は無数にあります。それは白昼夢を見るネットワーク、脳の初期設定モード《デフォルトモード》に関係しています。非常に少数の人々が、この自我にとらわれない状態の中に住んでいます。自分がそうだと自己中心的態度で主張し、大金を取ってあなたにもそのやり方を教えてやると言う人々もいます。もしこの状態に興味があるなら、消極的な導師《グル》、つまり、自分が偉大な教師であるという思い上がった自己感覚を持っていない人を探してみてください。

私は、この無我状態は、ジョン・コルトレーンやマイルス・デイヴィスのような偉大な即興演奏家の音楽に私たちが魅了される理由の要だと考えるようになりました。彼らはその瞬間に没頭し、他のミュージシャンたちの演奏を聴いて演奏やそれ以外で応え、音楽を高めてくれるあらゆることをやり、自己とか他者とかの感覚を持っていません。多くの人は、社会奉仕活動をしたり、危機的状況の中で他人を助けたり、チームや個人のスポーツをしたりする際に同様の経験をすると言います。この状態に到達するための方法はたくさんあるのです。

意欲《モチベーション》とホルモン

私たちが何かをするときの意欲《モチベーション》の多くは、脳内で循環しているホルモンや神経化学物質によってコントロールされています（ホルモンは、中枢神経の内側と外側の両方に作用する神経化学物質の一種です）。私たちは、自分が何かをしようとする意欲や欲求は、自分自身の考え、意志によって動かされていると思いがちです。私たちはウォーキングに出かけると決めて、その後それを実行します。しかし、私たちの体を引っ張っているのは、ホルモンという隠れた糸なのです。例えば、女性のエストロゲンの分泌量は毎月の周期に沿っており、月経周期の中間点でピークを迎えます。女性は、周期の他のどの時点よりもこの時点で、はるかによく歩く可能性が高くなります。これは月の中で、女性が閉所性ストレスを感じ、たとえ潜在意識のレベルでも、最良のつがい相手を見つけるために周辺地域を探索したくなる時期[52]であると推測されています。エストロゲン値の上昇[53]はまた、競争心の増加と、場合によっては恐怖心の減少にも関連があるとされています。

行動に影響を与えるテストステロンの役割は、何億年も前にさかのぼります。鳥類では、さえずりは縄張り防衛とつがい相手誘引の基本的構成要素であり、通常さえずるのはオスです[54]。テストステロンを与えられると、オスのアトリはよりたくさんさえずりますが、それはメスのアトリがいる場合だけです。

老化の特徴は、両方の伴性ホルモン、テストステロンとエストロゲンが年齢とともに減少することであり、この減少は十分に裏付けのある効果をもたらします。まず、性行為への関心の低下がありま す。ソクラテスが68歳のセファロスに彼の性欲について尋ねると、セファロスはこう答えます。「非常に喜ばしいことに、私は君が言っているものから自由になったよ。まるで自分が頭のおかしい怒り狂った主人から自由になったかのように感じるね」。私の68歳の友人Hは、40年来の知り合いで、数年前までは私が知る中で最も性的に活発な人の一人でしたが、彼の性欲はぱったりと消えてしまいました。「いまや他のことをするための時間がどれほどたくさんあるか、信じられないくらいだ」と彼は言います。実際、私たちは自分の生涯を3つの段階として見ているかもしれません。小児期——思春期の性ホルモンが発現する前。思春期~成人後期——性欲が私たちの思考の多くを支配する時。老年期——子供のように、友達と遊びたいと思うがセックスについてはそんなに考えない状態に戻る時。

もちろん、そこにはきわめて大きな個人差があります。セックスに対して積極的な関心を保ち続ける人もいれば、失う人もいます。失い始めた人の中には、いくつかのロマンチックな偶然やホルモン補充療法(HRT)によってそれを復活させている人もいます。これらは効果的であり、適切に処方されれば、副作用はほとんどなく、多くの副次的利益があります。テストステロンとエストロゲンの減少は、思考の曇りと、認知機能、記憶、意欲と気分、免疫系の機能、骨密度など、多くの領域における喪失につながるためです。50歳を過ぎたら、ホルモンのレベルをチェックし、何らかの病状による悪影響がなければ、薬で生理的なレベルまで回復させるのが賢明です。ホルモン補充療法は、女性と男性のどちらにおいても、生活の質とエネルギーを他の方法ではできないやり方で回復させることができます。

テストステロン値が高いと攻撃的な行動が増えると一般的に信じられていますが、因果関係はまだはっきりしていません——攻撃的な行動がテストステロンを増加させる[55]可能性もあるのです。私は、他の人によると若い時はひどい人間だったという80代の男性何人かと友人同士ですが、優しくて親切な老人としての彼らしか知りません。彼らの中には、出世欲と競争心で人間関係を壊してしまって、友達がほとんどいない人もいますが、それは私が見たことのない彼らの側面です。はたして、私も警戒した方がいいのでしょうか。でも、今の彼らは非常に気持ちがよくて面白いので、私は気にしていません。

感情はホルモンのレベルに還元できるのでしょうか？　別の言葉で言うと、もっと神経化学的知識が深まれば、ある種のホルモンバランスは罪悪感をもたらし、別のホルモンバランスは高揚感をもたらすと言えるようになるのでしょうか？　そうかもしれません。しかし、状況はもっと複雑です——同じホルモンや神経化学物質が脳の別の部位では異なる働きをするからです。私たちの感情の評価は、今まで見てきた通り、状況の認知的評価に影響されます。そして、脳は単なる化学物質の入れ物ではないのです。

意欲と生涯にわたる学習

意欲とは、目標を達成するために私たちを後押ししてくれる状態のことです。その目標には、生存、娯楽、快楽、苦痛の軽減などが考えられます。この本を読んでいるあなたは、学ぶ意欲がある、つまり、世界を知りたいという持って生まれた、あるいは培われた好奇心の恩恵を受けている可能性が高いです。これまで見てきたように、好奇心は老化から守ってくれ、また、教育を受けようという大きな意欲を起こさせます。そして、教育も老化を防止するものです。

粘り強さと根性は、達成が困難な場合でも――とりわけ、達成が最初に考えていたより困難であることが判明した場合でも――目標に取り組み続けるのを支えてくれます。私たちの多くにとって、そうした目標は知的なもの、すなわち、新しいスキルや概念を学んで、有意義な仕事や趣味の追求に応用したいという願望です。パーキンソン病治療の最新技術を学ぶ研修会に参加する医師は、週末にテニスのレッスンを受けにいくスポーツ愛好家や、見たことのない鳥を探すために新しい場所に行くバードウォッチャーとそれほど違いはありません。

幼稚園から高校3年生までの義務教育[56]は、比較的明確に定義されており、個人の選択の余地はあまりありません。学校の各教科の学習と、学校修了後も学習を続けることに対する意欲のレベルは人それぞれです。ある人はもっと学校に通い続けるかもしれないし、ある人は専門的な職業訓練に入るかもしれないし、ある人はすぐに仕事に就くかもしれません。学校を卒業した後の学習意欲の度合いには大きな違いがあり、それはどんな仕事をしているかにはあまり関係がありません。専門職の人々――教授、医師、弁護士、ビジネス指導者など――は常に自己改善を追求しており、商売をしている人々――レンガ職人、害虫駆除業者、トラックの運転手など――はそうしていないと思うかもしれません。しかし、これは間違った考えです。悲しいことに、私は、知的に怠け者で、自己満足に陥っていて、自分の専門分野の変化についていこうという意欲を持っていない多くの医者や弁護士や教授に遭遇してきました。逆に、新しい技術や新しい情報をどんどん吸収し、常に自分の技能レベルを上げる方法を探している建設労働者やトラック運転手も知っています——ちょうど、パブロ・カザルスが80代の時にチェロに対してそうであったように。

この種の人々がどこが違うのかというと、意欲と、そしてある程度は、誰が自分の人生の主導権を握っているのかという世界観です。自分の人生は他人、制度、組織、状況に支配されていると考える傾向がある人は、「運命を受け入れよう」とし、物事を変えるためにあまり努力しない傾向があります。専門用語ではこれを、統制の所在が外側にある（外部の世界があなたをコントロールしている）と呼びます。一方、自分が自分の人生の物語を書き変えることができるのだと考える傾向がある人は、統制の所在が内側にあり、通常、変化しようという意欲が高く、その気持ちに突き動かされます。ポール・サイモンを例にとってみましょう[57]——彼の経歴の頂点の一つであるソロアルバム『ひとりごと』（*There Goes Rhymin' Simon*）で大成功を収めた後、彼は、すでに知っている比較的単純なコードや構成にとらわれないよう、もっと音楽理論を学びたいと決心しました。そこで、フィリップ・グラスなどから音楽のレッスンを受けました。また彼は、偉大なシンガーであるにもかかわらず、長年ボイスレッスンも受けていました。

自分の人生は変えられないと信じる人は、人生を変えるのに役立つ可能性がある機会を避けるので、結局、それは自己達成的予言になってしまいます。

ここが皮肉なところですが、自分の人生は変えられると信じることは、自分の人生がどのように進むかを予測したり計画したりできることと同じではありません。リンダ・ロンシュタットが言ったように[58]、「人はいつも、経歴《キャリア》が計算された意思決定に基づいていて、経歴とは自分がこうなりたいと考えた結果だと思っている……実際は全くそんなものじゃないわ」。再びポール・サイモン[59]の言葉です。「世間の人々がどんなものを聞きたいかとか、どうやってヒット曲を書けばいいかなんて、一度も考えたことはなかった。いつも自分が聞きたいものを書いていただけだ。あるとき、他の人たちもそれを聞きたがった時期があった。その後、みんな聞きたくなくなり、また聞きたくなった。曲を書くのが僕の仕事になったのは、自分が聞きたいものと世間が聞きたいものが時々一致していたからさ。でも、ヒット曲を作ろうとは考えなかったよ」。

どんなものであれ、自分がやっている活動――仕事、レジャー、家族、コミュニティーなど――に没頭することは、認知機能の低下や体の病気から守ってくれる効果があります。自分を喜ばせる行為から得られる報酬は、気分を高揚させ、免疫システムを強化し、サイトカイン、T細胞、免疫グロブリンAの産生を増加させます。

変化を起こす意欲

年齢を重ねると、さまざまな要因のせいで変化に抵抗しがちになります。ドーパミンの枯渇や脳内のドーパミン受容体の劣化は、新奇探索傾向の欠如につながり、新しい経験を求めたり新しいことを学んだりする意欲が化学的に低下します。身体的・認知的な制約は、学習や新しいことの実行をより困難にします。そして記憶です！　私たちの記憶や知覚は、物事の一定の状態を何百万回も観察することに基づいています。予測回路の計算は、過去に何度も繰り返し起こったことを根拠にしています。ありのままの記憶システムは、時勢に遅れないようにしようという脳の探求への対抗勢力になります。それに海馬の体積減少が加わり、新しい記憶を保存するのが難しくなって古い記憶を取り出すのが容易になります。となると、保守主義の出来上がりです。

高齢者にとって最も重要な2つの知識領域[60]は個人の健康と資金管理であり、それらに関する新しい情報を取得することは重要です。過去の経験は一つの要因となります。[61]健康と資金管理に関する知識基盤を持っている高齢者は、知識の構造が認知的負荷を最小限にするので、その2つのトピックに関する新しい情報をよりよく保持することができます。医師の方が医学生よりも医学書に書かれている新発見を理解しやすい[62]のは、新しい情報を取り入れるための記憶構造と図式《スキーマ》を持っているからです。

老化の中で、新しい情報が以前の学習と矛盾していたり、知識基盤という踏み固められた通路に合わなかったりすると、問題が発生する場合があります。そして、認知プロセスの全般的な鈍化と加齢に伴う論理的思考力の低下によって学習が困難になる恐れがあり、それを克服するには大きな意欲が必要です。

あなたが高齢の医師であれば、手術が可能ながんは全て外科的に切除するのが、長年の絶対的基準でした（メスが届かないある種の腫瘍や、特に大きなものや、組織に食い込んだものは例外でしたが）。現在では、前立腺がんのように、リスクが低くゆっくり進行するがんは、治療ががんよりも深刻な害をもたらす可能性が高いため、無視するのが最善の方法とされています。放射線療法で治療できるがんもあれば、化学療法で治療できるがんもあります。最先端のものは、がんの免疫療法です。私は数カ月前、免疫療法の創始者の一人であるノーベル賞受賞者のジム・アリソンが自らの研究を説明する講演を聴きました。それにはチェックポイント阻害薬と呼ばれるものが関わっており、この薬はメラノーマや他のがんの60％以上を治すことができます。ジミー・カーター元大統領は、メラノーマが脳と肝臓に転移していた2015年にチェックポイント阻害薬のキイトルーダを投与されましたが、この本を書いている時点で、彼にがんはありません。さて、もしあなたが自分のやり方にこだわる高齢の医師であれば――そういう人は大勢います――この新しい情報を古い考え方と統合するのは難しいかもしれません。それはただ新しい情報を取り入れるだけの事例ではなく、一つの分野全体について、あなたの凝り固まった古い方法をばらばらに引き裂く事例だからです。どうすれば、それをする意欲とやる気が手に入るのでしょうか？

音楽や映画を考えてみましょう。ある程度の年齢の人であれば、家で音楽を聴いたり映画を観たりしたいと思ったら、商品を店で買ってきて、それに合ったプレーヤーで再生する必要があるという考えで、人生の大半を過ごしてきました。そしてコレクションをアイテム別にまとめ、コレクションが増えすぎた場合は、金銭的な影響は言うまでもなく、保管場所や閲覧のしやすさも考慮する必要がありました。その固定された物の見方を克服し、新しいクラウド方式の音楽鑑賞やテレビ・映画視聴を受け入れるには、かなり意欲を高めなければならないかもしれません。

あるいは、ウェブフォームやアプリに採用されている最新のセキュリティー機能を取り上げてみましょう。2000年以前に生まれた人は、インターネット上で基本的なタスクをこなそうとするときに（それ自体が、1990年以前に生まれた人には全く新しい、前例のない概念ですが）、ロボットではない証明を求められるという前例がありませんでした。今では、オンラインで次のページに進む前に、あるいは、これまでは対面か電話で行われていた日常的なプロセスのステップに進む前に、「動物の一部が写っている写真を全て識別してください」とか「道路標識が写っている全ての写真に印をつけてください」と求められることがあります。コンピューターにはこういった問題は解けないので、セキュリティー上の審査として有効だからです。あと10年ほどでコンピューターの視覚とＡＩが進歩したら、私たちは皆、認証のために別のことをするようになっているでしょう（顔や虹彩のスキャンかもしれません）。

こういった類の変化に直面した際に、あなたの意欲を飛躍的に高める方法があります。まず、好奇心が旺盛で（ＣＯＡＣＨの原則の最初のＣ）、学習そのものを楽しむ人は、より良い人生の成果を得ます。主に自分の業績を認めてもらうことに重点を置いている人[63]は、学習そのものに重点を置いている人に比べて、挑戦を求めたり学習をやり遂げたりする可能性がはるかに低くなります。言い換えれば、内発的な意欲の方が外発的な意欲よりも常に強力なのです。

第2に、意欲には努力が必要です。心理学者キャロル・ドウェックの論文の表題にもあるように、「天才でも一生懸命働く」[64]のです。ドウェックは、私たちが採用することのできる2種類の物の見方――固定対成長――を説明しており[65]、それは統制の所在に関係しています。ほとんどのものと同様に、この2つは物の見方の両極端を表しています。固定された物の見方を持つ人々[66]は、彼らの資質や能力が変化しないと信じており、次のようなことを言います。

・私は数学が苦手だ。
・私は人の名前を覚えられない。
・私は技術がわからない。
・私は運動が苦手だ。
・私は変わるには年を取りすぎている。

固定思考を持った人々は、一般に統制の所在を外側に持っています。そういう人たちは好奇心や開放性が低く、新しいことの学習に興味がなく、新しいことを学ぶ報酬は努力に値しないと考えます。

成長思考を持った人々は、自分は今持っている技能《スキル》を変えることができるし、学び続けることができると信じています。彼らは統制の所在を内側に持っており、努力は時としてそれ自体が報酬であり、大きな配当をもたらすことができると信じています。懸命な努力は楽しい場合もあります。成長思考の人々は、学習によって活気を得、かつて困難だった何かで成功すると元気になります。この人たちにとって、人生とは、新しい情報を集め、新しい人々に会い、師や教師から有益なフィードバックを求め、新しい技能を学んでいく旅です。成長思考を持つ全ての年齢層の人々が、固定思考を持つ学生よりも良い成績を上げます。多くの場合、必要なのは、自らの努力だけでなく、対象を明確にした集中的な学習によって、自分の脳を変え、かつての限界を克服することができるのだと誰かが指摘してあげることです（だからこそ教育が有効なのです）。努力を超えて、学習者は新しい戦略を試したり、行き詰まったら他人に助けを求めたりする必要があります。利用できる手法や視点のレパートリーを持つと、精神生活を豊かにし、あの待ち望んでいた意欲に拍車をかけることができます。これらがなければ、知識は停滞しがちです。

幸福とは？

幸福は奇妙な構成概念です。それは非常に主観的で変わりやすく、文化や期待など、多くの要因に依存しています。幸福は恐ろしく相対的で、文脈に依存しており、社会的比較理論に基づいていています。つまり、あなたの周りの人々が何をしているか、あるいは――より物質主義的に言えば――その人々があなたの持っていない何を持っているかと比べて、あなた自身の幸福度を測るという考えです。今日、1919年式のT型フォードを快適だと思う人はほとんどいないでしょうが、もしあなたが1919年にT型フォードを持っていたとしたら、それは馬よりも快適で、歩くよりも便利だったでしょう――それは相対的なものです。あなたは芝生が幸せをもたらしてくれるかどうかなど考えたこともないかもしれませんが、もし隣人がみんな青々とした芝生を持っていて、自分の芝生が雑草だらけだったら、あなたは自分が不幸だと感じるかもしれません。

また、幸せは観察者の歪み効果の影響を受けている可能性があり、幸せを常に測ろうとすると、かえって幸せを妨げることになるかもしれません。幸福の詮索は、活動の流れを止め、幸福を調べようとするとその時間の外に出てしまいます。そして、幸せな人々の一つの不変の要素は、彼らが幸せについて考えていないことのように思えます。彼らは、いろいろなことをするのと幸せでいるのとであまりに忙しく、立ち止まって幸せについて考える時間がないのです。それゆえ、幸せとは過去を振り返って判断するものなのです。

人間は順応性があり、回復力があります。何が自分を最も幸せにしてくれると思うかと尋ねると、人はしばしば、宝くじに当選することを挙げます。しかし、宝くじの当選者は、大当たりから1年後には幸せでない傾向があります。[67] 彼らはお金を求める人に取り囲まれ、それまでは経験の共有や愛情に基づいていた人間関係が、取引と利益に基づいた関係へと変化してしまうのです。しかも、彼らが隣人を嫌っていたり、義理の兄弟とうまくいっていなかったりした場合、お金を持っているというだけでは問題は解消されません。何が自分を最も不幸にすると思うかと尋ねると、人はしばしば、手足を失うことを挙げます。しかし、半身麻痺者や四肢麻痺者は適応して、[68] ほとんど普通の生活をしており（もちろん、多少の便宜の提供を受けて）、最終的には、自分の人生を想像していたよりもはるかに幸せだと評価しています。

幸福について、ダライ・ラマは言います。

私はたいてい幸福を、より多くの満足感という意味で説明します。幸福は、必ずしも楽しい経験ではなく、深い満足をもたらしてくれる中立的な経験なのです。

何がダライ・ラマを真に幸せにしてくれるのでしょうか？　彼は言います。

最終的には、他人を幸せにすることから最大の恩恵を得ることができます。

メキシコ合衆国のビセンテ・フォックス元大統領[69]も同じ意見です。「幸せの秘訣は何ですか？」と私は彼に聞いてみました。

肝心なのは、私がとにかく幼稚園から大学までずっと、ある一つの考えに傾倒していたことです。私にとっては、歴史上、最大の大学システムと最多のキャンパスを作ったイグナチオ・デ・ロヨラが全てです。そして、彼には一つの教えがあります。それは「他人のためになるようにしなさい」ということです。他人のためになることが幸せへの近道です。できるだけ多くのものを与えれば、期待以上のものが返ってくるのです。

これが、フォックス大統領がメキシコ史上最高の支持率を得た理由かもしれません。年齢を重ねる中で健全な感情を育てるための最大のヒントは、他の人を助ける方法を見つけることです。他の誰かの人生をより良くするために働いていれば、落ち込んだり憂うつな気分になったりするのはずっと難しくなります。

第5章 社会的要因——人々との関わりの影響力

哲学者ジャン・ポール・サルトルは次の有名な言葉を残しました——「地獄とは他人のことだ」[1]と。いいえ。長生きしたければ、そうではありません。長い健康寿命と長寿への鍵の一つは、社会的なつながりです。

孤独は早期死亡率と関係があります。[2]心血管疾患、パーソナリティー障害、精神病、認知機能の低下など、思いつく限りのあらゆる医学的問題と孤独との関わりが示されてきました。孤独はアルツハイマー病を発症する可能性を倍増させます。また、ストレスホルモンの産生を増加させ、それが今度は、関節炎、糖尿病、認知症、自殺未遂の増加につながります。炎症を引き起こし、[3]インターロイキン6（IL-6）などの炎症性サイトカインを増加させ、神経新生、すなわち新しいニューロンの成長に対する運動の有益な効果を打ち消します。[4]孤独は1日に15本タバコを吸うよりも健康に良くありません。[5]慢性的に孤独な状態が続くと、[6]今後7年間で死亡するリスクが30%上昇します。

孤独と社会的孤立は同じではありません。社会的孤立は、人との交流が少ないことを指し、客観的に評価できます（例えば、1週間に何人の人とどのくらいの時間交流しているかなど）。孤独は完全に主観的なもの——感情の状態です。社会的孤立は計算できます。孤独は感じるものです。

人は、パーティーの最中や大家族の中など、他人に囲まれていても孤独を感じることがあります。

孤独は、意味のある関係から切り離されているときの感情であり、それは、認められていないときや誤解されているときの感情、親密な関係の欠如から生じます。配偶者を持つと助けになることはありますが、必ずではありません。独りを楽しみ、孤独を感じない人も間違いなくいますし、同様に、常に他人と一緒にいて世間話をしたりしているけれども、完全に孤独だと感じている人もいます。独身であることは孤独感や健康上の問題のリスクを高めますが、結婚しているからといって必ず役に立つわけではありません——全ての結婚が幸せなものだとは限らないからです。

もちろん、社会的孤立は孤独につながる場合もありますし、老年期にはさまざまな要因によってその両方が増す場合もあります。定年退職した人は、同僚との付き合いがあっという間になくなります。友人が亡くなります。健康や移動の問題により、外出が難しくなります。多くの現代社会に存在する年齢差別は、評価されていない、必要とされていない、あるいは無視されているといった気持ちを高齢者に抱かせます。若い友人たちや家族は自分の生活に追われ、高齢者を訪ねる時間をとらないかもしれません。英国政府の調査[7]によると、20万人の高齢者が1カ月以上友人や親戚と会話をしていないという結果が出ています。そのような極端な社会的孤立は明らかに孤独につながります。

これは現代特有の問題のようです。ハーバード大学の政治学者ロバート・パットナム[8]は、著書『孤独なボウリング——米国コミュニティの崩壊と再生』（柏書房、原題 *Bowling Alone*）の中で、現代社会に感染している「腐食性の個人主義」を批判しています。彼は、不健全な傾向と思えるものが増えており、その例として、政治的無関心、教会の礼拝への不参加、労働組合の衰退、ブリッジクラブやディナーパーティー、ボランティア活動や献血の減少が見られると記録しています。

ニューヨーク大学の社会学者エリック・クライネンバーグ[9]はこう付け加えます。

> 世界中の社会が個人主義の文化を受け入れている。多くの人々がこれまで以上に、独り暮らしをし、独りで高齢化している。新自由主義的な社会政策は労働者を不安定な自由契約選手《フリーエージェント》にしてしまい、仕事がなくなると物事が急速に崩壊してしまう。労働組合、市民団体、近隣組織、宗教団体、その他の伝統的な社会的連帯の源は着実に衰退している。私たちは皆、ますます自分独りで生きていると感じるようになってきている。

クライネンバーグは続けて、おそらく逆説的に、孤独の原因として通信技術の台頭を暗示しています。フェイスブックをはじめとするＳＮＳが現れたとき、それらのサービスは、アップル、マイクロソフト、グーグルのようなハイテク企業と一緒に、インターネットは実りある充実したオンラインコミュニティーを立ち上げ、より力強く意味のある関係をつくり出すのに役立つだろうと予言しました。しかしそれどころか、実際にはここ何年かで分裂が深まっています。私たちには、フェイスブック、インスタグラム、ツイッター、キーウィボックス、ヴァイン、タンブラー、リンクトイン、ピンタレスト、ＱＱ空間、新浪微博、ミーウィ上に何千人も「友達」がいるかもしれませんが、それらが充実した関係であることはまれです。これに関して説得力のある研究はまだ発表されていませんが、サイバースペースでの交流は、実際の人間同士の接触のようにはオキシトシン、プロラクチン、エンドルフィンの放出を誘発しないのは間違いありません（拙著 *The Organized Mind* で述べたように、

「いいね！」をもらうと、中毒性のあるドーパミンが分泌される可能性はありますが[10]）。そして不幸なことに、最も損害を被っているのは失業者、避難民、移民であり、彼らの生活や社会圏は深く切り離されています。彼らが孤独になると、育成してくれるコミュニティーを再構築するのはきわめて困難です。

社会的孤立と孤独は、神経伝達物質であるグルタミン酸塩のレベルの低下と関連しています。グルタミン酸塩は脊椎動物に最も豊富に存在する神経伝達物質であり、脳の細胞全体への信号伝達に重要な役割を果たしています。それが、ＭＳＧとして知られる中華料理によく使われる風味増強剤、グルタミン酸ナトリウムとどんな関係があるのかというと、どちらも、アミノ酸の一つであるグルタミン酸の一種です。正常な脳機能は、細胞外液中のグルタミン酸塩を低レベルに維持することに依存しており[11]、過剰に高レベルになると細胞死につながる可能性があります。グルタミン酸塩分子を追い詰めて中和する、オキサロアセテートやグルタミン酸ピルビン酸転移酵素《トランスアミナーゼ》という名前の化学捕捉剤の複雑なシステムをはじめ、多くのメカニズムがグルタミン酸塩のレベルを低く保つために進化してきました。まだ答えが出ていない疑問は、食事の中のグルタミン酸塩がグルタミン酸塩の脳レベルに影響を与える（これは良くないことです）可能性があるかどうかです。ここで血液脳関門の出番です。脳に出入りする分子は全て2つの膜を通過しなければならず、それぞれの膜は異なる分子を通過させないようにするための特定の性質を持っています。これらの膜は、特定の食物をあまりに大量に食べたりわずかしか食べなかったりすることで、脳の化学組成がめちゃくちゃになるのを防いでいます――事実上、脳内化学物質レベルのホメオスタシスを促進する保護機能と言っていいでしょう。これまでの証拠からは、ＭＳＧの摂取は脳内のグルタミン酸塩のレベルを有意には変化させないことが示唆されています。[12]

あまりにも高いグルタミン酸塩レベルの有害な影響に加え、あまりにも低いレベルは孤独や社会的孤立に関連があるとされています。こうしたケースでは、脳内のグルタミン酸塩レベルを上げると役に立つかもしれません。研究者たちは、その効果がありそうな薬を特定することに取り組んでいます。私は、些細な不調も一つ残らず医薬品の介入に頼るべきだと言いたいのではありませんが、一部の人々にとって、社会的孤立（と社会的不安）は心身を衰弱させ、麻痺させる病気です。団塊の世代に属する特定の人々を喜ばせるかもしれない発見の中で、ＬＳＤやシロシビン[13]などの幻覚剤は、孤独感とうつ病のいずれの感情をも持続的に減少させることが示されており、ケタミンは、症状の軽減――短期的なもののようですが――をもたらすことが示されています。

社会的孤立や孤独感は、遺伝子を変えることさえあります。社会的孤立、孤独、うつ病は遺伝子発現に影響を与え[14]、脳内の炎症の増加や抗ウイルス性インターフェロンの産生低下を引き起こします。孤独な人々はＨＰＡ軸の活性化が進み、社会的脅威に対して過敏になります。彼らは、世界のほとんどの人がしきりに自分に危害を加えたり、屈辱を与えたり、嘲笑的、軽蔑的な態度をとろうとしていると思い込むかもしれません。この点では、慢性的に孤独な人はＰＴＳＤを抱えた人に似ています。

社会的孤立は、脳内の恐怖と攻撃性と結び付き[15]、持続的な恐怖心、脅迫的刺激に対する過敏性、他者に対する攻撃性を増大させます。例えば、マウスは通常、脅迫的刺激に遭遇すると（鹿のように）固まってしまいます。これは自然界の彼らの捕食者の多くが動きを手がかりにして位置を特定するためです。脅迫的刺激がなくなると、[16] 通常のマウスはすぐに凍りつくのをやめますが、社会的に孤立しているマウスは、脅威に過敏に反応してしまうため、凍りついたままの状態が長く続きます。

脳の奥深くには、被殻と呼ばれる小さな組織があります。それは不思議な存在で、音楽、神経疾患、発話構文、創造性などの脳画像化研究において繰り返し現れます。また、感情、特に憎しみの研究にもおいても現れ[17]――一部の犯罪者には（海馬、扁桃体、側坐核とともに）被殻の構造的異常があります――反社会的行動における被殻の役割を示唆しています。被殻が大きくなることは他者への攻撃性の増加と関連していますが、[18] 被殻が小さくなることは[19] アルツハイマー病と関連しています。

被殻は非常にさまざまなものに関与しており、脳の非常に多くの部分とつながっているため、科学者たちは被殻の役割を特定するのに苦労してきました。私には、この神経繊維の束が報酬と意欲、そして脳の化学的報酬システムにおける被殻の役割に関係しているように思えます。また、被殻は社会的不安を調節している可能性があります。[20] 他人を避けようとする人は、被殻のドーパミン受容体の密度が低く、そのことが他人――たとえ好きな人であっても――と一緒にいることからもたらされる快感を阻害している可能性があります。

しかし、これが神経生物学的なものだからといって、そういった人々の脳が常に他人を避けるように運命づけられているわけではありません。遺伝的要因があるのは明らかですが、ドーパミン放出システムの形成は、幼少期や思春期にどんな種類の社会的相互作用を経験するかを含めて、幼少期の環境や社会的要因に大きく影響されることもわかっています。これらの要因が重なって、後の成人期に他者へのよそよそしい態度や引きこもりにつながる可能性があります。

しかし、前章でお話しした、TEDトークで脳はただの化学物質の入れ物ではないと語ったカリフォルニア工科大学の神経生物学者、デヴィッド・アンダーソンの研究を思い出してみてください。脳のある部分のドーパミン受容体が、他の部分のドーパミン受容体と同じ働きをするとは限りません。被殻では、ドーパミン受容体は社会的関与を抑制しています。しかし、近くの2つの組織、腹側線条体と淡蒼球《たんそうきゅう》では、ドーパミンの取り込みが低下すると、衝動性が高まり、単調さを嫌うようになります。

被殻などの組織や、社会的関与に報酬を与える神経化学物質の存在は、他者と一緒にいたいという欲求に向かう古い進化の歴史を示唆しています。淡蒼球などの他の組織は、衝動制御を管理するための進化的基盤を示唆しています。私たちの社会的な欲求や行動は、遺伝子、文化、機会の3要素に脳がどのように反応してきたかによって影響を受けているのです。

社会的孤立についてできること

孤独の治療法はありますか？　最初のステップの一つは、自分が孤独だと認め、それをどうにかしたいと認めることですが、ニューヨーク＝プレスビテリアン病院の指導医であるデュルフ・クラーによると、事はそう簡単ではありません。

孤独はとりわけ扱いが難しい問題だ。[21] 孤独を受け入れ、孤独だと宣言することは深刻な不名誉を伴うからだ。自分が孤独だと認めるのは、まるで自分が人生の最も基本的な領域——帰属、愛情、愛着——で失敗したと認めているかのように感じてしまうのだ。それは面目を保とうとする本能を攻撃し、助けを求めるのを困難にする。

人ごみの中でも孤独を感じることはできるので、治療法は単に社会的孤立を減らすことだけではないのは明らかです。しかし、外に出て人々の間にいることは良いスタートです。

デヴィッド・アンダーソンはキイロショウジョウバエの社会的孤立を研究してきました[22]。人間に比べて神経的に原始的だと思うでしょうが、ショウジョウバエは間違いなく社会的行動を示します。mRNA（メッセンジャーRNA）の翻訳に関連するタンパク質のかなりの数が、ショウジョウバエと人間の間では非常に類似しています[23]（両種の間には7億8000万年の進化の隔たりがあるにもかかわらず）。このことは、恐怖と社交性がきわめて古い人間以前のメカニズムによって結び付いていることを示唆しています。繰り返しになりますが、私たちは、自分自身が行動と環境や他者に対する反応を起こすと思っているでしょう。しかし、少なくともある程度までは、神経化学物質やホルモンの見えない糸が私たちを操って、私たちを踊らせたり、相手に近づけたり、凍りつかせたりしながら、自分が主導権を握っているかのような錯覚を与えているのです。

アンダーソンはこのメカニズムをマウスでも研究しています。2週間社会的に隔離[24]されると、ストレス反応を引き起こす特定の神経化学物質、ニューロキニン（Tac2／NkB）の産生が増加します。オサネタント（Tac2／NkB受容体拮抗薬または阻害薬）という薬剤でその産生をブロックすると、ストレスの影響は中和され、社会的に隔離されたマウスは通常のマウスのような行動をとります。逆に、Ｔａｃ２／ＮｋＢを増加させると、社会的な環境で飼育されたマウスは、社会的に孤立しているかのような行動をとります。興味深いことに、オサネタントを１度投与しただけで、社会的に孤立したマウス——治療前は他のマウスに対して非常に攻撃的な行動をとっていた——は、他のマウスと一緒のケージに戻せるようになり、攻撃的ではない普通の行動をとるようになりました。攻撃性を引き起こす原因であることが判明したのは、アンダーソンのショウジョウバエの研究で見られたのと同じ神経化学物質、タキキニンです。アンダーソンが言うように[25]「刑務所収監者の暴力行為の増加など、よく知られた有害効果をこの薬が緩和できるかどうかという問題が提起されて」います。あるいは、老人ホームに閉じこもりがちで、動揺や混乱を感じがちな人々を助けられるかどうかも。

これらの重要性は、単に社会的孤立の悪影響の克服にとどまらず、さまざまな心の健康問題の広範な治療にまで及んでいます。Ｔａｃ２／ＮｋＢのような神経化学物質のレベルをきわめて正確に調節できるようになれば、今後数年で精神衛生医療が劇的に改善されるかもしれません。オサネタントは現在、人間には使用できませんが、この分野は急速に変化しており、今後数年間で多くの革新的な発展が期待されています。

Ｔａｃ２／ＮｋＢの話は、社会的孤立がどのように攻撃性や恐怖を引き起こすのかについては多少教えてくれますが、なぜ一部の人々がそこから抜け出すのが難しいのかについては教えてくれません。社会的孤立とは多くの場合、社会的交流によって通常なら脳で生じるはずの報酬を得られないために、人々が自らに課すものです。つまり、通常の状況下では、人は他人と一緒にいるのを楽しみます――全ての霊長類と同様に、人間は社会的な種なのです。積極的な社会的相互作用によって、脳内で、特に脳の最も重要な報酬中枢である側坐核でオピオイドが放出されます。人は社会的経験によって、いじめられたり、嘲笑されたり、屈辱を受けたりすると、他者と一緒にいることの生まれながらの快楽経験が恐怖のシステムに乗っ取られてしまう場合があります。そのような否定的な相互作用、もしくは側坐核と関連大脳辺縁系の器質的な損傷、もしくは自然な加齢に伴う脳の収縮のいずれかの理由で報酬系に障害を受けた人は、社会的交わりがもはや報酬を与えてくれないため、非社交的になる傾向があります。マウスの側坐核を直接刺激すると[26]、遊びや社会的意欲の増加につながりますが、今までのところ、人間でこれを行うことはできません。しかし、マリファナ、モルヒネ、メチルフェニデート――それぞれ、内因性カンナビノイド、内因性オピオイド、ドーパミンの受容体を調節する――のようなカンナビノイド類など、報酬中枢の活性を高める薬物を用いた間接的な刺激は可能です[27]。ドーパミン値を増加させるもう一つの薬物はアルモダフィニルで、これは通常、時差ぼけや発作的睡眠症《ナルコレプシー》を治療するために使用されますが、人によっては、目新しさを求めるドーパミン作動系を微調整するため、社交性が高まるという副次的効果があります。

　私が神経科学者ヴィノッド・メノンと共同で行った一連の研究は、音楽がこの同じ報酬中枢を活性化できることを示しました。パーティー、レストラン、政治集会などの社交的な場では音楽がよく使われますが、グループで音楽を聴くと、オキシトシンという社会的絆を促進するホルモンが放出される証拠があります。私たちの研究では、脳スキャナーという無菌の隔離区域の中で独りで音楽を聴いているだけでも、これらの報酬中枢が明るくなるのがわかりました。それなら、薬物を使用せず、ただ音楽を聴くだけで社会的孤立感や孤独感が軽減される可能性があるわけです[28]。突き詰めると、音楽を聴くとき、私たちは音楽家たちと一緒にいるようなものなのではないでしょうか？

パキシルとゾロフトという2つのＳＳＲＩ（選択的セロトニン再取り込み阻害薬）は、主に抗うつ薬として知られていますが、社会的不安を緩和し、人々が他人との交流を楽しむのに役立つことが示されています。治療がすぐに効かなくてもあきらめないでください――「治療ラグ[29]」と呼ばれるものが生じることもあります。自分の状況に合った薬や用量を見つけるには、試行錯誤が必要な場合があるのです。

一方、このような薬は広く処方されていますが、その有効性への疑問が高まってきています。患者は、医師が何かしら処方してくれないと料金をごまかされたと感じる場合が多く、医師にとっては往々にして、多くの国でまだ不名誉なレッテルが貼られている心理療法を受けるよう患者を説得するよりも、処方箋を書く方が簡単なのです。先に述べた認知行動療法（ＣＢＴ）は、ノルウェーの研究で、薬物療法のみ、もしくは薬物療法とＣＢＴの併用よりも効果的であることが示されました[30]。薬物の問題は、一時的に気分を良くすることで障害をカモフラージュし、自力での感情調節を学ぶのを妨げがちなことです。

感情のコントロールは、健康寿命を延ばすための基本です。特に、睡眠衛生、食事、身体活動などの生活習慣をコントロールするのを学ぶことは[31]、感謝の気持ちなどの肯定的感情に注目するのを学ぶことと同様、孤独感を軽減します。感謝の気持ちは、重要であるにもかかわらずしばしば見過ごされる、感情と心の状態です。感謝の気持ちは、人生に関する悪いことではなく良いことの方に私たちを注目させ、私たちの見通しをポジティブな方向にシフトします。ポジティブ心理学は、心理学がこれまで障害や調整の問題ばかりを重視し、人生を最も価値あるものにするのは何かという側面を無視していたという確信から生まれました。ポジティブ心理学は、感謝の気持ちを表す人々は幸福感が高いことを発見しました。

これに関連して、多くの研究では、宗教を信じる人々は無宗教の人々よりも幸せであることが示されています。これにはいくつかの説明がありますが、その説明はあなたが想像しているかもしれないものとは少々異なります。宗教を信じる人々が幸せなのは、神を信じているからとか、神が自分を見守ってくれているという安らぎを感じているからではありません。こうしたことは宗教を信じる人々にとって重要であり、目的意識や道徳的・倫理的下地を、あるいは単に自分たちは正しいことを行っているという信念を与えてくれるかもしれませんが、幸福の要素ではありません。研究によると、宗教を信じる人々がより幸せを感じる理由は、宗教が祈りを通じて感謝の気持ちを高め、目的意識と意義と社会的つながり――この3つは、出身地に関係なく多くの人に恩恵をもたらします――を与えてくれるからだとみられています。このような社会的恩恵は、無宗教の人が音楽鑑賞グループに参加したり、炊き出しでボランティアをしたり、近所の人と野外パーティーをしたりすることでも得られるようです[32]。また、宗教を信じる人々であっても、コミュニティーに属していない人は属している人ほど高いレベルの幸福を享受してはいないようです。

私たちの多くは社交の場で居心地が悪いと感じますが、そういった感情を和らげるのに役立つプログラムや活動があります。ブッククラブ、ハイキンググループ、トーストマスターズやロータリークラブのようなグループ、世俗的なものでも宗教的なものでもボランティア組織に参加することが助けになります。

パロアルト医療財団が開始した革新的なプログラムは、リンケージ（linkAges）と呼ばれています（〝世代をつなぐ〟［link ages］とも〝つながり〟［linkages］とも読める言葉遊び）。このプログラムは、若者と高齢者のサービスのやりとりを促進する交換システムとして機能します。リンケージ・コミュニティーのメンバーは、助けてほしい内容をオンラインで投稿します。例を挙げると、高齢のメンバーは、病院への交通手段を求む、電球の交換を手伝ってもらいたい、など。若いメンバーは、ギターのレッスンを受けたい、新しいビジネスのための貸借対照表の作成方法を学びたい、などです。例えば、ティファニー（27歳）がジューン（77歳）の菜園の植え付けの手伝いをして、2時間のクレジットを取得したとします。その後、ティファニーはギターのレッスンを受けたいと思い、ラメシュ（32歳）からレッスンを受けます。ティファニーは彼女のクレジットを時間単位で交換し、ラメシュは新しいクレジットを獲得します。ラメシュはオンラインのギター教室を始めたいと思い、かつて大企業の経理責任者だったジューンに自分のクレジットを使います。彼女はラメシュに貸借対照表の作成方法を教えます。ティファニーとラメシュはそれぞれの立場でジューンと交流する機会を得、ジューンは自分の知識を必要としている人に伝えることによって、目的意識と自尊心を高められます。パロアルト医療財団の医師であるポール・タン[33]が言うように、「毎日遊び相手が必要なわけではないが、自分が高く評価されていること、社会に貢献していることを知るのは、ものすごい自己再確認になる」のです。

カナダ老化縦断研究所[34]によると、75歳以上の女性の30％が孤独であると報告しました。高齢者の孤独の問題に対処するための一つの創造的な方法は、世代間住宅です。このプログラムは、若い成人（多くの場合、学生）と高齢者を組み合わせるもので、オンタリオ州、ケベック州、ノバスコシア州に存在します。例えば、オンタリオ州ロンドンのプログラム「共生」では、大学生が老人用施設で高齢者のそばで暮らしています。この共同住宅プロジェクトは、マクマスター大学の大学院が運営しており、安全で手頃な価格の住宅を必要としている学生と、交友を必要としている地元の高齢者をつないでいます。英語力を向上させようとがんばっている留学生たちは会話を練習できる機会から利益を得、高齢者たちは家事を手伝ってもらうことで利益を得ます。どちらのパートナーも、社会的孤立の解消とコミュニティーを共有する感覚から利益を得ています。

高齢者の社会性の変化

ローラ・カーステンセンは、サンフランシスコ近郊でエイズ危機が勃発したとき、スタンフォード大学の若い助教授でした。当時、ＨＩＶ陽性であることはほぼ確実な死刑宣告を意味しました。老化に関心のある心理科学者である彼女は、大部分が若者であるＨＩＶ陽性者が、人生を断ち切られようとしている中で、差し迫った死にどのように対処するだろうかと考えました。自らに残された時間という点では、彼らは高齢者に似ていました――もしあるとすれば、どのような心理学的類似点があるのでしょうか。

カーステンセンは、社会的な目標は大きく分けて、知識の獲得と感情の自己調節という2つのカテゴリーに分類できると提唱しています。さらに、私たちの多くは自分の時間がいずれは尽きることを認識しており、このことは、生涯の異なる時点における私たちの目標に影響を与えます。生涯にわたって、人は社会的・感情的リスクを最小限に抑えながら、社会的・感情的利益を最大化できるように、戦略的かつ適応的に自らの社会的ネットワークを育成する選択プロセスに従事している、と彼女は述べます。[35] 時間が無期限である――ほとんどの若者にとってそうであるように――と認識されているとき、目標は準備的になる可能性が高く、私たちは将来を最適化することに時間を費やします――例えば、情報を集めたり、自分の限界を見つけるために自分自身を追い込んだり、新しい技能を習得しようとしたりします。若い成人はしばしば、後に役立つだろう活動を非常に重視します。結局のところ、今この瞬間にあまり役に立たないものの最たる例でなければ、学校とはいったい何なのでしょうか?

対照的に、時間の制約があると認識されている場合、[36] 目標は今現在行うことができる有意義な活動に重点が置かれるようになります。その結果、目標は将来の知識や人脈を重視するものから、感情的状態を重視するものへと変化し、平和、幸福、大切な友人関係を求めるようになります。時間が限られているときには、人生から感情的な意味を引き出すという目標が、短い将来の中で長期的見返りを最大化する目標よりも優先されます。もちろん、若い人が意味に関わる目標を追求し、高齢者が知識の習得に関わる目標を追求する場合もあります。変化するのは、相対的な重要性です。そして、パブロ・カザルスにとってそうであったように、知識や技術の習得自体がその瞬間に喜びをもたらすものならば、その目標は年齢を重ねても弱まることはありません。

カーステンセンが、人生の終わりを迎えようとしているＨＩＶ発症者の若者たちを調査したところ、彼らがどのように時間を過ごしたいかという目標は、人生の終わり間際の高齢者たちの目標と非常に似ているのがわかりました。彼らは、大事な人や親しい人と一緒に時間を過ごすことを望み、準備的なものより、今この瞬間に感情的に意味がある活動をより重視したのです。カーステンセンはこれを社会感情的選択性理論[37]と呼んでいます。実年齢ではなく時間的な視点が、社会的な意欲におけるこうした変化を駆り立てます。利益を得るときにそこにいないのであれば、なぜ新しい人脈に時間を投資する必要があるでしょうか？　時間がなくなりつつあるときに重要なのは、あなたの感情的な人生を育んできた長年の深い有意義な友情を保つことなのです。

もう一つの年齢に伴う興味深い変化は、私たちが世界とどのように関わるか[38]に関係しています。中年の大人は、自分の環境を自分の思い通りにすることにエネルギーを注ぐ傾向があります——例えば家の改装や新築など、自分の世界を自分の好きなように形作ろうとします。高齢者は、環境に合わせて自分を変えることに注力する傾向があります。加齢という難問に対処するため、高齢者は、若い頃のような活動が難しくなってくると、より達成可能な目標を追求し、ますます期待や活動を調整する戦略に訴えなければならなくなります。

幸いなことに、多くの場合、年齢を重ねると感情のバランスが改善[39]されます。このバランスの一部は扁桃体の不活性化によるものかもしれません。私たちは、年齢を重ねると、否定的な考えを持ちにくくなり[40]、恐れを感じにくくなります。扁桃体は脅威を検知してそれに反応する役割を担っており、その結果、脳内の化学物質（ノルエピネフリン、アセチルコリン、ドーパミン、セロトニン）や体内の化学物質（アドレナリンやコルチゾールなどのホルモン）が分泌されることがあります。恐怖心が強く、感情のバランスが崩れている高齢者をご存じかもしれませんが、統計的な傾向は異なります（そのようなケースはアルツハイマー病や認知症などの併存疾患によるものかもしれませんし、単なる自然な個人差によるものかもしれません。個人的に顕著なケースがいくつかあったとしても、感情的バランスの改善という全体的な傾向を否定するものではありません）。

社会感情的選択性理論は、年を重ねるにつれて、私たちは将来の計画対象期間が短くなっていることをますます意識するようになると述べています。この意識は、私たちが感情的な意味、感情の調節、そして幸福を優先させることにつながります。また、肯定感《ポジティビティー》効果も発達します。高齢者は若い成人よりもポジティブな経験の方に注意を払い、それを記憶に留めます。これらのことは高齢者の客観的な幸福度の減少を緩和し、主観的な幸福度と肯定感のそもそもの増加につながる可能性があります。

自己効力感

老年期にはしばしば定年退職と（願わくは）子供たちの自立が訪れますが、それに伴って重要な心理的変化が起こります。組織や社会の中で特定の機能を果たすことにもはや責任を持たなくなるのです。その責任感の喪失は、行為主体性の感覚――自分が世界でなすことが重要であり、自分は他の人々にとって重要であるという感覚――の広範な喪失につながる可能性があります。自分が周りの状況をある程度コントロール[41]できるという信念は、私たちの幸福のために不可欠であり、心理学的、生物学的に必要だと考えられています。このような、状況をコントロールすること、そして自分自身の過ちを正す能力を持つことは、成功を収めたモンテッソーリ・メソッドで幼い子供たちに教えられる重要な原則です。幼い子供にとって重要であれば、高齢者にとっても重要かもしれません。

介護施設や老人用施設など、いわゆる「老人ホーム」について考えてみましょう。多くの場合、調理や掃除など、以前は入居者が自分でやっていたことを全てスタッフがやってくれます。身体の不自由や認知症のために自分のことができない人は別として、できるはずの多くの人が、しないように勧められ、「リラックスしてのんびり過ごしてください」と勧められます。そこから多くの高齢者が聞き取るメッセージは「あなたには能力がない、あなたはもはや重要ではない」というものです。こうした施設にいる多くの高齢者の衰弱した状態は、少なくとも部分的には、何も決める必要のない環境で生活するよう勧められている結果として生じているのかもしれません。この状態は可逆的なものなのでしょうか?

1970年代のある画期的な研究では、介護ホームにおける選択と責任[42]について調査が行われました。入居者の半数には、植物の鉢植えが与えられ、介護スタッフが水やりと世話をすると伝えられました。残りの半数には、最初に植物を望むかどうかの選択肢が与えられ、「はい」と答えた場合、その世話をするのは自分の責任だと言われました。この単純で些細と思われる介入は劇的な結果をもたらしました。観葉植物の世話というごく小さな選択と責任を与えられた居住者の方が、幸せで活発でした。他の人を訪問したり、スタッフと話したりする時間が多く、機敏さも大幅に優れていました。

アルバート・バンデューラ（現在94歳、スタンフォード大学の教授で、過去1年間に3本の主要な科学論文を発表している）は、人は自分の周囲の状況をコントロールできるという信念を表現するために、「行為主体性」（agency）と「自己効力感」（self-efficacy）という用語を使っています。[43] 自己効力感が高ければ高いほど、自分で設定する目標も高くなります。自分でコントロールできるという感覚は精神生活の必需品です。自分が自分の状況をコントロールできていないと認識している人は、あらゆる方法でコントロールを獲得しようとし、潜在的に問題行動を起こしたり、法律を破ったり、愛する人に怒りをぶつけたり、摂食障害を発症したりする可能性があります。脳の奥深くにある例の不思議な組織、被殻を覚えていますか？　何か望ましいものを受け取る人は、単に与えられたものを受け取るのではなく、その報酬を選ぶ場合に、被殻の活動が非常に活発になるのです。[44] 選択すると、つまり自分の状況をコントロールすると、脳の報酬系が活性化されるのです。[45] これは、たとえストレスの多い状況下で、「2つの悪のうちのましな方」という選択であっても同じです。私たちが行動を決定できる選択肢があるという事実は、脳内のストレス反応を軽減し、年齢を重ねる中で、より健康な脳をもたらす可能性があるようです。

選択、コントロール、自己効力感、行為主体性という考え方と密接に関係しているのが、機能的自律性という考え方です――私たちは本当に、自分が欲することを自由にできるのでしょうか？　加齢に伴い、自分の能力が徐々に衰えたり、場合によっては崩壊したりするため、必然的に他人に頼りがちになります。私の祖父は、自分で自宅周りの便利屋仕事をするのが大好きでした。しかし、62歳になる頃には、ちょっとした修理でさえも配管工を呼ぶようになりました。狭い場所に無理やり入ったり、屋根裏部屋に自分の体を持ち上げたりするのに疲れてしまったのです。背中が痛み、以前のような手先の器用さもなくなりました。亡くなる少し前に書いた家族への感動的な手紙の中で、彼は自分の態度や能力の変化を嘆き、後悔していました。彼は自分のことがあまり好きではなくなったと感じていました。この種の変化は自然なものです。しかし研究は、私たちが年を重ねるにつれて、こういった話の中で友人や家族がきわめて重要な役割を果たす[46]ことを示しています。もし周りの人々が私たちの自律性を支え、励ましてくれれば、私たちはもっとうまくやれる傾向があります。もし私たちの自律性をくじき、今まで通りのことをしてはいけないと説得しようとする人たちに囲まれていれば、私たちの人生はあっという間に道から外れてしまいます。私は祖父の修理の手伝いをし、祖父は後の世代に伝えられる技術を持っていることに大きな喜びを感じていました。

もちろん、愛する人に介入して自律性を妨げなければならない場合もあります。私の母方の祖母は95歳でアルツハイマー病と闘っていましたが、コンロの上に物を置いたまま忘れてしまい、何度かアパートに火をつけそうになりました。掃除も忘れ、自立した生活ができなくなりました。母は熟慮と相談の末、祖母を老人ホームに入居させました。それは良い施設でした。そこのスタッフは、祖母にできることは全て彼女に決めさせ、祖母の自律性をないがしろにせず、高めてくれました。祖母は食事の時間は選べませんでした。プログラム化されていたからです。施設内の部屋も選べませんでした。でも、何を食べて、どこに行って、誰と過ごすかは自分で決めることができました。祖母は関係のない問題で、96歳の時に睡眠中に亡くなりましたが、ホームには友人がいて、認知症が進んだ状態でも晩年の楽しみを見つけていました。

アメリカには、入居者が通常は自分の部屋を持ち、その人に合わせた注意とケアが提供される、自律性を重視した支援付き住宅（ＡＬ）系施設があります。施設内にはパブ、プール、ジムなどがあり、ホスピタリティーを重視しています。

ＡＬ施設は、自宅での生活では得られない社会化の機会を人々に与えてくれます。90歳が直面する問題は自宅でもＡＬ施設でも同じですが、ＡＬ施設はその多くを解決してくれます。誰かが着替えを手伝ってくれて、その後、パブに行ってビールが飲めるのです。

仕事の力

ウォルター・アイザックソンは、最も偉大な創造性は他者との交流、つまり興味深いアイデアを持った他者と話すことで得られる類の異種交配から生まれる、と指摘しています。レオナルド・ダ・ヴィンチが最も有名な作品である『最後の晩餐』と『モナリザ』を制作したのは、ミラノに移り住み、さまざまな企てと学問分野を持った人々に囲まれた後でした――１４７０年代のミラノは創造性に満ち溢れていました。ベンジャミン・フランクリンは、１７２７年（彼がまだ21歳の時）にフィラデルフィアで、異なる背景と視点を持った人々が集って語り合ったり議論を戦わせたりできる、レザーエプロン・クラブというクラブを作りました。彼は84歳で生涯を終えるまで、これと同じような形で社会的活動を続けました。

ここから浮かび上がってくることは明らかです。人は、引退すると内向的になる傾向があります。そして、認知機能の低下や気分の乱れが定着する可能性があります。これは全ての人ではありませんが、非常に多くの人に当てはまります。そしてうつ病が、最初は気づかれないまま忍び込み、少しずつ作用し始めますが、私たちは、まだ自分に対する分別と変わろうとする意志を持っている間は何もしません。その後、誰か身近な人が私たちの態度や生気の変化に気づきますが、それを治そうとするのは苦しい戦いになります。ほとんどの場合、退職は、接触する人の数が急激に減り、有意義な仕事に従事している感覚がなくなることを意味します。

しかし例外もあります。偉大なジャズサックス奏者のソニー・ロリンズがその一人です。80歳の時、彼はニューヨーク市の自宅を出て、恋人と一緒に、「誰かがやって来て、ベルを鳴らす心配のない場所」であるニューヨーク州北部に引っ越しました。ソニーのような性質の人にとって、社会的な交流はストレスを与える不幸な要素になります。彼は2013年に肺線維症と診断された後、サックス演奏からは引退しましたが、活動を続けています。彼はヨガをしたり、歌ったり、東洋哲学を深く読んだりして時間を過ごしています。ツアーで公演し、何千人もの人々と出会う生涯を送った後で、ソニーは孤独の中に喜びを見いだしているようです。誰もが社交のおかげで元気になるとは限りません。

しかし、私たちのほとんどにとって最良の助言は、「仕事をやめない」ことです。ジークムント・フロイトは、人生で最も重要なのは健全な人間関係と有意義な仕事の2つである、と言いました。これに関する対照実験はなく、高齢者が働き続けるか引退するかを無作為に割り振った研究もありません――私たちにあるのは逸話だけです。しかし、91歳まで下院議員を務めたテキサス州の民主党員ラルフ・ホールから、昨年107歳で亡くなりましたが、自分のユーチューブ料理チャンネルに1300万人の登録者がいたインドの女性マスタナンマまで、その逸話は印象的です。

あるいは、2019年に108歳で亡くなるまで、世界最高齢の存命の理髪師であり、毎日出勤して髪を切っていたニューヨークのアンソニー・マンシネリ[47]もいます。彼の理髪店の店長はこう言っていました。「アンソニーは病欠の電話を入れてきたことがありません。ここには膝や腰を痛めている若者もいますが、彼はとにかく働き続けています。彼は20歳の子よりたくさんヘアカットができます。若い子たちは座ってスマホを見たりメールを打ったりしていますが、彼は仕事をしています」。2017年のインタビューでマンシネリは、仕事を続けているのは、70年連れ添った妻カーメラを14年前に亡くした後も、仕事がずっと忙しくさせてくれて、前向きな気持ちを保たせてくれるからだ、と語りました。（彼は毎日仕事の前に彼女の墓を訪ねていました。）彼が言わなかったのは、理容師は社会的な職業であるということでした。彼は一日中顧客と話をし、そして同僚とも話していました。別の人間――自身の必要性、意見、感受性を持っている誰か――の複雑な道徳観と見えない落とし穴の中をうまく進んでいきながらその相手に対応するのは、人間にできる最も複雑なことと言ってもいいでしょう。それには、調整済みで、快調で、いつでも点火できる状態の膨大な神経ネットワークを行使する必要があります。良い会話の中では、私たちは耳を傾け、共感します。そして共感は健康に良く、後頭頂皮質と下前頭回をはじめとする脳全体のネットワークを活性化します。

長く豊かな人生を送り、大切にされ、社会に貢献していると感じていたのに、突然その輪から外されてしまうのはどんなことか、想像してみてください。これは、ブラジル、中国、フランス、ドイツ、韓国など、世界中の定年制の国々で高齢者たちに起こっていることです。人間の試みのどの分野においてもまだまだやるべきことがあり、それを手助けしてくれる経験と知恵を持った心身共に壮健な人々がたくさんいるのに、なんと悲しいことでしょうか。高齢者は確かに少し遅いかもしれませんし、一定の医療的便宜を図ってあげる必要があるでしょうが、若い人はもっと衝動的で、経験に欠け、生涯にわたる脳の使用から得られるパターンマッチングの技能をまだ身につけていないのです。

スペイン、オーストラリア、アメリカ、イギリスは定年制を廃止していますが、だからと言って年齢差別が根絶されたわけではありません。あなたが70歳の時に会社が人員を削減したり廃業したりしたら、これらの国でも新しい仕事を見つけるのは難しいかもしれません。50歳以降でさえ難しいのです。

しかし、働き続ける人のためのロールモデルには事欠きません。今年、65歳以上の人が10億人を突破し、80歳以上の人が1億2500万人になったのですから、ロールモデルの役割を果たす人々を、その人たちが基準となるところまで増やすことを目指すべきでしょう。

先日、私はある構造エンジニアに家の基礎を見てもらいました（私は地震多発地域のカリフォルニアに住んでいます）。彼は75歳で、もう狭い場所を這い回ったり屋根に上ったりすることはできませんでしたが、何の問題もありませんでした。彼は私がこの家を所有するずっと前から何度かここを訪れており、彼のこの家に関する記憶力と周辺地形に関する知識は信じられないほどでした。彼の3分の1の年齢の検査官が1年前にこの家に来ましたが、その検査官は仕事をするのに倍の時間がかかり、はるかに徹底していませんでした。

ルイーズ・スローターは民主党の下院議員で、２０１８年に88歳で亡くなった時は、まだ選出地区のニューヨークを代表していました。ベティ・ホワイトは97歳になってもテレビで演技をしており、最近では『ボーンズ』や『スポンジボブ・スクエアパンツ』に出演しています。神経科学界の重鎮の一人であるブレンダ・ミルナーは、１０１歳になった今もモントリオール神経研究所に毎日出勤しています。86歳のルース・ベイダー・ギンズバーグ最高裁判事は、３本の肋骨を折ってから1週間もたたないうちに職場に復帰しました。カリフォルニア州ロサンゼルスの第43議会区を代表するマキシン・ウォーターズ下院議員は、現在81歳で、下院で15期目を務めています。彼女は２０１８年と２０１９年に下院金融サービス委員会の委員長として全米の注目を集めました。民主党からは賞賛の声が上がり、共和党からは非難の声が上がっていますが、議会の両側にいる誰もが、彼女を冷静で、落ち着いていて、力強く、聡明な女性として評価しています。好き嫌いにかかわらず、彼女は侮れない力を持っています。彼女はあらゆる世代の声を聞くことを誇りとしています。「若い人たちの関与が不足していることについて、私たちはいつも不平不満を言っています」[48]と彼女は言います。「しかし、彼らは何が自分たちを動かすのか、私に多くのことを教えてくれました。彼らが求めているのは、誠実さと真実、そして自分たちが信じられる誰かだけのように思えます」。

他者と関わること

加齢は私たちの社会的行動に有益な影響を与えます。一般的に高齢者は（確かに例外もあるでしょうが）感情調節が得意です。すなわち、感情のコントロールがうまく、侮辱されても反応しにくく、生活の中でポジティブなことの方に注意を払います。[49] アート・シマムラはこのように説明しています。[50]

こうした成熟の一つの理由は、何十年にもわたる社会的交流を通じて、高齢者は、人がどうお互いに対応するかについて、良いこと、悪いこと、醜いことに直面してきたからです。そのため高齢者は、どう行動し、どうやって健康的な生活を送ればいいかという選択は、人生のポジティブな面に注目すれば最もうまくいくことをよく理解しています。こうしたポジティブ・バイアスは、「小さいことにくよくよするな」という格言にも通じるものであり、精神的幸福のために重要です。瑣末ないら立ちの種を気にするには人生は短すぎるからです。

社会との関わりは脳の機能を維持し、認知機能の低下を防ぐのに役立ちます。疫学的研究では、大きな社会的ネットワークを持ち、[51] 日常的により多くの人と接すると認知症を防ぐ効果があるのが明らかになっています。これは、年齢、教育、初期の健康状態などの他の要因をコントロールした場合でも同じです。社会的活動に従事すると、死亡する可能性さえも減少します。しかし、これは全てポジティブな社会的関わりにのみ当てはまります。もちろん、虐待されたり苦痛を与えられたりするようなネガティブな社会的関わりは、ストレスを増大させ、害を与えるでしょう。

最近行われた76の別々の研究のメタ分析では、人口高齢化に伴う機能低下や認知症を軽減する生活習慣活動を特定することが急務であると結論づけられました[52]。ボランティアはそうした活動の一つであるように思われます。地域の団体、公民館、病院などでのボランティア活動には、仕事を続けることで得られるあらゆるメリットがあります。すなわち、自尊心と達成感、脳を活性化させてくれる他人との日常的交流などです。データによると、ボランティア活動は、うつ病の症状の緩和、自己申告による健康状態の改善、機能的制約の減少、死亡率の低下と関連しているのが明らかになっています[53]。アメリカでは65歳以上の4分の1がボランティアをしており、カナダでは3分の1以上がボランティアをしています（いいぞ、カナダ！）。控えめに見積もっても、このようなボランティア活動は世界中で地域経済に約5兆ドルもの貢献をしています[54]。ボランティア活動は本質的に利他的な活動であり、高齢者による——実のところ、全ての人による——利他的な行為は、身体的、精神的健康の向上と関連しています。

ある対照研究では、ボランティアをしている人々は2つの課題を切り替える能力、および言語学習と記憶力が向上し、脳のスキャンでは前頭前野皮質——高次の推論と実行機能を司る座——の活動が有意に増加していることが示されました[55]。管理職や委員会の役割にボランティアで参加することは[56]、ポジティブな感情の向上に関係していましたが、女性にとってだけでした。なぜでしょうか？

はっきりとはわかりません。男性が黙々と狩りに出かけている間に、女性はたき火に火をくべ、子供たちの世話をしながら、1万年前に優れたコミュニケーション能力を発達させていたのかもしれません。

働いていたときの職業が複雑なものであればあるほど、老年期の認知機能低下を防止できる可能性が高くなります。その複雑さの中には、選択肢が変わっていく状況の中で意思決定をする、他人とやりとりする、新しいことを学ぶ、など——ただの自動操縦モードではこなせない仕事——が含まれます。ボランティアの仕事の複雑さについての研究はほとんどありませんが、ボランティアの人々は基本的に同じ仕事を有償労働者としても行っているので、それを超えたらどんな仕事でも（たとえボランティアでも）単に迷惑になるだけという、複雑さの最適レベルがあることさえ認識していれば、複雑さが利益をもたらすと推論するのは妥当です。

もちろん、全てのボランティア活動が有益なわけではありません。窓のない部屋に閉じこもって非営利団体の勘定を清算するのが仕事で、動き回ることもできず、誰とも交流できないのであれば、メリットがあるとしても限られるでしょう。理想的には、あなたの身体的、社会的、認知的能力に合った仕事を見つけて、少しずつ、ただし限界までは行かないように伸ばしていきましょう。友人や家族に相談して、ボランティア活動の条件が自分の目標や願望に合っているかどうかを確認しておくとよいでしょう。

何かの分野であなたよりも優れているけれども威張らない人たちに囲まれるようにしましょう。私は、45年前にプロとして音楽の演奏を始めたとき、自分がそこでミュージシャンとして一番下手でなければ決してステージには立たない、と自分に約束しました。おかげで、私は今まで一度も失望したことがなく、全てのパフォーマンスは私にとって素晴らしい学びの経験となっています。あなたの成長と新たな探求を励まし、成功を喜んでくれる人たちと一緒に時間を過ごしましょう。高齢者を尊重する社会的な場と、あなたが尊敬できる目標を掲げる地域の組織に自分の長年の知識や知恵を提供できるような役割を探してみましょう。そして、できる限り外へ出かけましょう。外へ。外へ。

第2部

私たちの選択

The Choice We Make

第1部では、なぜ加齢に対して全く新しいアプローチをとるべきなのかという科学的背景を紹介しました。個人差の科学と発達神経科学を組み合わせたこのアプローチでは、能力の喪失ではなく強みと代償メカニズムを重視します。これまで、性格から感情の体験まで、物事がどのように機能するのかを見てきました。第2部では、高齢期ができる限り楽しくなるように――もしかしたら人生最高の時代になるように――私たちが変えていける具体的な行動を見ていきます。変えるのはそれほど難しくはありません。

最終的には、私たちは誰でも死にます。問題は、晩年をどのようなものにしたいかということです。あるケースでは、心臓、肺、腎臓、肝臓は順調に働き続けながらも、頭が衰え、人生に関わることなく、自分がどこにいるかもわからないまま、何年間も生きている高齢者を目にします。私の伯母の一人がそのような人で、これを書いている今、伯母は92歳ですが、15年間、誰も伯母と意味のある会話をしていません。伯母は生きていて、臓器系は正常に機能していますが、「人生を生きる」という言葉から連想されるような喜びも意識もありません。伯母は、人生の健康寿命ではなく病気寿命の中に捕らわれてしまっているのです。

別のケースでは、頭脳明晰な高齢者が自分の体が衰えていくのを目にし始め、急に足をすくわれたような気分になることもあります。しかし、これは多くの人がその方がいいと考えるシナリオです。どちらの場合でも、あなたの体はどこかの時点で衰弱します。体がうまく働かなくなり、大きな光が消えてしまいます。問題は、そのとき、あなたの心は無傷でいられるのか、それとも私の伯母のような味気ない精神生活に追いやられるのか、ということです。

　これまであまり大衆紙で注目されてこなかった要因として、健康の時間生物学《クロノバイオロジー》——私たちの脳と体が関わっている注意、エネルギー、回復、修復の諸サイクルを調整する体内時計のセット——があります。まずそこから始めましょう。これらの体内時計が正常かつ同期的に機能することは、健康と病気、明敏さと認知症を考える上で、これまで認識されていた以上に重大な役割を果たしています。体内時計が正常に機能していないと、ニューロンが退化したり細胞の代謝が低下したりして、細胞の修復や日々のDNA修復を担当する体の正常なシステムが混乱します。体内時計の不備やずれは[1]、アルツハイマー病、パーキンソン病、ハンチントン病、うつ病、肥満、糖尿病、心臓病、がんなどの重大な要因となっています。それを踏まえて、3つの基本的な生物学的プロセス——食事、運動、睡眠——を最大限に活用するためにできる重要な実践事項を考えてみましょう。

第6章 体内時計

夜中の2時なのに、どうしてお腹が空くのか？

夜中に目が覚めて、ものすごくお腹が空いていると感じたことはありませんか？[1] あるいは、寝る直前にすごく活動的な気分になったことがあるかもしれませんね。会議中やコンサート中など（もしかしたら老化と脳についての本を読んでいる最中とか）、不適切なときに寝てしまったこともあるかもしれません。これらのいずれかの経験がある人は、概日《がいじつ》リズムの乱れを経験したのです。概日（circadian）という言葉は、ラテン語の circa（約）と diem（日）から、１９５０年代に科学者が造語したもので、約24時間の周期《サイクル》で働くリズムを意味します。

概日リズム[2]は生物時計の産物であり、地球の24時間という自転周期に対応した進化的適応です。これによって私たちの体と心は、さまざまな状態や状況に適切に備えるために、次に何が起こるかを予測できます。例えば、太陽が昇る時間を予測すると、脳は覚醒物質（オレキシン、ドーパミン、ノルエピネフリンなど）を放出し、寝返りを打って眠りに戻りたくさせるような眠気物質（メラトニン、アデノシン、ＧＡＢＡなど）を抑制することができます。体内時計は私たちを朝さわやかに目覚めさせ、活動の準備を整えてくれます。

体内時計は、進化の歴史の初期、ほとんどの細胞が光に敏感だったときに進化しました。[3] 最終的に、これらの光に敏感な細胞は、植物、真菌、バクテリア、そして全ての多細胞動物に組み込まれました。時計はパンの菌であるアカパンカビの中にも発見されており、[4] このカビは空気中の胞子含有水分が最大になる適切な時間帯に胞子を放出します。また、5億年前に彼らの祖先が私たちの祖先から分岐したアメフラシという海カタツムリ（またはウミウシ）の目の中にも時計が発見されています。このアメフラシの時計は、明暗サイクルに同期して記憶と自発運動を調節しています。この時計は遺伝子に組み込まれています。そして何億年もの進化の過程にわたって、バクテリア、植物、ミズバエから魚、鳥、哺乳類、人間に至るまで、全ての生物の細胞時計を制御する同様の遺伝子が発見されてきました。科学者たちは、アメフラシの中に、パーキンソン病やアルツハイマー病に関連する遺伝子をはじめ、人間と著しく類似した遺伝子を発見しています。[5]

植物は感光性の体内細胞時計を使って日の長さを検知しています。秋に日が短くなったのを感知すると、時計は、種子を生産して葉を落とすよう植物に合図する遺伝子を活性化させます。春に日が長くなったのを感知すると、植物は再び葉を茂らせ、花や実をつけます。生物時計は、葉を上げ、太陽の方に傾け、体内工場で光合成を行って太陽光を栄養素に変換する準備をし、植物を日の出に備えさせます。夜になると、時計は、水分の損失を防ぐために、葉の気孔の開閉や夜間の葉の折りたたみを調整します。[6] もし時計が植物やカビや軟体動物などを制御しているとすれば、それが人間の機能で果たしているさまざまな役割がいかに複雑か想像できるでしょう。それはまた、老化にも大きな影響を及ぼしています[7]——その影響の大きさは、若い動物の生物時計の組織を年老いた動物に移植すると、年老いた動物の方が長生きするほどです。

親時計《マスタークロック》

哺乳類の概日リズムは、3つの別個のプロセスに依存しています。

1　抹消振動体を介して受信される明暗サイクルや食物消費などの合図から成る、環境からの情報を取り込む入力システム

2　入力された出来事の時間を追跡し、一貫したリズム信号を生成できる、中心となる親振動体すなわち時計

3　親時計が、消化、睡眠覚醒サイクル、深部（中核）体温、空腹感、覚醒度などの生理機能を司るさまざまな抹消振動体を動かし、同期させることを可能にする出力経路

このように、概日リズムは階層的に編成されており、時計システムのさまざまな部分が、フィードバックとフィードフォワードのループを使用して、互いに通信し合い、修正し合っています。脳内と体内の全ての細胞[8]は一日の時間に敏感であり、遺伝子（*PER1*、*BMAL1*、*CLK1*、*DBT*、そして最も有名な*CLOCK*など）は、おおよそ24時間周期でタンパク質を活性化します。「おおよ

そ」と言うのは、これらの細胞は安物の時計のように働き、速くなったり遅くなったりして、ずれる傾向があるからです。それを調整するために、私たちは親時計を進化させました。人間では、視床下部内部の、ほぼ24時間のリズムに従って振動する約2万個のニューロン群である視交叉上核（SCN）と呼ばれる組織の中にあります。そのリズムの開始時刻や位相は、光や他の時間提供因子（ドイツ語で「時間の与え手」を意味するツァイトゲーバー［同調因子］と呼ばれるもの）からの入力によってリセットできます。

SCNは忙しい鉄道駅の駅長のようなもので、列車同士がぶつからないように、そして、どこかに行く必要がある人が時間通りに目的地に着くように、全ての列車を予定通り走らせ続けます。それは、政府が公式な時刻を設定する原子時計のようなものとは少し違います。原子時計は外部からの干渉をほとんど受けずに機能しているからです。一方、私たちのSCNは、網膜や皮膚の感光細胞からの入力に敏感で[9]、昼間と夜間を区別します。また、さまざまな代謝プロセスからの入力も受けます。SCNは、さまざまな脳領域と心臓、肺、肝臓、内分泌腺などの末梢臓器に一日の時間帯情報を伝達します[10]。肝臓や膵臓の組織は、安定したブドウ糖レベル、脂質代謝、体内や血液からの異物の除去（外来物質の解毒）のための代謝リズムを調整しています[11]。そのため、例えば食事をして消化液が出ると、SCNはそれを察知し、その情報をもとに消化サイクルを調整します。

発達科学のアプローチは、遺伝子、文化、機会の間の相互作用を理解しようとします。生物学的時計は、これの非常に魅力的な例です。生物時計は環境からの入力――主として光ですが、同時に食事のスケジュールや自分自身の活動サイクルなども含まれ、それらは文化の影響を受けています

――を得て機能しています。光は、昇る太陽からの光であれ、携帯電話の充電器のあの小さな青い光であれ、特定の遺伝子をオンにしたりオフにしたりして、生体時計や概日リズムに影響を与えるタンパク質を産生するタイミングを変えることができます。日光の有無は概日リズムを速めたり遅らせたりすることができます。

これらは全て、さまざまな方法で老化プロセスと相互に作用します。一例を挙げてみましょう。光、特に青色光《ブルーライト》は、体内時計をプログラムするために必要です。老化に伴う白内障は黄色であるため、青色光を遮断しがちです。その結果、白内障は網膜に届く青色光の量を制限し、同時に松果体やSCNへの重要な神経信号伝達を損なう可能性があります。白内障手術によって、日中の青色光をより多く取り入れられるようになり、その結果メラトニンの健康的な分泌スケジュールが回復して、高齢者の睡眠の質が回復した例もあります。しかし、携帯電話、目覚まし時計、コンピューターなど、就寝前の青色光は、松果体を刺激して眠りに就きにくくする可能性があります（もしかしたら、目覚まし時計を設計した技術者は、LEDの色を選ぶ前に神経科学者に確認するべきだったかもしれません）。

「いつ」は「何を」と同じくらい重要かもしれない

何を食べるか、どのくらい運動するか、どのくらい眠るかも重要ですが、ここ数年で、神経科学者や時間生物学者（生物時計を研究している人々）は、いつ食べるか、いつ運動するか、いつ眠るかも同じくらい重要かもしれないと考えるようになりました。これは特に高齢者に当てはまります。
12世紀の哲学者であり医師でもあるモーゼス・マイモニデスは、食事の量と同じくタイミングも重要であることを理解していました。健康的な生活のための彼のアドバイスは、「朝は王様のように、昼は王子のように、夕食は農民のように食べなさい」というものでした。現代では、時間栄養学の分野は、体内の概日リズムにカロリー摂取を同期させようと懸命になっています。食事のタイミング[12]は、睡眠覚醒周期《サイクル》、深部体温、最高実績《ピークパフォーマンス》、覚醒度をはじめ、多数の生理的プロセスに重大な影響を与える可能性があります。毎日異なる時間に、あるいは自分の概日リズムと同期していない時間に食べることは、肥満、メタボリックシンドローム、糖尿病などの問題につながる可能性があります。朝ごはんをたくさん食べて、夕食は決まった時間に食べなさい、と言ったお母さんの言葉は正しかったのですね。
消化管には独自の強力な概日時計があり、微生物叢《マイクロバイオーム》とも呼ばれる数十億個の微生物が生息しています。各人の微生物叢は唯一無二で、それを構成する有機体は独自の時計を持っています。微生物叢に関する研究はまだ黎明期にありますが、初期の証拠は、何をいつ食べたかが微生物叢時計（微生物叢の概日リズム）に影響を与える可能性があり、さらには、微生物叢がＳＣＮ（視床下部の視交叉上核）の親時計に情報を送ってその時間計測に影響を与える可能性があると指摘しています。加えて、ＳＣＮは、循環グルココルチコイド、インスリン、および他のタイミングとリズムを変える物質の産生を誘発することによって、微生物叢を調節できます。[13]
ご存じのように、一日のうちで最もしゃきっとしている時間帯は、人によって違います。私は朝５

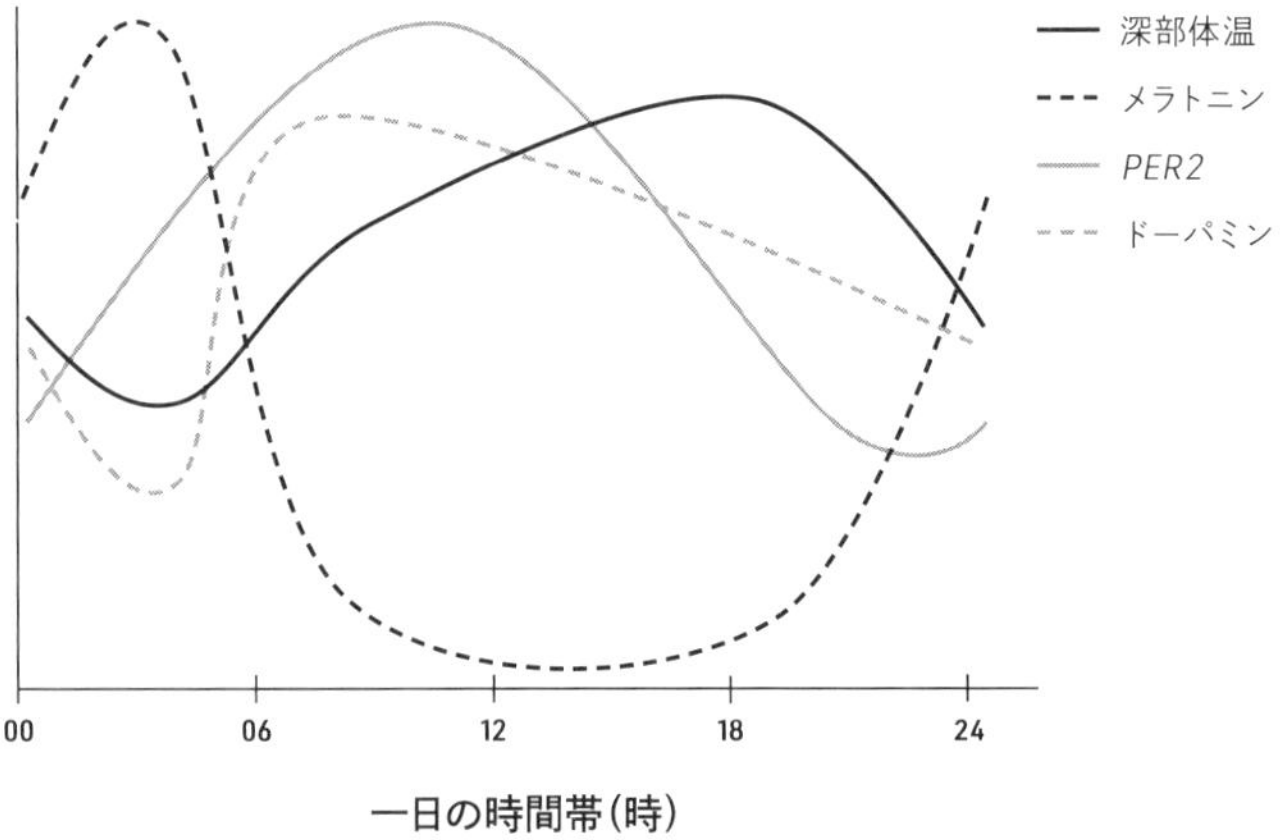

時半に起きてすぐ行動したくなるたちで、午前10時前にほとんどの執筆と研究を済ませます。一方、私の妻は、午後と夕方が最も生産性が高く、もし午前8時の神経科学の講義がなければ、おそらく一晩中起きていて、非常に効率的に仕事をするでしょう。一般的な言い回しをすれば、私は早起き型で、妻は夜ふかし型です。私たちはクロノタイプが異なります。異なるクロノタイプは遺伝的な基盤を持っていますが[14]、環境や経験とも相互作用します。長年にわたって絶えず夜ふかしをしたり、日没後も青色光を浴び続けたりすると、遺伝子発現に変化が生じ、遺伝子レベルでクロノタイプが変化する場合があります。しかし、これは常に起こるわけではありません。非常に多数のシフト労働者が先天的なクロノタイプと矛盾した生活をしており、これが事故やうつ病、生産性低下の原因となっています。

4つの異なる概日リズムが上のグラフに示されています。Y軸は各周期の個々の単位を表し、下から上に向かって値が増加しています。黒の実線＝深部体温は、起床約3時間前の夜間低値約36・5℃から上昇を開始し、午前9時には37・2℃に達し、徐々に上昇を続けて午後8時頃には37・4℃のピークとなり、その後低下して午前4時には36・5℃の初期値に達します。黒の破線＝メラトニンの概日リズム。灰色の実線＝*PER2*遺伝子の時間的制御。灰色の破線＝24時間中の血漿ドーパミン濃度。各波形の振幅と範囲には顕著な個人差がある場合があります（このグラフは計測平均値に基づいているため、異なるシステム間の単位は同一ではありません）。

1世紀以上前の明るい人工的な光の発明は、人類がかつて経験したことのない問題を引き起こしました。SCNをだまして昼間ではない時に昼間だと思い込ませる可能性と、概日リズムを私たちの意思でつくり上げることができるようにする可能性です。残念ながら、たいていの場合、全ての明かりは私たちの百万年前からのサイクルを混乱させます。そしてそれによって、健康に深刻な悪影響を及ぼしかねません。私は、人工的な光のない住まいへの回帰を提唱しているのではありません。ただ、より良い住まいの環境を作れるように、それが私たちに与える影響をもっとよく理解することを提唱したいのです。家庭用照明、そして最近ではコンピューターの画面や時計など、ブルーライトを発するさまざまな機器の使用は、大量の夜ふかし人口を生み出しました。現在、深夜12時前に就寝すると最もよく眠れる人は人口の30％にすぎません。つまり、人口の70％は、午前8時か9時までに出勤するとしたら、体が起きていない状態、生物学的に準備が整う前になってしまうのです。10代の若者は、まだ完全には解明されていませんが、思春期ホルモンの急激な発現に関連した理由で、睡眠スケジュールの特異な変化を経験します。アメリカでは、高校の始業時間を遅らせる動きが活発化しています。24時間体制で9時から5時の定時以外に労働者を雇用している企業は、残念ながら、個人個人の体内時計を無視して無差別にシフトを組む傾向があります。これは大きな非効率性をもたらし、睡眠不足、病気による労働日数の損失、重大な事故につながる可能性があります。

その一例として、時間生物学者のティル・ローネベルグらの研究者たちは、ドイツのティッセンクルップ社の製鉄所で実験[16]を行いました。ティッセンクルップは世界最大級の鉄鋼メーカーで、高速鉄道、エレベーター、船舶などの製品を製造しています。科学者たちは、同社の労働者を早起き型と夜ふかし型に識別し、彼らの作業スケジュールが自身の体内時計と一致するように、異なるシフトを与えました。ひとたびクロノタイプと勤務シフトを一致させると[17]、労働者は1週間のうちに16％、ほぼ1晩分多く睡眠を得られました。この研究は労働災害や過誤に関するデータを収集できるほど長くは続きませんでしたが、山のような文献によって、睡眠不足が、エクソンバルディーズ号原油流出事故、チェルノブイリ原発事故、ボパールのイソシアン酸メチルガス漏れ事故など、現代における最悪の産業災害のいくつかの原因となっている[18]ことが示されています。米国道路交通安全局は、アメリカの交通事故死亡者数の6人に1人が居眠り運転によるものだと報告しています。

なぜ、個人によってクロノタイプが異なるのでしょうか？　シェイクスピアの言葉を引用すると、「ある者は見張り、ある者は眠らねばならぬ[19]」のです。進化の観点から、1万年前、2万年前の祖先の生活を考えてみてください。睡眠は生き残るために必要でしたが、睡眠中はとりわけ、捕食動物や凶暴な人間からの攻撃、そしてまた時折発生するハリケーンや火山の噴火に対して脆弱になる時間でした。センチネル（歩哨）仮説は[20]、集団で生活しているとき、動物たちは夜間の警戒を分担し、一部の個体が眠る個体を見守るというものです。

クロノタイプの違いは数多くの種で見られ、これが人を説明するのに使われる口語「早鳥《アーリーバード》」（早起き型）と「夜フクロウ《ナイトアウル》」（夜ふかし型）の語源となっています。人間の場合、これらのラベルは分布の両極端を表しており、ほとんどの人はその中間に位置し、やや早起きとかやや遅起きの傾向を持っています。また性差もあり、男性の方が女性よりも夜ふかしをする傾向があります（その理由に関する研究はまだなく、トランスジェンダーやノンバイナリー／ノンコンフォーミングジェンダー「Xジェンダー／サードジェンダー」の人々の睡眠パターンについての研究もありません。性同一性はホルモン的、生物学的基盤があるので、クロノタイプは出生時の生物学的な性ではなく、ジェンダーに従っている可能性が高いと考えられます）。

クロノタイプは遺伝性であり[21]、個人間でのばらつきに寄与する遺伝子が多数同定されています。ある最近の包括的研究では、研究者たちがイギリス人70万人のゲノムを分析し[22]、クロノタイプに寄与する350以上の遺伝子を発見しました。そして、高齢者では概日周期が進み、早く寝て早く起きる傾向があるという事実から、さらなるばらつきが生じています。このような年齢に伴う変化もまた、進化的な適応であった可能性があります。より若く俊敏な狩猟者が夜ぐっすり眠れるように、狩猟技術の衰えた高齢者が夜に見張り番をするのは、生存上の利点であったかもしれません。このことから、ある研究者グループは「寝不足の祖父母仮説[23]」を提唱しました。

もしセンチネル仮説が正しければ、古代には生きているグループのメンバー全員が同時に眠ることはめったになかったと予測できます。あるいは、全ての個体が同時に眠っていたら、センチネル仮説の信用を失墜させるでしょう。

センチネル仮説は最近、タンザニア中北部のハッザ族という現代の狩猟採集民のグループを研究している人類学者によって確認されました。ハッザ族は約1200人の集団[24]で、タンザニア中央部のリフトバレーのエヤシ湖周辺と、隣接するセレンゲティ高原に住んでいます。人類学者は、彼らを更新世の人類の祖先の生活様式を知る上で重要な窓であると考えています。彼らは近隣の他のタンザニア人たちのような牧畜業や農業を採用しておらず、今日でも、何千年前と変わらない生活をしていると考えられています。

研究者たちは、20日間の間に、グループの全員が眠っていた時間は18分しかなかったことを発見しました。夜間のいかなるときも、グループの約4分の1が起きていて、歩哨《センチネル》の役割を果たしていました。そして、彼らは生き残りました。

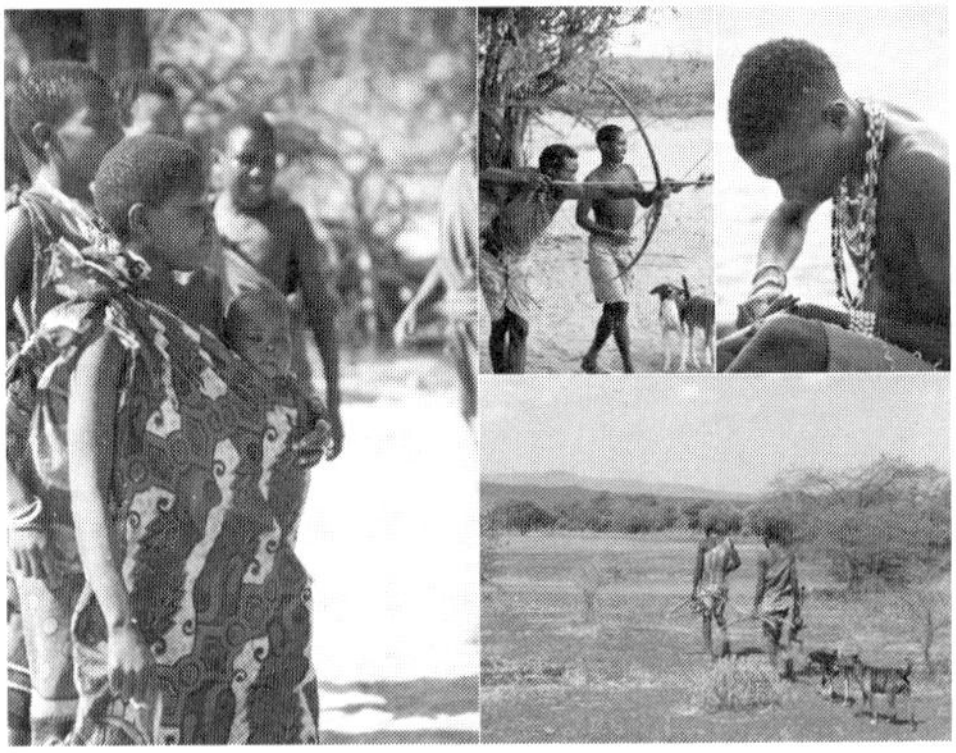

ハッザ族

老化時計《エイジング・クロック》

私たちが年齢を重ねると、SCN（視交叉上核）への、そしてSCNからの信号伝達が低下します。この信号伝達障害の一部は神経系のミエリン鞘の損失または劣化によるものであり[25]、一部は年齢

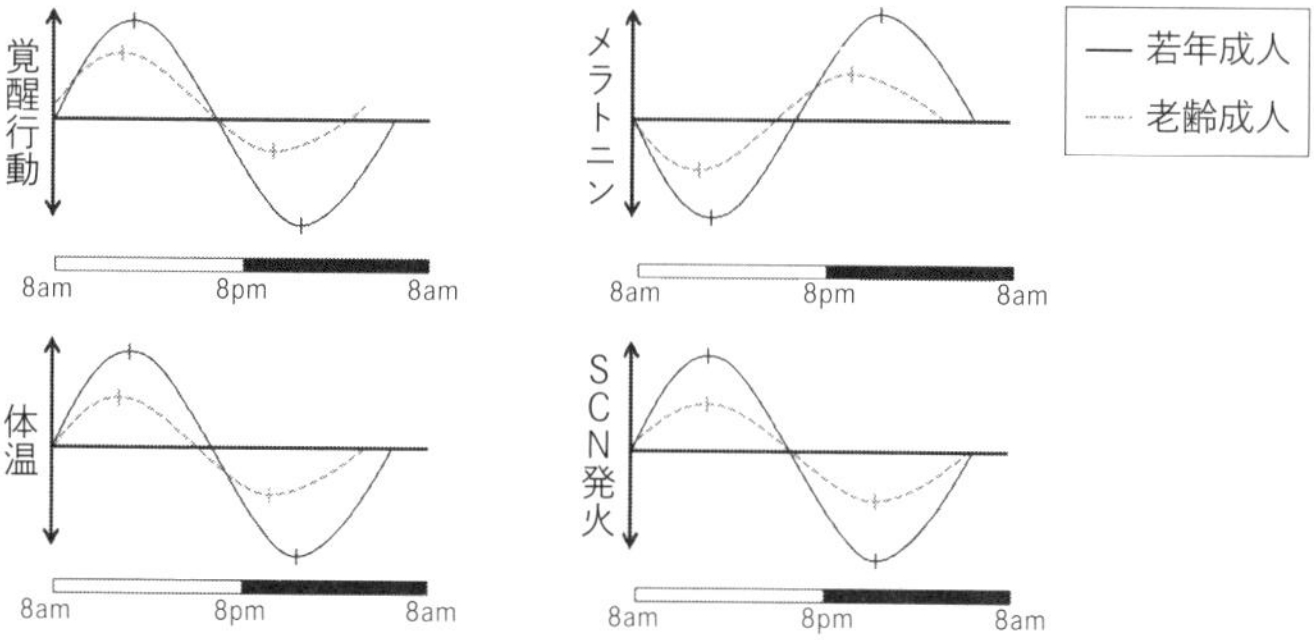

による神経化学物質やホルモンの全体的枯渇によるものです。これも原因となって、高齢者は寝つきが悪くなり、朝5時に目が覚めて、午後4時半に夕食を食べたがるようになることがあるのです。親時計を失えば、フロリダのパームビーチにいる90歳の老人のような生活になります。

加齢に伴い、SCNシグナルの振幅は減少し、左にずれていきます（前進位相、破線）。これは、高齢者の睡眠、覚醒、食事サイクルの変化を説明するものです（1つ前のグラフと同様に、これらは計測平均値に基づいているため、グラフ間で単位は同一ではありません）。

ある証拠は、この問題が実は、SCN自体のニューロン統合にあることを示しています――ハムスターのSCNに若い組織を移植すると、[26]老化したハムスターの時計の同期性が改善され、寿命が延びたのです。このことは、良質な概日リズムが長寿に関係している可能性を示唆しています。人間でこのような移植ができるようになるのはまだずっと先ですが、こうした実験結果は、老化時計の脆弱性を理解するのに役立ち、長寿化の研究に指針を与えてくれます。

高齢者には「前進相」と呼ばれる時間生物学的周期の変化（前ページの図参照）が起こりやすく、加齢とともに朝型になりやすくなります。60歳を過ぎると、ヒト眼窩前頭皮質の遺伝子*PER1*と*PER2*のリズム[27]が平坦化して約4〜6時間位相が進み、*CRY1*の発現が40歳未満の成人に比べて不規則になります。バソプレシン（抗利尿ホルモン）信号伝達の低下は、睡眠覚醒活動周期の断片化の促進、深部体温リズムの乱れ、頻尿の増加などの原因となります――これらは全て睡眠の質と量の低下につながり、日中の眠気を増やします。認知症の場合は、生体時計の機能はさらに大きく乱れます。認知症患者の死後の脳の研究[28]では、視床下部のSCNの著しい変性が示されています。

これが影響を及ぼすのは食事や睡眠だけではありません。鋭敏さや能力発揮《パフォーマンス》に関して一日の中での時間帯の影響があり、それは年をとるときわめて顕著になります。60歳以上の人は、記憶力、問題解決力、空間的知能、推論力、細かい運動協調性、運動能力など、さまざまな神経心理学的テストでパフォーマンスに差が出始めます。彼らを午前中にテストすると正常ですが、午後半ばから後半にテストすると40歳や50歳と比較してパフォーマンスが低下します。その差は、70歳を過ぎるとさらに顕著になります。午前中に標準的な記憶力テストを行うと問題ないように見えますが、正午を過ぎると能力低下が大きくなる場合があります。ぜひとも覚えておいていただきたいのは次の点です――資金管理や健康に関するものなど、重要な決断は正午前にしましょう。思考力がより優れているからです。そして、もし転倒する可能性がある運動をしようとしているなら、自分がより鋭敏な状態である昼間の早い時間に行いましょう。だからこそ、例えばジョージ・シュルツやビセンテ・フォックス――名目上の定年を過ぎても生産性の高い人々――は、朝早くから仕事に出かけ、午後は休みを取るか、少なくとも午後と夕方には重要な仕事の予定を入れないようにしているのです。

混乱した周期による有害な影響は、若年成人の間では、どちらかというと微妙で、はるかに目立ちません。しかし、ある時点でその影響に気づき始めるかもしれません。その時期はさまざまであり、遺伝子、文化、環境の相互作用によって、50歳かもしれず、60歳、70歳、80歳かもしれません。明確に特定可能な外部原因のない概日リズムの乱れは、パーキンソン病、アルツハイマー病、ハンチントン病、慢性炎症、およびがんの早期警告サインです。

概日リズムの反復的な撹乱[29]、特に時差帯《タイムゾーン》の頻繁な変更や、光に不規則にさらされることは、現在、メタボリックシンドローム、免疫不全、骨量や筋力の低下、心血管疾患、がん、寿命の短縮など、さまざまな疾患に関係があるとされています。アルツハイマー病の人々が夕暮れ時に混乱や記憶力の低下を示しがちな「夕暮れ症候群[30]」は、概日リズムの乱れの結果である可能性が十分にあります。ですから、患者が正常な睡眠覚醒パターンをうまく回復できれば、より長く家族とともに暮らすことができ、特別介護施設に入るのを先延ばしできる可能性があります。

時差ボケ解消法

生体時計の最もよく知られている機能の一つは、睡眠を促進するためにメラトニンの放出を制御することです。例えば夜間や冬の極地など、光が少ないと、体内で作られるメラトニンの量が少なくなります。時差ボケは、慣れ親しんだ通常の同調因子《ツァイトゲーバー》——日の出、光の強さ、日の長さ、食物の摂取、活動レベルなど――が変化したときに生じます。時差帯《タイムゾーン》を越えて移動し、到着目的地の現地時間が出発地の現地時間と異なる場合に、最も起こりやすくなります。太陽の出方が生体時計の予想より早くなったり遅くなったりすると、時計は自分自身をリセットしようとしますが、これには数日かかる場合があります。

若いときは、生体時計はより柔軟で鍛えやすく、環境の変化に素早く反応できます。年をとるにつれて、生体時計のリセットにはより長く、しかもはるかに長くかかる可能性があります。位相の前進――いつもより早く起きて早く寝る方向へのずれ――から回復するのは、高齢者にとって困難ですが、位相の後退については、高齢者と若年者の間で差はありません。高齢者は、東ではなく西に旅行するときに新しい時差帯に適応しやすい傾向がありますが、これは、前進相という変化が彼らの生体時計にすでに存在する傾向と一致しているからです。

一般的に、東へ移動する際は、時差帯が1時間ずれる[31]ごとに1日の、西へ移動する際は、時差帯が1時間ずれるごとに半日の回復もしくは準備計画が必要です。これは最良のシナリオであり、年をとるにつれ、もっと長くかかっても不思議ではありません。東へ旅行する前は、越える時差帯数と同日数前から、体内時計を進め始めてください。一日の早い時間に日光を浴びるか、太陽灯を使用しましょう。東へ向かう飛行機に乗ったら、目的地の都市での日没の2時間ほど前には、新しい「暗い」時間に慣れるために、目を覆うアイマスクを着用しましょう。

冬期も、最も重要な同調因子である光が奪われてしまうため、潜在的な問題が発生します。また、寒さは過食を引き起こし、それによって食事に関連づけられた時間標識が捨て去られてしまうこともあります。時差ボケは、北から南への旅行においても、たとえ時差帯の変更がなくても発生する可能性があります。日の長さが大幅に変わる場合があるからです。赤道から遠くなればなるほど、夏と冬の光の差が極端になります。

睡眠の衛生管理

ほとんどの人は、睡眠覚醒周期によって、午前2時〜4時の間（睡眠中）と、およそ午後1時〜3時の間（昼食後）にエネルギーが低下します。もし睡眠不足——過去数日間の睡眠の量だけでなく、睡眠の質も関係します——であれば、昼食後のエネルギー低下に気づきやすくなり、年齢を重ねるごとに、それがいっそう顕著になります。

睡眠衛生面では、就寝前は明るい光を避け、真っ暗な部屋で眠り（必要であれば遮光カーテンを付けましょう！）、毎日同じ時間に寝て起きることが大切です。私たちはもう概日リズムについて知っているので、これは理にかなっています。生体時計は、24時間周期の中の特定の時点で眠るのを期待しています。時計は深部体温を調整し、消化を遅らせ、メラトニンを放出し、ドーパミンを抑制し、他の数十種類の制御を監督しています。いつもより早く寝たり遅く寝たりすると、これらの周期は、眠っているという事実と同期がとりにくくなり、睡眠の質が損なわれてしまうのです。

食事も重要です。就寝前2時間以内に食事をすると、[32] 中枢概日リズムを肝臓、胃、腸の概日リズムから分断してしまう可能性があります。何を食べるかも要因となり得ます。アルコールは睡眠サイクルと概日リズムを乱すことが知られており[33]、高脂肪食は時計を進める傾向があります[34]――これを実生活に応用するなら、もし遅くまで起きている必要がある場合は、深夜テレビコマーシャルに出てくるような脂肪の多い食品を食べればよいのです（偶然の一致？　そうではないと思います）。

光療法とメラトニン療法[35]は、概日時計をリセットするのに最も効果的な手段であり、特に高齢者には効果的です。また、アルツハイマー病や軽度認知障害を持つ人にも効果的[36]です。これらの治療法は、アルツハイマー病の発症自体を予防したり遅らせたりする可能性もあります。実験室での研究では、メラトニンはベータアミロイド・タンパク質と相互作用して[37]例の危険なアミロイド線維の形成を阻害することがわかり、乱れた概日リズムとアルツハイマー病との関連が実証されています。ある総括論文では、早期アルツハイマー病におけるメラトニンの使用[38]は、睡眠の質の改善、夕暮れ症候群の低減、認知機能低下の抑制という研究結果を裏付けました。メラトニン療法の４つの研究では、認知能力が改善され、興奮行動が減少しました。しかし、末期アルツハイマー病におけるメラトニン治療の有効性は、ＳＣＮのメラトニン受容体の数と密度が著しく減少しているため、おそらく限定的でしょう。

穏やかな夜明けを模した光療法ランプは簡単に入手でき、１００ドル以下で購入できます。光の強度を上げ、光の波長を最適化すると、加齢に伴うＳＣＮおよび関連化学回路の有機的劣化をある程度補うことができます。しかし、光療法は正しい時間帯――起床時――に行わなければならず、しかも確実に行わなければなりません。人それぞれで異なりますが、光を浴びる強さや時間を変えて実験することで、最も効果的な治療法に到達できます。季節性情動障害（ＳＡＤ）という言葉を聞いたことがあるかもしれません。これは気分や集中力の乱れを引き起こすもので、冬に日が短くどんよりとなると誘発されます。光療法用に販売されているランプの多くは、ＳＡＤランプとして商標化され、売り出されています。この頭文字に惑わされてはいけません――私の見るところでは、このランプを使うことでＨＡＰＰＹ（健康で［healthy］、無症状で［asymptomatic］、元気いっぱいで［peppy］、知覚力があり［perceptive］、若々しく［youthful］）なれるという研究結果が出ています。

メラトニンは、店頭で購入可能で、より規則的な睡眠周期に同調する助けとして用いることができます。メラトニンが体内でどのように処理されるかには個人差[39]があり、最良の治療法は、医師に相談して、薄明かりでの血液中のメラトニン発生値を午後の終わりから夕方にかけて30分から60分ごとに検査してもらった後、メラトニンの用量と服用時間を処方してもらうことでしょう。ＵＣＬＡ（カリフォルニア大学ロサンゼルス校）の睡眠医学の専門家アルフォンソ・パディラ[40]は、生体時計を再同期化するために、０・25～０・５ミリグラムの摂取を勧めています。この量は、（全てがうまくいっているときに）体が自然に放出する心理的レベルを模倣しています。メラトニンの睡眠促進作用はステップ機能として働きます。すなわち、十分な量を得れば、それ以上の量は役に立たない（そして害を及ぼす可能性がある）のです。一般的に小売りされている市販品には5～10ミリグラムが含まれていることが多いですが（少なくとも１つのメーカーは60ミリグラムの錠剤を販売しています）、過剰摂取すると翌日に極度の眠気を引き起こし、１週間以上睡眠周期を乱す可能性があります。覚えておきましょう。メラトニンは睡眠薬ではありません――単に生体時計をリセットするだけであり、それは同じことではないのです。

メラトニンのレベルは起床後約14時間後に上昇する傾向があります。もし毎晩8時間眠り、午前6時に起きるとすれば、メラトニン値は必然的に午後8時頃上昇して眠くなり始め、その2時間後の10時頃に寝ることになります。メラトニンが血流に吸収されるまでに約1時間かかるとすれば、就寝の約3時間前に服用することになります。

光療法とメラトニンの次に効果的な治療法[41]は、午後遅めか夕方早めに、外に出て散歩するなどの適度な運動をすることです。この3つの組み合わせが最も効果的です。

カフェイン

カフェインは、世界で最も広く消費されている精神作用物質の一つです[42]。多くの人々にとって、カフェインは覚醒度、注意力、集中力を高め、特に時差帯を越える際に、概日リズムの確立や変化を助けることができます。

カフェインが人間の概日時計にどの程度干渉するか[43]は、仮に干渉するとしても、まだわかっていません。カフェインは、ミバエ、カタツムリ、パンカビ、藻類において、日中の活動リズムを長くする[44]ことが示されています。カフェインの睡眠に対する有害な影響[45]はよく知られており、その中には、夜間の睡眠の開始を遅らせたり、総睡眠時間を短くしたり、睡眠効率を低下させたり、知覚される睡眠の質を悪化させたりすることが含まれます。コロラド州ボルダーにあるウォルターリード陸軍研究所の若い科学者ティナ・バークは、遺伝学、薬理学、人体実験という複数の異なる方法から得た証拠を集結してこの問題にアプローチしました。試験管で培養した細胞を使用して[46]、彼女は、カフェインがこれらのリズムのタイミングを遅らせることによって、概日計時と時計のリセットに寄与している多数の化学プロセスに確かに干渉することを示しました。その後、彼女はボランティアにダブルエスプレッソ（カフェイン入りまたはカフェイン抜き、ボランティアには知らされていない）を就寝3時間前に与えました。カフェイン入りのダブルエスプレッソはメラトニン周期を40分遅らせましたが、彼女はさらに、その遅れ方には用量依存性があることを発見しました。高齢者は、若い頃よりも睡眠に対するカフェインの影響に敏感になっているのに気づくかもしれません。

最高実績《ピークパフォーマンス》

この本の冒頭で、病気寿命に対する健康寿命という概念を紹介しました――健康の衰えを回避し、十分に生産的で自己充足的な人生を送ることができる時間の量です。これと並んで生産性寿命という概念もあります。これは人生の曲線だけでなく一日の曲線にも適用できます。一日の中には、最高の状態にある時とそうでない時があります。これついては、先ほどクロノタイプの議論の中で触れましたが、高齢者は朝（その主観的な朝がいつであっても――起きてから最初の6時間）の方がパフォーマンスが高い傾向があるという事実にも触れました。誰でも、日中のピーク時の時間が長く延びて、谷間の時間が短い方がいいだろうと思いますが、これは、頭脳、感情、社交術、身体的技能のうちどれを使うのを最も重視するかという時間の費やし方に関係なく当てはまります。概日リズムがピーク時のパフォーマンスに与える影響は、大金がかかっているという明らかな理由から、プロのスポーツ選手を対象に広く研究されてきました。

一流のスポーツ選手たちはしばしば時差帯《タイムゾーン》を越えて競技に参加しなければならず、競技の時間を彼ら固有の時間生物学に合わせて調整することはできません。研究では、プロのスポーツ選手が最高実績《ピークパフォーマンス》に達するのは、午後遅くすなわち夕方か、それとも午前中かについて、相反する調査結果が報告されています。これに関しては、スポーツ選手の間には個人差があり、さまざまなスポーツが求めるものには違いがあるというのが最も明快な説明でしょう。入手可能な証拠として、一流スポーツ選手は自分のクロノタイプに合ったスポーツを選択し、それに秀でている傾向が示されています。[47]ボート漕ぎや陸上など、通常早朝にトレーニングを行うスポーツは、早朝クロノタイプの人を惹きつける傾向があり、水球、バレーボール、クリケット、ホッケー、サッカーなど、通常午後や夕方に行われるスポーツは、遅いクロノタイプのスポーツ選手を惹きつけます。クロノタイプは早朝から深夜までのどこかに当てはまるので、[48]一部の人はどちらのタイプでもない（早朝タイプでも深夜タイプでもない）と考えられ、こういう人々は、常に特定の時間帯に練習するだけでクロノタイプを変更できるという証拠があります。

いくつかの研究では、握力、ランニング、ジャンプ、酸素取り込み、筋機能の最高実績《ピークパフォーマンス》は、選手の地元の時差帯では午後4時〜8時の間に発生する傾向があるとわかっています。サッカー、水泳、サイクリングでも同様のピークが見られます。一流スポーツ選手のピーク時とオフピーク時のパフォーマンスの違いは、数字の面では比較的小さいですが、プロスポーツの世界においては非常に大きな影響を与えます。世界の裏側――地元から12時差帯分離れた場所――で競技しなければならない一流ランナーは、[49] 1万5000メートル走で2秒、マラソンで75秒のロスをする可能性があります。オーストラリアからヨーロッパまで6つの時差帯を横断して移動する一流女子ホッケー選手の場合、短距離走《スプリント》テストでの完全回復には8日間かかりました。3時間(3つの時差帯を横断)という比較的短い飛行《フライト》でさえも、アメリカンフットボール、バスケットボール、ホッケー、野球において、パフォーマンスに影響を与えること[50]が示されています。

ここまで、最適な健康と活力を維持する際の食事、運動、睡眠の効果が私たちの体の自然なリズムに依存していることを説明してきました。これらのリズムは概日リズムを介してつながっているのがおわかりになったでしょう。それらが分断されると、体の回復力が低下している高齢期においては特に、問題を引き起こす可能性があります。[51] 次の3つの章では、私たちの日常生活を構成するこれら3つの重要な要素を取り上げ、最大限の利益を得られるように最適化および微調整するにはどうすればいいか、詳細を明らかにしていきます。

第7章

食事《ダイエット》

ダイエット効果のウソ

今朝の朝食後、私は友人が送ってくれた新しいミュージックビデオを見ようとユーチューブを立ち上げました。ビデオが始まる前に、スティーヴン・ガンドリー博士という人の広告が流れました。彼は病院の診察室のようなセットに座っています。彼の後ろのキャビネットの上には小さな人間の骨格模型があります。壁には世界地図が掛けられています（なぜ世界地図なのでしょうか？）。地図の横には安っぽい額縁に入った小道具の卒業証書が2つ掛かっています。彼の後ろのまばらに埋まった本棚には参考図書類はありません。カメラをまっすぐに見つめながら、彼は険しい顔つきで言います。「これはトマトです。これがあなたの体にいいと思いますか？　考え直してみてください」。少し間があって、「私の名前はスティーヴン・ガンドリー博士、ベストセラー『ガンドリー博士のダイエット進化論』と『植物のパラドックス』の著者です」。ここで、私のでたらめ検知器が始動します。ベストセラー本を書いても、何かの権威になれるわけではありません。そして実のところ、査読済みの信頼できる研究で明らかになっているように、トマトは体にいいのです、特に加熱した場合には（トマトに含まれているリコピンは、前立腺がん、乳がん、心臓病、骨粗しょう症や、他の慢性疾患のリスクを低減させせます）。

ガンドリーは続けます。「そして私は今日、あなたの度肝を抜くためにここに来ました」。彼は「度肝を抜く」を一語一語強調して、カメラに向かって指を振ります。「ご存じのように、過去30年間の研究と1万件以上の手術を行った上で、私は人体について衝撃的なことを発見しました」。ここで、私のでたらめ検知器は振り切れそうになります。手術をしても、それが1件であろうが1万件であろうが、人々が何を食べればいいのかについての科学的データは得られません。広告の最後までには、彼が自ら開発したサプリメントのシリーズを販売しているのがわかります。

メフメット・オズがガンドリーの仕事を支持していることに気がつきました。もう一つの危険信号《レッドフラグ》です。オズ博士は、大量の似非科学的たわ言とインチキ療法をまき散らし、医療界では広くいかさま師と見なされています。米国医師会は彼を「危険な悪党」だとして警告を発しています。[2]

次に、国立衛生研究所の米国国立医学図書館が管理する医学・科学論文のデータベースであるＰｕｂＭｅｄを見てみました。研究結果は、同業者による審査——通常3人の専門科学者で構成される独立したパネルによる、論文、その方法、その結論の検証——を受けるまでは、「科学」とは見なされません。私は、スティーヴン・ガンドリー博士の主張を裏付けるような査読済みの研究を見つけることができませんでした。このことと、彼が自分のブランドのサプリメントを宣伝しているという事実は、私に疑問を抱かせます。彼の主張は、人々が望みを託しては結局がっかりするだけの、巷にあふれる流行りもののダイエットの一つにすぎないのでしょうか？

もしかしてあなたは科学にうんざりしていて、何でも試してみようという気になっているかもしれません。とりわけそれが自由な発想の反逆者によって推奨されている場合は――万が一それに効果があったときのために。科学者たちは、10年くらいごとに、長寿と健康を促進するために食べるべき物と食べてはいけない物について全然違う見解を抱くようです――肉抜き食、脂肪抜き食、炭水化物抜き食、炭水化物だけ食。原始人食《パレオ》。最初の敵は脂肪でした。次は砂糖。そして、糖質に分解される炭水化物。科学者たちは自分が何を言っているのかわかっていない、とあなたが思ったとしてもしかたありません！

ここでの問題は、科学的方法を適切に応用するための経済と物流に関係しています。食品や健康について私たちが知っている（あるいは知っていると思っている）ことのほとんどは、適切な実験ではなく、観察研究や便宜上のサンプルから来ています。観察研究とは、その名の通り、異なる食生活をしている人たちをある年月にわたって観察し、その人たちがどんな具合かを見るだけです。グループ間の違いは全て、食生活の違いによるものとされます。この研究の科学的な問題点は、異なる食品を食べている人々は、私たちが追跡していない他の違いも持っているかもしれないということです。例えば、運動する（またはしない）傾向、睡眠時間、薬への態度、水分補給、日常的なストレスに対する我慢。ある人は仕事を失ったばかり、別の人は最初の子供を産んだばかり、別の人はヘロイン中毒者、別の人はプロのスポーツ選手、などなどです。この問題は「性格心理学と個人差」対「神経科学が可能にする一般化」という核心的テーマにまで行き着きます。

理想は、全てのライフスタイルの測定基準で同一である人々を選び、正確に何を食べるかを指示し、その変数を完全に実験者の制御下に入れることです。ある人々はA食、ある人々はB食。しかし、これを実行するのは困難です。このような実験のためにボランティアを買って出るタイプの人々は、人口全体から見て典型的とは言えません。被験者を24時間監視しない限り、多くの人は禁止されている食品を自分の食事にこっそりと忍び込ませるでしょう。そして、もしどちらかの食事が害を引き起こす可能性があると事前に想定していた場合、それを食べるよう誰かに依頼することは非倫理的でしょう。仮にこれが全てできたとしても、効果を見るためには何年も人々を追跡調査しなければならないでしょう。

ところで、この問題こそが喫煙研究の妨げになっています。観察研究や動物モデルから、喫煙はがんで死ぬ確率を著しく高めると思われるので、対照実験で一部の人に喫煙を要求することはできません。私たちは喫煙は体に悪いと推論していますが、それは人間を対象とした対照実験では示されていません（げっ歯類とサルだけです）。同様に、私たちは飽和脂肪や砂糖が悪いと推論していますが、それを証明する対照実験はありません。

それゆえ食事研究の歴史は、対照実験の欠如によって、また、人々が食物や栄養素を代謝する方法、ブドウ糖代謝[3]、リポタンパク質リパーゼ[4]（脂肪酸化に対して脂肪貯蔵を促進する酵素）、そして遺伝的要因[5]において個人差（こんにちは！）があるというきわめて現実的な可能性によって、足を引っ張られてきました。平均すると、ダイエットAがダイエットBと同じように見えても、一部の人々にとっては大きな違いがあるかもしれません。はっきりしているのは、臨床医が患者の食物代謝遺伝子型に合わせた最適な食事を考えるのに役立つデータはまだないということです。栄養ゲノム情報科学《ニュートリゲノミクス》という新しい分野は、この対照実験の欠如を補う見込みがあります。[6] しかし、こうした欠如があるからといって、何もわかっていないわけではありません。過去15年間の研究により、私たちは、食生活が健康、幸福度、長寿にどう影響するかを理解するという目標に近づいています。

今日の私たちの消化器系は、数万年に及ぶヒトの進化の産物です。約5万年前、旧石器時代の私たちの祖先は、植物収集や釣り、狩猟や野生動物の死体漁りによって生活していました。その結果、彼らの食生活は主に赤身の肉、魚、果物、野菜、根、卵、ナッツ類でした。これがいわゆる原始人食《パレオ》です。この食事療法は、私たちは砂糖、塩、アメリカの典型的食生活に見られる動物性飽和脂肪を大量に食べるようには進化していないという事実に基づいています。そういった食品は、私たちの体——私たちの遺伝的特徴——がまだ追いついていない、科学技術と工業的食品生産の産物なのです。

減量や健康を促進するために、特別な食品を選び出したいという衝動は、有史時代と同じくらい長い間存在してきました。古代ギリシャ（地中海式ダイエットの故郷）では、偉大な医師ヒポクラテスが、太りすぎの市民に「運動と嘔吐」の厳格な養生法に従うことを勧めました。ウィリアム征服王は、1080年頃からアルコールだけダイエットを行いました。1800年代初頭、バイロン卿は酢ダイエットを行いました。1900年代初頭にはサナダムシ・ダイエットが行われました（そう、それは名前通りのものです。サナダムシがあなたが食べた物の一部を平らげ、その後あなたがサナダムシを排出するだけです——どこも悪くありませんよね？）ダイエット年代誌には、グレープフルーツ・ダイエット、キャベツスープ・ダイエット、赤唐辛子レモンジュース洗浄ダイエット、タバコ・ダイエット、プラセンタ・ダイエット（ジャニュアリー・ジョーンズとキム・カーダシアンによって賞賛された）、綿球ダイエット（空腹が止まるが、深刻な腸閉塞を引き起こし、時には死に至る）、スリムファスト・ダイエットなどが登場します。菜食主義、ビーガン、ローフードなど、現代風の多くの人気ダイエットは、１８００年代にその起源を持っており、超流行中のケト食は１９２０年代に起源があります。もしどれか一つが明らかに他のものよりも優れているならば、今頃はそれがわかっていてもいいはずです。

スタンフォード大学の栄養科学者クリストファー・ガードナー[7]は、こう指摘します。「どんなに常軌を逸した食事療法でも、十分な数の人々が試せば、誰かには効果があるだろう……１００人に与えて２人にしか効果がないかもしれないが、ダイエットを宣伝する人々は、そんなふうには検証しない。彼らは単に２つの成功談に焦点を当てるのだ」。

たぶん実際の利点とは、どんなダイエットでもダイエットを実践すると、自分が食べている食品にもっと注意を払う――マインドフルネスを行う――ようになるということです。個々の事柄ではなく、そこにダイエットの効果があるのです。この点では、全てのダイエットは何らかのライフスタイルの変化を伴います。ダイエットをしている人は通常[8]、同時に運動量も増やしますが、これは、実際に食べる食品の組み合わせよりもはるかに重要なライフスタイルの変化だと思われます。事実としては、主要なダイエット間で、結果にそれほど大きな差はありません。米国医師会雑誌（*The Journal of the American Medical Association* ／ *JAMA*）は、オーニッシュ、アトキンス、ゾーン、ウェイトウォッチャーズのダイエットを比較し、それらの間で体重の減少や心血管疾患リスクの低減に違いがないことを発見した研究論文[9]を発表しました。研究者たちは、１０００冊以上のダイエット本が出回っており、「実質的には、主流の医学的アドバイスから出発している」ものが非常に多いと指摘しています。これは「証拠に基づいたものではない」という意味の優しい言い方です。しかし、私はその点について優しくする必要があるとは思いません。私たちはそれらを実態通りに、すなわち、情報不足の推測や憶測と呼ぶべきです。

ベストセラーのダイエット本の多くは、炭水化物（糖質）制限を奨励しています――例えば、『アトキンス博士のローカーボダイエット』（同朋舎、原題 *Dr. Atkins' New Diet Revolution*）『アトキンス式低炭水化物ダイエット』（河出書房新社）、『低炭水化物ダイエット』（ネコパブリッシング、原題 *The Carbohydrate Addict's Diet*）、*The Complete Low Carb Cookbook*（低炭水化物料理の完全レシピ）など。この本を書いている時点で、*Symply Keto*（ケト食だけでいい）は、アマゾンでベストセラー本の第30位です。この食事療法のアドバイスは、政府機関――米国農務省、保健福祉省、国立衛生研究所――と非政府組織――米国栄養学学会、米国心臓協会、米国糖尿病協会――によって支持されている内容に反しています。そして、極端な炭水化物制限が健康に良いという科学的コンセンサスはありません。

ある時『サイエンティフィック・アメリカン』誌は、「ディーン・オーニッシュが栄養について語ることのほとんど全てではなぜ間違っているのか」[10]というタイトルの記事を発表するという、異例の手段に出ました。オーニッシュは、不十分な制御下でわずか48人の心臓病患者を調べた1990年の研究で、ダイエット業界へ打って出ました。その研究では、24人が対照群で、24人がオーニッシュ・ダイエットを実行させられました。1年後、彼はオーニッシュ・ダイエットのグループは動脈硬化の発生率が低下していると報告しました。すでに持病のある人の何かの数値が下がっても、その同じ治療法が病気を防げるかどうかについては何もわかりません。しかし、それはこの研究の大きな欠陥に比べれば些細な点です。食事療法グループの人々だけが、同時に禁煙し、より多くの運動をし、ストレス管理のカウンセリングにも出席しました。対照群の人々は、それらのことをしないように指示されたのです。『サイエンティフィック・アメリカン』誌がこう報じた通りです。

禁煙、運動、ストレスの軽減、ダイエットを一緒に行えば、心臓の健康が改善されることは全く驚くに値しない。しかし、参加者［の半分］がこれらライフスタイルの変更を全て実践していたという事実は、食事療法のみの効果については何も推論できないことを意味する。

抗酸化物質

疑似科学に基づく流行りのダイエットの話はこれくらいにしましょう。真の科学の現状とはどのようなものでしょうか？　私は第3章で、抗酸化物質について簡単に述べました。抗酸化物質は、栄養学、ダイエット、長寿の分野で新しい流行語になっています。しかし、研究室の外では、体に良いという意味合いは別として、抗酸化物質が何であるかを理解している人はほとんどいません。高校の化学で習った、電子とは原子の内部でマイナスに帯電した粒子であることや、電子のペアリングについて覚えているかもしれません。2つの原子や分子が反対の回転《スピン》を持つ電子を持っていると、その2つは対になることができますが、これは安定した分子の状態です。原子や分子やイオンが対になっていない電子を持っている場合は不安定で、フリーラジカル（遊離基）と呼ばれます。フリーラジカルは、細胞がブドウ糖を変換する際に絶えず生成されます。ミトコンドリア（細胞のサブユニットで、ほとんどの体細胞内に存在）の損傷もフリーラジカルの生成増加[11]につながる可能性があります。また、揚げ物、アルコール、タバコの煙、農薬、大気汚染物質など、特定の物質の摂取も同様です。

フリーラジカルは不安定なので、酸化と呼ばれるプロセスで電子をつかむことによってＤＮＡや細胞膜に損傷を与える可能性があります。これはたやすく連鎖反応を引き起こします。フリーラジカルを持つある分子が別の分子から電子を奪い取ってフリーラジカルにし、今度はこれが別の分子から電子を奪い取ってフリーラジカルにします。その間、フリーラジカルを持つ分子は細胞の機能を適切に実行できず、体は酸化ストレスを受けます。

幸い、体は生まれながらに組み込まれた多くの抗酸化メカニズム[12]を進化させました。抗酸化物質はフリーラジカルを除去することで、細胞の健康に非常に重要な役割を果たしています。抗酸化物質は、水素原子を提供することによって、フリーラジカルの形成を抑制、もしくはすでに形成されたフリーラジカルと反応して中和します。抗酸化物質は多くの場合、フリーラジカルが他の細胞構成要素に損傷を与える前に電子を与えることによって機能します。フリーラジカルの電子が対になると、フリーラジカルは安定化して無毒になります。

酸化ストレスは、がん、糖尿病、パーキンソン病やアルツハイマー病などの神経疾患など、さまざまな病気の根底にあり、寿命を縮めると考えられています。それは、高いＬＤＬ（低密度リポタンパク質――悪玉コレステロール）値と心臓病につながりかねないプラーク（動脈硬化巣）蓄積の原因となります。また、しわの生成の一因にもなっています。フリーラジカルが老化プロセスを加速させる[13]ことと、フリーラジカルの削減によって老化を遅くできる[14]ことは、１９６０年代から知られています。

大きな問題となるのは、食事の抗酸化物質がフリーラジカルの酸化によるダメージを軽減できるかどうかです。この問題は、どの分子が抗酸化物質で、どの分子が抗酸化物質ではないかについて科学者全員の合意がない[15]ため、よけいに混乱しています。抗酸化物質としてよく名前が挙がる物質[16]には、レチノール（ビタミンA）、βカロテン（レチノールの前駆体）、アスコルビン酸（ビタミンC）、ビタミンE、フラボノイド、オメガ3脂肪酸などがあります。時には亜鉛が抗酸化物質として機能します。抗酸化物質の定義は非常に幅広くなり得ます。なぜなら、抗酸化物質は直接的にも間接的にも作用する場合があり、フリーラジカルを無害化できる物質は全て抗酸化物質と呼ぶのが正しいかもしれないからです。例えば、セレンは直接には作用しませんが、間接的な作用によってある種の活性酸素を脱酸素化できます。一方、トコフェロール（ビタミンE）は、水素原子を提供することによって直接作用します。論争の的になっているのは、一つには、食品やサプリメントの分子がフリーラジカルに水素原子を与えることができるという単なる事実が、実際の生物においても水素原子を与えることを意味しているのかどうか、そしてそれが私たちが考えているように機能しているのかどうかという点です。それはまだわかっていません。

食品に含まれる抗酸化物質の摂取が有益であるというささやかな研究証拠があります。問題は、抗酸化食品の厳密な研究が十分に行われておらず、決定的な結論を導き出せていないことです。最近のあるメタ分析[17]は「無作為化比較試験が行われていなかった……全ての研究は、中程度から相当程度のバイアスのリスクがあると判断された」と指摘しました。

抗酸化サプリメントの摂取を支持する証拠はさらに少数です。例えば、ある研究では、約4万人の女性を10年間追跡しました。半分はビタミンEサプリメントを摂取するように無作為に割り振られ、半分は偽薬《プラシーボ》を摂取しました。10年後、ビタミンEは心臓発作、脳卒中、がんのリスクを有意に減少させてはいませんでした。βカロテン、ビタミンAとC、セレンを含むさまざまな抗酸化サプリメントを用いた他の無作為化比較試験[18]の結果では、がんの減少は認められませんでした。消化器がんでは、サプリメントは実のところ全死因死亡率を増加させました。あるメタ分析は、29万人以上を対象とした研究結果を再検討し、心血管疾患に対する抗酸化サプリメントの効果はない[19]という結論に達しました。抗酸化サプリメントは、免疫系や、異常細胞の除去を担当する防御機構に干渉しているのかもしれません[20]（本当に質の悪い食生活をしている一部の人々[21]や妊娠中の女性にはサプリメントが役立つかもしれませんが、科学的な証拠はまだありません）。

多くのサプリメント研究が失敗に終わるのは、一度に1つのサプリメントだけを研究しているためであり、実際の食品とは少しも似ていないからです。実際の食品には、サプリメントには欠けている食物繊維、微量栄養素、有益な腸内細菌が含まれています。また、ビタミンCとE[22]など、少なくともいくつかの抗酸化物質は運動による健康増進効果を阻害することが明らかになっています。

コレステロール、脂肪、脳の健康

ほとんどの人が、コレステロールと食物脂肪と心臓病との間の関連性を知っていますが、分子、生物学的なレベルでこれらの意味を学ぶのは興味深く、有益です。

コレステロールは、血液中を循環し、血液中のタンパク質に付着するワックス状の物質です。[23] 体は脳細胞を含む健康な細胞を作るためにコレステロールを必要としますが、あるタイプのコレステロール値が高いと心臓病のリスクが高まります。コレステロールがタンパク質と結合した結果できた分子は、リポタンパク質と呼ばれます。低密度リポタンパク質（ＬＤＬ、すなわち「悪玉」コレステロール）は、コレステロール粒子を体中に運びます。それは動脈の壁に蓄積し、動脈を硬く狭くして、動脈硬化を引き起こす可能性があります。

高密度リポタンパク質（ＨＤＬ、すなわち「善玉」コレステロール）は、余分なコレステロールを拾い上げ、肝臓に戻し、その後、体から取り除きます。

不健康な食習慣や肥満は、悪玉コレステロール値を上げる可能性があります。身体活動の不足は、善玉コレステロール値を下げる可能性があります。喫煙は、特に女性の場合、血管の壁を傷つけ、ＬＤＬの堆積物を蓄積しやすくすることによって、その両方を行います。ＬＤＬ値は年齢とともに自然に上昇するため、特に50歳以降は、健康的な生活習慣がますます重要になります。遺伝的な要素もあります。悪玉コレステロールが上昇する速度と、善玉コレステロールを増加させるための身体活動能力は、一部は遺伝によるものです。健康的な生活習慣（身体活動、食事の改善）を採用してもコレステロール値を最適化できない場合は、ＬＤＬを低減できる薬があります（スタチン。極端な事例では、血液からＬＤＬを除去する濾過器を使用するリポタンパク質血液浄化療法《アフェレシス》と呼ばれる手順があります）。

しかし、これまで見てきたように、善意の介入が常に望ましい効果をもたらすとは限りません。スタチンの使用によってＬＤＬを低下させると実際に心臓病のリスクが低下するかどうかは、完全には明らかではありません――スタチンは、実際の原因ではなく、単に病気に関連する指標《マーカー》を低下させるだけかもしれません。そしてたとえ効果があるとしても、スタチンにはわずかな効果しかありません。ある研究では、１年に１人の心臓発作を遅らせたり予防したりするためには、３００人がスタチンを服用しなければならない[24]ことが明らかになっています。

アメリカや他の多くの国では、食品のラベルにコレステロール含有量が記載されていますが、コレステロールを多く含む食品を食べることで実際に血中コレステロール値が変化するかどうかについては、科学的なコンセンサスはありません。また、多くの高コレステロール食品には必要な栄養素が豊富に含まれています。

食事には脂肪も必要です。脂肪は主要なエネルギー源であり、ニューロンの周りのミエリン鞘《しょう》の形成と、丈夫で健康な細胞の維持のために必要なものです。しかし、全ての脂肪が同じように作られているわけではありません。[25]主な種類は次の通りです。

・飽和脂肪　肉類、卵、全脂肪乳製品に含まれている
・一価不飽和脂肪　オリーブ油やキャノーラ油に含まれている
・多価不飽和脂肪　種子、ナッツ類、魚油や植物油に含まれている
・トランス脂肪　揚げ物、電子レンジ用ポップコーン、一部の市販の焼き菓子などに含まれている

飽和脂肪はずっと心臓の健康の敵と考えられてきましたが、18カ国の60万人を追跡した72の研究のメタ分析では、飽和脂肪摂取と心臓病との間の関連性は示されていません。[26] 何一つです。さて、これは対照実験ではなかったので、研究で飽和脂肪を摂取した人たちがよりたくさん運動をしたかもしれないし、その人たちの体が飽和脂肪を代謝する方法に遺伝的な違いがあるかもしれません。しかし、その分析における真犯人は、揚げ物、ポテトチップス、その他のジャンクフードに含まれるトランス脂肪だったことがわかっています。

水溶性食物繊維を多く含む食事は体に良いです。[27] 食物繊維が消化器系でＬＤＬコレステロール分子に結合し、循環に入る前にそれらの分子を体外に引きずり出すからです。水溶性食物繊維の良い摂取源としては、オーツ麦（オートミール、チェリオス、トレーダージョーのオーズ）、大麦やその他の全粒穀物、豆類（大豆や豆乳を含む）、食物繊維の多い果物（リンゴ、イチゴ、柑橘類。これらに含まれるペクチンは水溶性食物繊維）、ナス、オクラ、脂肪分の多い魚、液体植物油、ナッツ類（１日にたった2オンス［57グラム］のナッツ類でＬＤＬを５％低下させることが可能）などがあります。

脂肪分の多い魚、種子（特にチア、亜麻仁、麻）、ナッツ類（特にクルミ）、オリーブオイル、キャノーラオイルなどに含まれるオメガ3脂肪酸が豊富な食事もLDLを低下させ、心臓病のリスクを7％低下させます。[28] 不溶性食物繊維（小麦ふすま、野菜、全粒粉）も便秘や憩室炎《けいしつえん》を予防するので、健康的です。

浮かび上がってきたのは、たとえ飽和脂肪酸であっても、食事からの脂肪の摂取が心臓病の原因なのではなく、[29] 動脈壁にコレステロールが溜まる炎症過程が原因であるという実情です。炎症や冠動脈血栓症を速やかに抑えてくれるのは、ナッツ類、エクストラバージンオリーブオイル、野菜、脂肪分の多い魚などに含まれるαリノレン酸、ポリフェノール、オメガ3脂肪酸です。

カロリー制限

ベンジャミン・フランクリンは『貧しいリチャードの暦』（フランクリンによる生活の知恵を集めた暦。邦訳複数あり。原題 *Poor Richard's Almanack*）の中で、「汝の人生を長くするためには、汝の食事を減らせ」とアドバイスしています。カロリー制限食を与えたマウスやラット[30]は30～40％長生きできることが10年以上前から知られています。食べ物や栄養素を簡単に入手でき、生理的ストレスレベルが低いと、遺伝子は細胞の成長と生殖をサポートします。対照的に、過酷な環境下では、遺伝子の活動は細胞の維持と保護にシフトします。多くのストレス要因がこの遺伝子活動を仲介しますが、[31] カロリー制限はその最も強固なものの一つで、酵母から線虫まで、マウスから霊長類まで、多くの種で機能しています。長年にわたり、カロリー制限は単に生物の代謝を遅くするだけで、その結果、細胞の損傷が蓄積する速度を遅くするだけだと考えられてきました。現在では、カロリー制限が代謝反応の変化、特にインスリン、インスリン様成長因子（ＩＧＦ－１）、ＡＭＰ活性化プロテインキナーゼ、サーチュインの下方制御を引き起こすことが十分に認められています。分子生物学者のシンシア・ケニヨンがこの重要性を説明しています[32][33]。

衰えがあまりにも広範囲に及ぶため、老化を遅らせることはきわめて困難な課題のように見えるかもしれない。だから、実験動物の寿命を延ばせば、筋肉の衰え、皮膚のしわ、ミトコンドリアの変異など、加齢に伴う全ての問題を個別に解決する必要がないことは注目に値する。代わりに、ただ制御遺伝子に手を加えれば、あとはその動物がやってくれる。言い換えれば、動物は通常よりもはるかに長生きする潜在能力を持っているのである。

哺乳類では、ブドウ糖に反応してインスリン値が上昇し、この上昇が最終的に寿命を縮める可能性があります。ケニヨンがインスリン／ＩＧＦ－１経路のＰ13Ｋ酵素を改変したところ、彼女のミミズは10倍も長生きしました。ここで、糖類とインスリンについての重要な話があります。インスリンは膵臓で作られるホルモンです。血糖値が高いと膵臓のβ細胞がインスリンを血液中に分泌し、血糖値が低いとインスリンの分泌は抑制されます。インスリンは正常な代謝に必要で、血液中のブドウ糖が筋肉、脂肪、肝臓の細胞に入って、そこでエネルギーとして利用されるのを助けます。インスリン値が上昇し（高インスリン血症）、その状態が続くと、インスリン抵抗性（および2型糖尿病）、肥満、免疫系の抑制、心臓の不整脈など、多数の健康上の問題が発生する可能性があります。[34,35,36]

カロリー制限は、インスリン信号伝達系との相互作用のせいで、脳にとって良いようです。なぜでしょうか？　ジョンズ・ホプキンス大学の神経科学者、マーク・マットソン[37]は言います。「お腹が空いていて、まだ食べ物を見つけていないなら、食べ物を見つけた方がいい。お腹が空いているときに脳に機能停止されたくはないはずだ」。断食で生じる神経系のプラス効果の一部は、激しい運動でも起こります。どちらも脳由来の神経栄養成長因子（ＢＤＮＦ）の産生を刺激します。断食はニューロンのエネルギー源であるケトン体の産生を刺激します。断食はニューロンのミトコンドリアの数を増やすことができ、ニューロンがより多くのエネルギーを生成するのに役立ちます。

ケニヨンは、もしインスリン受容体の働きを阻害できて、同時に低炭水化物食を食べれば、人間の寿命を延ばすことが可能ではないかと推測しています。また、カロリー制限によって影響を受ける遺伝子や信号伝達経路を改変して、人間が好きなものを好きなだけ食べられるようにすることも可能かもしれません。

また、インスリンがアルツハイマー病の発症に関与している可能性があるという新たな証拠も出てきています。[38]このため、一部の先進的な医師は、アルツハイマー病や認知症の家族歴などの危険因子を持つ患者に、血糖値を下げる糖尿病治療薬メトホルミンを積極的に処方するようになりました。これについての証拠は少ないですが、存在する証拠は有望視されています。３つの研究のメタ分析では、認知障害がメトホルミンを服用した人々において有意に少ないこと、また6つの研究では、認知症の発生率が有意に減少したことが示されています。メトホルミンにはさらに神経保護効果があるとわかっています。[39] ところで、これらの研究は全て、糖尿病を持つ患者を対象としています。メトホルミンを予防薬として使うことの有効性についてはまだ証拠がありません。この仮説を検証するための手順[40]が2016年に発表され、イギリスで研究が始まったばかりです。

今のところ、長寿を促進し、老化の有害な影響を先延ばしするための最善の策は、単に食べる量を減らすことであるように思われます。まだどれが最も効果的かはわかりませんが、カロリー制限を実行するには多くの方法があります。一日を通してのカロリー制限、週に1日の断食、週に2日の断食、1日おきの断食、1年に2週間の断食、夕食なし、毎年1カ月間のジュース断食、などです。最初はひどくつらいと感じるかもしれませんが、多くの人は慣れることができます。私の知り合いの多くの研究者は、すでに断食を始めています。ジェフリー・モギルは週に1日断食をしています。シンシア・ケニヨンは炭水化物をやめました。私は、お腹が空いていなければ食べませんし、週に2、3回は夕食を抜きます。マーク・マットソンは、断続的な断食――食事の頻度を減らすこと――を行っています。[41] もちろん、即席やその場しのぎのカロリー制限ダイエットには、栄養失調、胃腸障害、摂食障害などの危険があります。自分一人だけで行うべきではなく、主治医と相談して計画を立てるのが一番です。断続的な断食（または他の形態の断食）が初期のプラス効果を超えて長期的にマイナスの結果をもたらす可能性があるかどうかを知るには、縦断的研究がまだ不足しています。

食べるのであれば、ある種の食品は健康に良いという研究結果が次々と発表されています。例えば、一価不飽和脂肪酸（善玉脂肪）を豊富に含むバージンオリーブオイルなどです。オリーブオイル

（1日に大さじ3杯程度）を摂取すると、[42]細胞の酸化ストレスを和らげ、コレステロールや抗炎症作用を調節する効果があると考えられています。

芽キャベツ、ブロッコリー、カリフラワー、ケール、キャベツ、チンゲンサイなどのアブラナ科の野菜[43]は、多くの種類のがんの防止効果があることが示されており、一部のがんの進行を抑制することさえできます。これらの野菜は、細胞の防御メカニズムを発動させ、がん関連遺伝子を改変することによって、防止や抑制を行います。グルコシノレートと3-カルビノールは、アブラナ科の野菜に含まれる健康促進物質です。

地中海式ダイエットのもう一つの構成要素は、イワシやアンチョビなどの脂肪分の多い魚です。これらの魚には、脳や網膜組織の発達と維持およびミエリン化に不可欠であることが知られているオメガ3脂肪酸が含まれています。また、心臓病やがんのリスクを減らす効果もあるとされています。その結果、オメガ3サプリメントの摂取が現在流行しており、[44]世界中で330億ドル――世界の音楽市場とほぼ同じ規模――の産業になっています。全てのデータがそろう前に始められた多くの善意の介入と同様、オメガ3サプリメントは効果があるようには見えません。2018年のあるコクラン系統的レビュー[45]（メタ分析の代表的存在）では、1万2000人以上を対象とした79の別々の試験の結果を検証し、オメガ3サプリメントの摂取は、心血管事象、冠動脈性心臓死、冠動脈性心疾患事象、脳卒中、心臓異常のリスクにほとんど違いをもたらさないことを発見しました。そして、これは一部のがんの発生率を増加させる可能性さえあります。

これらの否定的な研究結果はサプリメントに当てはまりますが、オメガ3の食事からの摂取はどうなのでしょうか？　食品に自然に含まれるオメガ3脂肪酸が炎症を抑え、インスリン感受性を向上させるという証拠が増えていますが、その他の健康効果については、証拠は曖昧です。ある研究ではがんと心臓病に対する予防効果が示され、ある研究では示されていません。国立衛生研究所の最近の報告書は[46]、オメガ3のサプリメントは心臓病のリスクを減らしはしないけれども、週に1〜4回魚介類を食べる人は心臓病で死ぬ可能性が低いと結論づけています。オメガ3（および他の抗酸化物質）の最適量は、技術者がステップ機能と呼ぶものに従って働くのかもしれません。ある一定の最小量に達すると、それ以上の量は効果がなく、逆に害をもたらす可能性があるというものです。『ハーバード・ヘルス』誌の記事はこう指摘しています。[47]

それでも、健康を保つ戦略として魚や他の魚介類を食べることを検討すべきだ。魚介類摂食のプラス効果は全面的にオメガ3脂肪から来ていると確実に積極的に言うことができれば、魚油の丸薬を飲み込むことが魚を食べることの代替手段になるだろう。しかし、高い確率で、EPAやDHA単音ではなく、魚の脂肪、ビタミン、ミネラル、およびそれを支える分子のオーケストラ全体が必要だと思われる。他の食品についても同じことが当てはまる。一握りのサプリメントを摂取しても、果物、野菜、全粒穀物の摂食から得られる豊富な栄養素の代わりにはならないのだ。

ダイエットに関する全てのことと同様に、やりすぎないようにしましょう。魚の食べすぎは水銀やその他の毒素の値を上げる可能性があります。また現在、海から魚が非常に乱獲されており、もうすぐ孫世代のための魚がいなくなってしまうでしょう。

地中海式ダイエットを起源とする最も話題の提案の一つは、適度な量の食事と赤ワインが健康を促進するというものです。ここで重要なのは、赤ワイン自体の効果とアルコールの効果を切り離すことです。ある系統的レビューでは、赤ワインが他のアルコール製品の適度な摂取とは異なる健康効果をもたらす証拠は見つかりませんでした。[48] 多くの研究で、適度なアルコール摂取[49]は血圧を低下させ、それによって冠動脈のリスクを低下させることが示されています。しかし、これは複雑な問題です。アルコール摂取は、口、咽頭、喉頭、食道、肝臓、乳房、結腸、直腸の原発性腫瘍のリスクを高めます。[50] また、乳がんや、場合によっては他のがんの生存者の死亡率も上昇させます。[51] 睡眠と夢のサイクルを妨害し、第6章で見たように、概日時計にも干渉します。そして中毒性があります。

魚油と同様、赤ワインの潜在的な健康効果が見つかり始めたので、サプリメント産業が生まれました。研究者たちは、レスベラトロールと呼ばれる赤ワインに含まれる化学物質を特定しました。レスベラトロールは、抗酸化特性を持ち、動物実験では高血圧、心不全、虚血性心疾患を減少させています。また、インスリン感受性を向上させ、血糖値や高脂肪食誘発性の肥満を減少させます。しかし、系統的レビューは、レスベラトロールのサプリメントが人間の病気を予防したり寿命を延ばしたりできる証拠は十分ではない、[52] と結論づけています。とはいえ、別の包括的なレビューではこのサプリメントを推奨しています。[53]

ＤＡＳＨダイエット、ＭＩＮＤダイエット、地中海式ダイエットなど、多くのダイエットで認知的、身体的な効果が主張されていますが、[54] それを裏付ける証拠はほとんどありません。認知機能低下やアルツハイマー病の想定上の原因は、酸化ストレス、神経組織の炎症、循環器系内の有害物質の蓄積による血管障害などです。コレステロールや炎症を低下させる健康的な食事[55]は、論理的なアプローチです。しかし、医学の歴史はこれまで、証拠はないけれども道理にかなう治療法やアドバイスにあふれている一方で、証拠はその「論理的な」アドバイスに反する形で出てきました。問題は、体（と脳）が複雑であり、多数の相互作用要因があるということです。私たちは、最も単純な医学的介入についてさえ、その全ての意味が理解できるようになる道のやっと出発点に立ったばかりなのです。

タンパク質

高齢者はタンパク質の吸収効率が悪く[56]、体重1ポンド（0・45キロ）あたり1日0・54グラムのタンパク質を必要とします。体重が68キロの場合、81グラムのタンパク質を食べる必要があります。さほど多くはないように思えるかもしれませんが、鶏手羽元1本（4オンス／113グラム）を食べたとしても、それは純粋なタンパク質ではなく、実際にはおそらく半オンス（14グラム）以下のタンパク質しか含まれていないことを覚えておいてください。次のものを見てください[57]。

脱脂粉乳1カップ＝0・3オンス（8・5グラム）のタンパク質
ピーナッツバター大さじ2杯＝0・2オンス（5・7グラム）のタンパク質
中卵2個＝0・4オンス（11グラム）のタンパク質

サーモン0・5ポンド（227グラム）＝1・7オンス（48グラム）のタンパク質

右に挙げたものを全部食べたとしても、1日の必要量に0・3オンス（8・5グラム）足りません。

高齢者に最も効果的なタンパク質[58]は、アミノ酸のロイシン[59]を豊富に含むもの——牛乳、チーズ、牛肉、マグロ、鶏肉、ピーナッツ、大豆、卵です。ロイシンは、私たちが食事から摂取する必要がある9種類の必須アミノ酸（タンパク質の構成要素）の一つで、主に動物性タンパク質に多く含まれています。

ここに相反する目標があります——チーズや牛肉には不健康な飽和脂肪が含まれており、マグロには不健康なレベルの水銀が含まれている可能性があり、鶏肉には抗生物質が含まれている可能性があります。しかし、これらは効果的なタンパク質源です（一部の食べ物の良い代替品としては、100グラムに2グラム未満の脂肪しか含まない98％赤身の牛肉があります）。タンパク質の不足は、脳、筋肉、免疫系に深刻な問題を引き起こす可能性があります。

しかしロイシンの話は、たった1つの食物成分に焦点を合わせ、何かが不可欠であれば多いほど良いに違いないと考えてしまう落とし穴の例です。私たちはタンパク質の合成および多くの新陳代謝機能のためにロイシンを必要とします。このアミノ酸は血糖値、筋肉および骨組織の成長と修復、傷の治癒を調整するのを助けます。それは他のどのアミノ酸よりも血液から脳に迅速に入ります。しかし値があまりにも高くなると、ロイシンの毒性[60]が発現する可能性があり、神経回路の劣化、せん妄、認知障害、セロトニン値の低下、血中アンモニア過剰、また他のアミノ酸の吸収阻害をもたらすと考えられています。ロイシンは必要ですが、摂りすぎないようにしましょう。そして、先ほど挙げた食物も適度な量を食べましょう。毎日お昼にツナサンドを食べるのは得策ではありません。

植物性タンパク質はバランスのとれた食事の一環です。大豆製品は性ホルモンを阻害し、男性のテストステロンを低下させ、更年期の女性のエストロゲン障害につながるという記事を読んだことがあるかもしれません。これらのレポートは欠陥のあるデータに基づいており、現在の考え方では、大豆は大豆アレルギーの人を除く全ての人にとって有益です[61]。

水分補給

アリストテレスは「生物は湿っていて暖かい……しかし、老年期は乾燥していて冷たい」と書いています。古代ギリシャの医師、ペルガモンのガレンは「老化は生来の熱および体内の水分の減少と関係がある」と付け加えました。ガレンはさらに、脱水症は診断が困難であると嘆きました。それは今日でも当てはまり、脱水症は子供と70歳以上の大人の間で最も問題になります。

水分補給について考える人はほとんどいませんが、水分補給は細胞や脳の健康に必要不可欠です。自分が疲労していると感じた場合、往々にして脱水症状の最初の兆候です。他の症状としては、頭痛や吐き気などがあります。脱水症は病態であり、喉の渇きではありません。喉の渇きはただの症状で、脱水状態のときにあるかもしれないし、ないかもしれません。

脱水症は致命的です。世界で4歳以下の子供の死因の第2位[62]、70歳以上の人の死因の第8位[63]を占めています。また、腎臓結石の形成にも関係しています。一般的な原因は、過度の暑さや運動（発汗で塩分を失うため）、高地、病気などです。アルコールも原因の一つです[64]。アルコールは水分の吸収を助けるホルモンをオフにするので、通常よりも多くの水分が失われるのです。

高齢者は、脳内の渇き検知機能が低下するため、水がすぐに手に入る場合でも脱水症状を起こすリスクが高くなります。脱水症のリスクが最も高い[65]のは、発熱している人、感染症にかかっている人、認知状態が悪い人、腎機能が低下している人、体液や電解質のバランスに影響を与える薬を服用している人などです。

脱水症は、血液中の水分、塩分、電解質のバランスの崩れから生じます。電解質には、ナトリウム、塩化物、カリウム、マグネシウムなどがあります。脱水状態を治すには、単純にもっと水を飲めばいいだけではありません。なぜなら、脱水状態になると、体は飲んだ水を保持できず、水だけでは枯渇した塩分や電解質を補えないからです。

脱水状態の治療には、経口補水塩（ＯＲＳ）溶液を飲む必要があります。ＯＲＳ溶液は、水、塩、砂糖の混合物で、小腸で吸収され、脱水症状で失われた水分と電解質を補います。脱水症状が下痢を伴う場合、亜鉛サプリメントは下痢の期間を25％短縮することができます。重度の脱水症状の場合は、静脈内輸液が必要です[66]。

水分補給を維持するためには、アルコールの摂取を制限するか、アルコール飲料を摂取するごとに少なくとも8オンス（237ミリリットル）コップ1杯の水を飲みましょう。栄養価の高い食品は、電解質と塩分の適切なバランスを維持するのに役立ちます。脱水症状がある場合は、パンやドライフルーツは避けましょう[67]——これらを食べると血管系から水分を取り込む必要があるため、脱水症状をさらに悪化させます。経口補水液[68]は何種類か市販されています。バッグやブリーフケースの中、仕事場のデスクや自宅に用意しておき、脱水症状になりやすい場合は、週に2回程度服用するといいかもしれません。風邪やインフルエンザにかかっている場合は、1日に2本服用しましょう。気だるく感じるときや、特に暑い日の後、激しい運動の後、飲酒後などにも、いくらか飲むとよいでしょう。

便秘

ヒポクラテスが指摘したように、「加齢とともに腸が不活発になるのは一般的な法則」です。便秘は、加齢に伴う最も一般的[69]で厄介な問題の一つであり、高齢者の50％に影響を与えています。年齢を重ねると、食べ物を運ぶのを助ける腸の筋肉が弱くなり、収縮力が弱まります。多くの場合、高齢者が服用する薬は副作用として便秘を引き起こします。高齢者の多くは運動量が減り、それも便秘を増加させます。便秘は、女性、非白人、低い社会経済的地位の人々、うつ病にかかっている人々に特に偏って多く見られます。

なぜこんなことが脳の本に書かれているのでしょうか？

臨床観察では、便秘が認知を妨げることが示唆されています。これを調査した研究はごく少数で、結果は、予備的ではあるけれども関連があることを示唆しています。ラットでは、便秘は、ヘモグロビンの含有量と質、海馬のニューロンに酸素を運ぶ血液の能力、脳のコリン作動系の変容に順次影響を与える可能性のある遺伝子発現の変化をもたらしました。[70] 人間では、慢性便秘と認知障害との関連[71]が確認されています。

非認知的な影響の方も深刻になる場合があります。排便するためにいきみすぎると、失神したり、脳の血管が破裂したりする可能性があります。多くの人が、医師や医療サービス提供者に自分の便通について話すのに抵抗や恥ずかしさを感じるため、慢性的便秘はしばしば治療されないままになります。

便秘は、便が通りにくくなるものと排便回数が減るものの、2つの異なるタイプがあります。どちらも多くの場合、ふすま、全粒粉、野菜などの不溶性食物繊維の摂取増加、水分（1日2リットル）、運動――特に腹部をゆっくりひねったり曲げたりする運動――によって治療できます。ただ散歩をするだけでもお腹を動かすことができます。それでも駄目な場合は下剤の出番ですが、下剤には膨張性下剤と浸透圧性下剤の2種類があります。ドラッグストアに行って市販のものを買う前に、両者の違いを理解しておくことが大切です。

膨張性下剤は消化されません。[72] その代わりに、含有成分の繊維がより多くの水分を保持させてくれます――ですから、服用の際は必ず液体の摂取量を増やす必要があります。水分を吸収すると、柔らかくてかさのある便になります。それが腸の筋肉を刺激して収縮させ、全てが一緒に動くようになり、便通が良くなります。膨張性下剤が効果を発揮するまでには12〜36時間かかることがあるため、便秘解消の即効性はありません。継続的な消化の健康のために用いるのが最適です。例としては、オオバコ殻（Metamucil）、亜麻仁粉末、小麦デキストリン（Benefiber）、メチルセルロース

(Citrucel)、ポリカルボフィル(FiberCon、Prodiem)などが挙げられます。

浸透圧性下剤は、腸から腸内に水分を取り込み、便を軟らかくします。電解質を枯渇させ、脱水症状を引き起こす可能性があるため、服用時には水分補給を怠らないことも重要です。この下剤は6時間以内に効果を発揮します。多くはポリエチレン・グリコールを主成分としています(Lax-A-Day、MiraLAX、PegaLAX、RestoraLAX)です。膨張性下剤とは異なり、浸透圧性下剤は、毎日ではなく短期の使用を意図したもので、7日以上服用すべきではなく、また習慣性があります。テレビドラマの草分け(ホームコメディ *All in the Family, The Jeffersons, Sanford and Son* の制作者)であり、政治活動家(非営利の権利擁護団体 People for the American Way の創設者)であるノーマン・リアは、97歳でまだ活動的かつ創造的です。どうやってそれほど高いレベルの頭の回転と集中力を維持しているのかと尋ねられたとき、彼は「ミララックス」と一言で答えました。

即時の短期的便秘解消のためには、グリセリン座薬と浣腸剤が店頭で購入できます。ニューエイジ系の健康雑誌やウェブ上で結腸洗浄について読んだことがあるなら、それは効果がなく、科学的根拠もありません。

もう一つ役に立つもの、便秘薬の必要性を低減もしくは解消できるものとして、共生細菌《プロバイオティクス》がありま す。腸内の細菌バランスは、抗生物質の服用、食事や運動の変化、通常の老化プロセス、そしてまだ特定されていない数々の要因によって、悪影響を受ける可能性があります。

腸内細菌、共生細菌《プロバイオティクス》

消化器系、つまり腸は、5億個のニューロンを持ち、善玉菌も悪玉菌も含めて約100兆個の細菌《バクテリア》を含む、腸神経系と呼ばれる独自のコンピューターを持っています。これらはまとめて、腸内微生物叢――マイクロバイオータあるいはマイクロバイオーム――という用語で呼ばれます（紛らわしいことに、かつてはマイクロフローラと呼ばれていました）。

大腸の内壁に沿って、生体膜を形成して微生物叢のための湿った暖かい環境を提供する粘液の層があります。そこにいる何千もの異なる種の細菌は、腸コミュニティー全体を健康に保つために個別の仕事を実行します。これらの細菌は、腸内から、体全体の細胞の維持管理および健康に関わる多数の側面を調整します。腸内で見つかる細菌の特定の組み合わせは、指紋のように、その人に固有のものです。それは、その人の両親が食べたもの、その人が幼児や子供の頃に食べたもの、そしてその人の体が生涯にわたって経験してきたさまざまな病気やストレス因子の影響を含めた、遺伝子、文化、機会によって形成されています。

微生物叢は、栄養、消化、免疫系機能にとって重要です。胃や大腸の内部は強酸性の環境です。そこに住むバクテリアはそこで生き延びるために適応策を進化させなければなりませんでしたが、彼らにとっては、食べ物に非常にアクセスしやすく獲得競争があまりないという報酬があります。その関係は、あなたと彼らの相方にとって有益なのです。

腸内微生物叢は、認知、行動、脳の健康にも影響を与えているという、多数の新しい証拠が出てきています。これは最先端の研究内容であり、話の全容はまだ明らかになっていません。セロトニンが気分、記憶、不安の重要な神経調節因子であることはすでにわかっています。そして、体内のセロトニンの90%[73]が腸内に存在し、そこでカンジダ菌、連鎖球菌、大腸菌、腸球菌などの細菌によって作られていることが判明しています。

腸内微生物たちは、他の必須神経伝達物質も産生しています。乳酸菌とビフィズス菌は、ガンマアミノ酪酸（GABA）を作りますが、これは第2章で見たように、重要な抑制化学物質です。大腸菌、バチルス菌、サッカロミセス菌は注意力に重要なノルエピネフリンを産生し、バチルス菌とセラチア菌はドーパミンを産生します。ビフィドバクテリウム・インファンティス菌は、セロトニン、メラトニン、ビタミンB3の重要な前駆体であるトリプトファンの値を増加させます。ラクトバチルス・アシドフィルス菌は、脳内の自然なカンナビノイド受容体とオピオイド受容体の発現を増加[74]させ、食欲、痛み、記憶力に影響を与えます。

腸内細菌は、精神の健康とうつ病に関係があります[75]。コプロコッカスとディアリスターという2つの特定の細菌が不足している人はうつ病になる可能性が高く、それらの値が正常な人は生活の質が全般的に高いことが報告されています。コプロコッカス菌はドーパミン信号伝達に関係しており、重要な抗炎症剤である脂肪酸の酪酸を産生します。炎症の増加は抑うつ症状と関連づけられてきました。第3の細菌であるフェカリバクテリウム菌も酪酸を産生し、生活の質が高いと報告する人に見られます。神経科学者のジョン・クライアンは、このような細菌を「憂うつな微生物たち」と呼んでいます[76]

（科学は面白くないなんて、誰が言っているんでしょう？）。

腸内微生物叢のバランスが崩れ、腸内毒素症と呼ばれる状態になることがあります。腸内毒素症の原因として最もよく知られているのは、感染症用に処方された抗生物質の服用です。これらの抗生物質は、病気の原因となる細菌だけでなく、有益な腸内細菌も殺してしまいます。腸内毒素症は、不規則な食事時間や高脂肪食などの不健康な生活習慣行動によっても引き起こされる場合があります。若いうちは、その影響は非常に微妙で気づきにくいですが、年をとってくると、体を衰弱させるような影響が出る場合があります。バランスの悪い微生物叢は、肥満や、がんやアルツハイマー病など多くの病気に関与している疑いが持たれています。

先に述べたマイケル・ミーニーの研究を思い出してください。生後間もない時期のストレス要因――幼児が母親から引き離されるなど――は、脳のストレス反応に生涯にわたる影響を及ぼしかねないというものです。人生初期のストレス要因は、腸内微生物叢の構成[77]にも影響を与える可能性があります。その構成は、母親の食生活やストレスレベルによって、そして出産管を通る際の移動によって影響を受けます。帝王切開で生まれた子供は、腸内微生物叢の多様性の低下が見られます。動物では、アカゲザルを母親から引き離すとストレスが微生物叢を変化させ、ビフィズス菌と乳酸菌の値を低下させました。母親から引き離されたラット[78]では、糞便中の乳酸菌値の低下が見られました。

腸と脳の相互作用の範囲[79]はまだ不明ですが、これらの相互作用とアンバランスな微生物叢[80]との間に関連があることが、自閉症、統合失調症、ＡＤＨＤ、双極性障害、多発性硬化症など、多様な精神疾患において示唆されています。未確認ながらも信頼できる見解は、幼児期と小児期のアンバランスな微生物叢は、人生の後半でこれらの健康状態や病気につながる可能性があるというものです。しかし、それはその状態が不可逆的であるという意味ではありません。

食品やサプリメントに含まれる共生細菌《プロバイオティクス》は、有益な細菌を腸内に導入もしくは再導入でき、これらは、鉄分の吸収率向上[81]、農薬の吸収防止[82]、体全体の脂肪の配置[83]などの形で身体機能に影響を与えることができます。高齢者に偏ってよく見られる過敏性腸症候群[84]には特に効果的であることが示されています。

しかし、本当に興味深いのは、共生細菌が潜在的に認知、感情、行動に与える可能性がある効果です。小規模試験では、単一の共生細菌、ビフィドバクテリウム・インファンティス菌が抑うつ症状や不安を軽減でき[85]、ラクトバチルス・ヘルベティクス菌とビフィドバクテリウム・ロンガム菌の混合物《カクテル》がストレスの指標であるコルチゾール値を減らせる[86]ことが示されています。ある予備報告では、ビフィドバクテリウム・ラクティス菌、ラクトバチルス・ブルガリクス菌、ストレプトコッカス・サーモフィラス菌、ラクトバチルス・ラクティス菌を含む共生細菌の混合物[87]が、不安障害や注意集中力に関連する領域である中・後部島の脳活動を実質的に改変できることがわかっています。共生細菌を含むケフィア、ヨーグルト、その他の発酵乳製品[88]は、気分や脳の感情中枢にプラスの効果があると示されています。また、新たな証拠により、食物繊維の摂取量を増やすと、腸の健康と微生物のバランスが促進される[89]ことが示唆されています。

何十年もかけて確立された高齢者の微生物叢は、安定度が高く環境の影響を受けにくいと長い間信じられてきました。しかし、最近の研究では、そうではないことが示唆されています。高齢者特有の微生物叢[90]には、さまざまなストレス要因への対処能力の著しい低下と、全身の炎症の進行が伴っています。微生物学的バランス[91]はまた、短期的な食生活の変化によっても急激に変化する場合があります。

特に問題となるのは、長期介護施設にいる高齢者です。このような高齢者の腸内微生物叢は、地元の都市や町や農場に長年住み続けている高齢者の腸内微生物叢に比べて、大幅に多様性が低下しています。大勢のさまざまな人々（および農場の動物）との交流によって、多様な微生物叢が維持されるのです。介護施設のきわめて消毒性が高い環境と、限定的な住民（ほとんどが高齢者）集団が、微生物叢を貧弱化させ、その多様性を低下させている可能性があります。これまでのいくつかの研究では、地域社会に関わる多様な微生物叢の喪失[92]が、虚弱体質や炎症性疾患の増加と、さらには死とも相関関係を示しています。より健康的な老化のために設計された食事で個人の微生物叢を調整することは、老年学における重要な最先端領域となるでしょう。実際、ELDERMETと呼ばれる刺激的な研究者の連合事業体《コンソーシアム》が、アイルランド国立大学コーク校を拠点に活動しています。彼らの研究結果は、高齢者が心身の健康を満足のいくレベルに保つためには、腸内微生物叢への介入が必要であることを強く示唆しています。

この研究はまだ始まったばかりです[93]。この研究をどのように行うかについての臨床的指針はまだなく、医学には何年もの時間が必要です。その間、待っていたくないと感じるかもしれませんね。あなたが今できる最善の策は、腸の健康について、かかりつけ医、できれば老年医、さらに良いのは胃腸科医に相談することです。

プレバイオティクス、つまり腸内の健康な細菌の成長を促す物質については、もっとわかっていません。[94]食物分子は共生細菌を保護することが知られているので、[95]通常は、プレバイオティクスを含む食事と一緒に共生細菌を摂取することが推奨されます。プレバイオティクスは、多くの果物や野菜、特に複合炭水化物を含むものに見られる特殊な植物繊維です。これらの炭水化物は消化されないので、消化器系を通過して細菌や他の微生物の食物になります。リンゴ、アスパラガス、バナナ、チコリ根、ニンニク、蜂蜜、キノコ、海藻、小麦ふすま、山芋、ヨーグルトなど、多数の食品がプレバイオティクスの役目を果たします。[96]かかりつけの医師や栄養士が、あなたにとって最適なものを選ぶのを手伝ってくれるでしょう。

食生活の効果はどこまでわかっているのか？

心血管疾患、脳卒中、がん、糖尿病[97]を合わせると、毎年、アメリカの全死因の約3分の2を占め、7000億ドル以上の直接・間接的な費用負担をもたらしています。食生活の変更によってこれらの病気の発症率を下げることができれば、世界の健康に本当に大きな影響を与えます。これらの病気を治療する研究者や臨床医の専門家組織である米国心臓協会、米国癌協会、米国糖尿病協会は、推奨される食事についての共同声明を発表しました。彼らは、新鮮な果物と野菜、全粒粉、魚をより多く摂取することが、これら全ての病気の発生率低下に関係している、と結論づけました。

デューク大学の進化人類学者であるハーマン・ポンツァーは、ライフスタイルが私たちの祖先のものに似ている狩猟採集社会の間で健康[98]を研究しています。ポンツァーは、狩猟採集民が幅広い食生活を実践しているにもかかわらず、全般的に非常に優れた健康状態を示していることを発見しました。カロリーの80%を炭水化物から摂取していても、動物性脂肪から摂取していても、ナッツやベリー類から摂取していても、関係はありません。ほとんど全員が平均的アメリカ人よりも多量の食物繊維を摂取してはいるものの、それがほぼ唯一の違いです（この事実は、原始人《パレオ》食に大いに打撃を与えるものです）。興味深いことに、彼らは砂糖を敬遠せず、蜂蜜の形で砂糖を摂取しています。しかし特筆すべきなのは、彼らは加工食品や揚げ物を食べる機会がないことです。国立糖尿病・消化器病・腎臓病研究所上級研究員のケヴィン・ホールは、短期の対照実験を行いました。参加者は国立衛生研究所（ＮＩＨ）臨床センターに入れられ（したがって、ごまかすことができませんでした）、ホールは彼らに超加工食品を２週間、魚や新鮮な野菜などの未加工食品を２週間（ランダムな順序で）食べさせました[99]。彼は慎重に、食事に含まれるカロリー数と、砂糖、脂肪、および栄養素の値を一致させましたが、参加者たちはどのくらいの量を食べたいかは選択できました。人々は、超加工食品をより速く平らげ、未加工食品を提供されたときに比べて、毎日５００カロリー余分に食べて、１週間で約１ポンド（４５０グラム）体重が増加しました。

　ポンツァーの研究は、他の多くの科学者の研究と一致しており、一つの最高の食生活《ダイエット》というものはなく、「幅広い食生活できわめて健康になれる」ことを明らかにしています。ポンツァーは、狩猟採集民に肥満がほとんど存在しない理由の一つは、どの狩猟採集民の食事においても味の多様性が欠如していることだと指摘しています。私たちは、食べ物の選択肢をたくさん持っていると、味の多様性に惹きつけられるため過食する傾向があります。「満腹になってもレストランでデザートを食べる余裕があるのは、それが理由だ」とポンツァーは言います。たとえお腹がいっぱいで「ステーキはもう一口も食べられなくても、まだチーズケーキには興味がある。なぜなら甘い物が欲しくなるスイッチはまだ脳内ですり減っていないから」なのです。

それに関連して、公認栄養士のエヴリン・トリボールによって開発された直観的食事法《ダイエット》[100]と呼ばれる運動があります。それは肥満度指数の減少、コレステロールの減少、血圧の低下、および心理的健康の改善と関連づけられています。マギル大学の私の学部の博士課程学生であるマロリー・フレインは、ほとんどの食事法に関する人々の経験と欲求不満[101]を研究しています。彼女はこう書いています。

> なぜダイエットはうまくいかないのだろうか？　まず、数十億ドル規模のダイエット産業がまだ存在するという事実は、私たちの食物や食事の見方に何か根本的に壊れたところがあることを示唆している。私たちは、自分の体をどのように扱うべきかについての「専門家の」助言を受け入れ、少し試してみて、間もなくそれが必然的に失敗すると、次の一番良さそうなダイエットに行くわけだが、その間ずっと、裏で糸を引く大物たちは、私たちの集団的闘争からかなり大量の小銭を稼いでいるのだ……
>
> ダイエットは、制限に基づいているのでうまくいかない。神は、それがお腹周りに直行しないよう、私たちの最も基本的なエネルギー源である炭水化物に手を出すことを禁じておられる。制限はその後の欠乏を助長し、最終的にあなたは、立ち入り禁止と言われた食品全てを渇望したまま

放置される……

おいしい物をいろいろ食べたいと思うのは、人間として当然である。

しかし、ダイエットはそんなことは教えてくれないので……結局、あなたは挫折してしまう。あなたはチョコレートバーを食べたり、付け合わせにフライドポテトを注文したりするだろう（どちらも人間が食べてもまったく問題ないものだから）。しかし、そうすると、あなたは「健康的な」流れを破ったことで惨めな気分になる。それに加えて、あなたは「失敗」をダイエットのせいにするのではなく、私は本当にダメな人間だ、と全て自分のせいにしてしまうのだ。

ダイエットと失敗を繰り返すサイクル[102]は、肉体的にも心理的にもダメージを与えます。直観的ダイエットの狙いは、あなたの体はあなたがどんな種類の食品を必要とするか知っている——体は、タンパク質、炭水化物、脂肪に向かう、信頼に足る直観的衝動を持っている——ということです。あるいは、もしかしたら、その直観的衝動を生み出すために脳に信号を送っているのは、あなたの腸内の数十億の微生物たちかもしれません。たぶんあなたの体は、自分が何を食べたいかを知っています。

直観的ダイエットの４つの付加的原則[103]は次の通りです。

1　空腹なときに食べるようにする。

2　もう空腹でなければ、食べるのをやめるようにする。

3　食べること以外の形で感情に対処することを学ぶ。

4　医学的な理由がない限り、食べる食品の種類を制限しない。

さて、私のようにあなたも、自分が必要とする食品を体が「知っている」ことについて懐疑的になるかもしれません。それはどうも科学的に聞こえません。1パイント（437ミリリットル）のアイスクリームを毎晩食べたいと思うような明らかに不適切な渇望と、直観的摂食をどのように区別すればいいのでしょうか？　まず、この種のどか食い[104]は、多くの場合、感情的慰めへの欲求——高脂肪・高糖質食品のような、昔から禁じられている食品を食べてストレスや不安を発散する試み——によって駆り立てられています。それは結果として、体重増加と微生物叢のアンバランスは言うまでもなく、高いレベルの恥辱感と後悔をもたらし、悪循環を助長します。

対照的に、直観的摂食は、感情的または社会的な理由よりもむしろ身体的な理由のために食べるという行為を見直します。結果として、いわば、あらゆる食べ物の選択肢がテーブルの上にあるのを知っていれば、禁じられた食べ物を暴食する可能性は低くなります。マロリー・フレインのような直観的摂食の支持者たちは、食べ物との強迫的でない健康な関係を育て、手に入る全ての食べ物の多様性を（適度な量で）体験できるようにするべきだと説きます。そしてこうしたダイエットは、良識と、チョコレートケーキとオニオンリングの食生活は最善の健康を実現するための良い長期戦略ではないという知識で裏打ちされるべきです。

何を食べるべきかについての大衆紙の注目の多くは、ブルーベリー、アサイー、ケール、サツマイモなどのスーパーフードに集まっています。しかし、このアプローチは、食べ物が現実の最適なダイエットにおいて互いに作用し合うという、栄養学者がマトリックス効果と呼んでいるものを無視しています。しばしば、特定の問題を解決しようとすると別の問題が生じてしまう場合があり、これは栄養ジャーナリズムの中心的な問題です。また往々にして、別の側面が無視されて、栄養の一つの側面もしくは健康上の一つの結果に焦点が絞られてしまうこともあります。

ダイエットの鍵は、何を食べるかではなく、何を食べないかにあるようです。アメリカの食生活は、加工食品、砂糖、塩、赤身の肉が多すぎます。ジャンクフードには中毒性があり、脂肪や甘い物が手に入りにくかった時代に進化した脳の報酬系を過剰に刺激します。それは別にして、一つの最高の食事法《ダイエット》[105]があると言い切れるほど、栄養についてはまだよくわかっていないというのが現実です。栄養上の助言に関して述べたスタンフォード大学の報告書が指摘するように、「栄養学の歴史には、一度は次なる目玉とされた仮説の残骸が散らばっている」のです。

現時点ではっきりしているのは、大量の精製糖、揚げ物、超加工食品は不健康であるということです。それは別にして、さまざまな食品を適度に食べ、平均的なアメリカ人が現在摂取している量よりも多くの野菜を食べることは、長寿と健康に貢献するようです。また、タバコやアルコールの摂取削減が指摘されています。何百もの論文を検討した結果、私は、高齢者のための食事に関する最高のアドバイスは、マイケル・ポランの2008年の著書『ヘルシーな加工食品はかなりヤバい』（青志社、原題 *In Defense of Food*）の中のよく引用されるフレーズだと思います。「食べ物を食べる。食べすぎない。主に植物」。

そして、時には楽しむことを自分に許してあげてください。アイスクリームやチョコレートだって少しは食べてもいいのです。

第8章

運動

動くことが大事

サンディエゴから来ていた70代の同僚が、モントリオールの凍った道路で滑って腰を骨折しました。彼は何カ月も寝たきりの状態でした。結局、彼は完全には回復せず、それから7年後に亡くなりましたが、その間の年月は、彼と彼を知っている全ての人にとって辛く歯がゆいものでした。なぜでしょう？　腰の怪我のような身体的なものは彼の精神状態には何の関係もないと思うかもしれません。しかし、私たち人間はいつも座っているようには作られていません。私たちは周囲を探索すること、すなわち動くことが必要な世界の中で進化してきました。動くという刺激がなければ、脳は十分に機能するのをやめてしまいます……そして簡単に崩壊してしまう可能性があります。

カリフォルニア大学サンタバーバラ校の神経科学者兼臨床神経科医のスコット・グラフトンは、新しい著作 *Physical Intelligence: The Science of How the Body and the Mind Guide Each Other Through Life*（身体的な知性：人生を通じて体と心がどのように互いに導き合っているかという科学）で、人間の脳の途方もない複雑さは主に運動と行動を整理するために存在する、という考えを提唱しています。

私たちが動いて周囲を探索するのをやめたら、もはや身体的行動を整理するために脳を使わなくなったら、脳は鈍くなり、萎縮し、混乱してしまうのでしょうか？　もしそうだとしたら、スティーヴン・ホーキングやジャン＝ドミニク・ボービー（目の瞬きで本――『潜水服は蝶の夢を見る』――を丸ごと一冊口述した男性）のような人々のことをどう説明できるのでしょうか？　この人たちは例外なのでしょうか？

私がこの疑問をグラフトン博士に投げかけたとき、彼はこう説明してくれました。

私は、スタッフが総出で長期間生き延びさせた2人の天才の代弁はできない[1]。十分な労力を注ぎ込めば、モハベ砂漠の真ん中でバラの茂みを育てることだってできる。また私は、身体的ではないことが人を愚かにしたり退化させたりすると言っているわけでもない。むしろ、私たちはこう尋ねることができる。どうしたら、誰もが生物的健康と幸福度を最もよく維持できるだろうか？　ステップ1は、脳と身体の二元論を排除することだ。精神生活や心のいくつかの側面が直観的に脳から分離可能だからといって、脳（あるいは、もっとはっきり言えば、心）が身体から本当に自由であるということにはならない。

ステップ2。心の健康、（脳の構造を含む）身体の構造、多くの領域に及ぶ機能、そして長寿に恩恵を与える効果が最も大きい単独の要因は何だろうか？　それは、身体活動（またはそれが必然的に行き着くところの「運動」）だ。私たちは今、何千人もの被験者を使って何百もの試験を行っている。

ステップ3。なぜこのような身体活動は私たちにとって良いのだろうか？　もっともらしい理由は多数ある。私の本では、運動科学の観点から理にかなうもののみに言及している。すなわち、自然界において求められる技能、適応、知覚的忠実性だ。しかし、それ以外にもたくさんの理由がある――問題解決、社会的な充実、心身の調整、新鮮な空気などだ。

グラフトンの発見は、最も基本的なレベルでは、脳は巨大な問題解決装置である、[2]という考えに基づいています。さらに、その問題解決能力のほとんどは、人間がさまざまな環境に適応できるように進化してきました。1万年前、人間とそのペットや家畜は、地球上に生息する脊椎動物の生物量《バイオマス》の約0・1％を占めていましたが、現在では98％を占めています。私たちの成功は大部分、問題解決能力、適応能力、探索能力に優れた脳のおかげです。

私たちの脳は、私たちの体を食物やつがい相手に向かわせ、捕食者から離れさせるように作られています。運動は2つの理由で重要です。明白な理由は、血液を酸素化することです。脳は、血液中のヘモグロビンによって運ばれる酸化ブドウ糖で動いているので、新鮮な酸素の供給は良いことです。明白でない理由は、脳は慣れない環境の中を移動するために作られたので、問題解決という難題を突きつけられていないときにはうまく機能しないということです。ランニング・マシンやエリプティカル・マシンで一歩踏み出すごとに、2つの必須条件のうちの1つ――血液を酸素化すること――には役立っていますが、脳のナビゲーション能力や記憶システムを磨くのには役立っていません。公園でも原野でも、舗装されていない道を1分歩くごとに、足圧、角度、ペースなど、何百もの微調整をする必要があります。これらの調整は、まさに進化してきた通りのやり方で脳の神経回路を刺激します。最も刺激を受けるのは海馬、すなわち、記憶の形成と検索にきわめて重要な役割を果たしている、例のタツノオトシゴの形をした組織です。多くの研究で、身体活動によって記憶力が向上すること[3]が示されているのは、このためです。

このような物事の見方は、具現化された認知[4]として知られており、人間の体の物理的特性、特に知覚系と運動系が認知（思考、問題解決、行動計画、記憶）に重要な役割を果たしているという考え方です。この考え方においては、動きの感覚は知識と表裏一体です[5]。具現化された認知は、本書の発達認知神経科学のアプローチと一致しています。このアプローチでは人間を、環境を作り環境によって作られる、生態学的および遺伝子学的にプログラムされた、具現化された[6]社会的主体として見ます。心が体に影響を与える[7]のと同じように、体は心に影響を与えます。具現化された認知は、知性と制御を体、すなわち外に出します。これの最良の例は、人間の足のアーチにあるバネ靭帯です。このすごく小さなバネのおかげで、歩行中に足の指をほどよく蹴り出すための脳内の大規模なフィードバック制御回路が不要になるのです。

もしあなたに高校で一緒だった、漫画みたいに極端に性格の違う2人の知り合い――オタクと運動バカ――がいたら、彼らが正反対のライフスタイルを持っているように見えるかもしれません。オタクは、年がら年中本の虫で、深い思考から得られる洗練された報酬の方を好み、身体を動かすのを避けます。運動バカは、いつもやたら騒がしくて活発であり、読書、作文、算数といった退屈で、オタク的で、まだるっこしいペースの行為を嫌います。そのような性格の人々は確かに存在しますが、最も成功している知識人は身体的な活動を受け入れる人であり、最も成功しているスポーツ選手は知的な活動を受け入れる人です。私の大学の同僚の中では、60代後半で自転車でカナディアン・ロッキーを横断した共同研究者のジェームズ・ラムジーから、長距離ランナーでロッククライマーでもある妻のヘザーまで、体を動かしている人の方が圧倒的に生産性が高いです。私は最近、スーパーボウルで5回優勝した選手を含む、大学やＮＦＬ（ナショナル・フットボール・リーグ）のトップ選手たちと会う機会がありましたが（反復性頭部損傷が後の人生における認知能力に与える影響について話し合うためです）、彼らは、私が大学で会った誰にも劣らず賢く、知識欲があって、知的です。

元カル・ベアーズのライトガード、ヤウガー・ウィリアムズと非常に刺激的な会話をした後、彼は椅子の背にもたれてこう言いました。「いや、すごく面白いね。つまり、本物の神経科学者に会ったのは初めてだってことだよ」。私は「面白かったよ。つまり、頭をトイレに突っ込まれないでアメフト選手に会ったのは初めてだってことさ！」と言いました（彼は笑いました、やけに訳知り顔で）。

ある系統的メタ分析では、軽度認知障害を持つ大人にとって、運動が記憶に著しい有益な効果をもたらすことが示されました[8]。軽度認知障害のある大人は認知症に進行するリスクがかなり高く、この特定のリスクは海馬の萎縮によって増大します[9]。身体活動は、記憶力や全体的な認知力を維持・改善し、認知症およびアルツハイマー病やパーキンソン病などの他の神経疾患の発症を遅らせる上で、薬剤と同じくらい有効である可能性があります。

老化は不可逆的[10]で避けられないプロセスです。しかし、老化の影響は場合によっては可逆的であり、完全には逃れられないにしても、少なくとも遅らせることは可能です。食事、腸内細菌叢、社会的ネットワーク、睡眠、定期的な受診など、私たちがコントロールできる要因はたくさんあります。しかし、活力に満ちた精神的・肉体的健康の最も重要な関連要因は身体活動です。これは、他の関連要因（食事と睡眠）が重要ではないという意味ではありません――その2つは重要です。また、身体活動を増やせば、他の健康的な習慣を守らなくていいという意味でもありません。ここで言いたいのは、身体活動を真剣に考えた方がいいということです――とりわけ、多くの人と同じように、あなたも活動的になることに対して「はいはい、明日から始めるよ」という態度をとっているならば。

スコット・グラフトンが指摘するように、身体活動は運動と同じではありません。体を動かし、環境と対話することです。キケロも知っていたように、このような相互作用こそが「精神を支え、心の活力を保つ」のです。ランニングには効果がありますが、ウォーキングにも同じ効果があります。たとえ杖や歩行器を使ったとしてもです。身体活動は、20～35歳がやるようなトレーニングである必要はありません。自分の体の限界を尊重し、年齢的な要因を考慮するのが大切です。高齢者は、医師に相談するか、プロのトレーナーと話し合って、どんな運動が自分に合っていて適切なのかを判断した方がいいと思います。92歳のハリエット・トンプソンがやったようにマラソンを走れるのであれば素晴らしいですが、寝室で5ポンド（2・3キログラム）のフリーウエイトを持ち上げたり、自分が快適なペースよりも少し速いペースで家の区画の周りを歩いたりするだけでも、かなりのメリットが得られるのに気づくでしょう。

記憶、運動、具現化された認知が相互に関連していると考えると、人間の記憶の最大の謎の一つ、すなわち、幼児期と小児期の記憶の欠如を説明するのに役立ちます。一般的に、私たちは人生の最初の2年間のことは何も覚えておらず、6歳以前のことはほんの少ししか覚えていません（幼児期の鮮明な記憶を持っていると主張する人は、しばしば間違っており、親や兄弟から聞かされた話を語っていたり、出来事の写真を一次記憶だと勘違いしていたりします）。記憶が空間的な移動を指示するために進化したのだとすれば、ごく幼い子供たちに記憶がないのは、動き回ったり、環境と触れ合ったりすることが少ないからでしょう。子供たちは、歩けるようになる前から、しきりに周りの空間を探索したがります。歩行の開始が海馬の神経化学的活動の引き金となり、[11] 海馬の場所細胞と格子《グリッド》細胞に環境の内部マッピングを開始させるようです。場所細胞は特定の場所をコード化し、格子細胞はそれらの場所間の関係をコード化します。6歳までにはほとんどの子供が動き回って環境を探索していたとしても、海馬の場所システムが大人のように空間記憶を正確にコード化できるように成熟するまでには時間がかかる可能性があります。それゆえに、幼児期や小児期の記憶が不足しているのです。

ここで暗示されているのは、高齢者が、例えば若者や中年者よりも動いたり探索したりしなくなると、海馬に基づく記憶システムが萎縮してしまうかもしれないということです――プロのスポーツ選手が言うように、「使うか失うか」なのです。それに加えて、海馬が空間記憶だけでなく、認知機能全体の中心的役割[12]を果たしているということが、活動量の少ない高齢者にしばしば見られる他の認知障害――認知の全般的減速に加えて、推論、手と目の調整、問題解決の減少も含む――の説明にもなります。

具現化された認知の視点はさらに、私たちの認知能力や知覚能力は、静的な能力ではなく、[13] むしろ環境との実りある活発な交流の中から生まれてくるものだと述べています。子供の頃、私たちは、砂場で遊んだり、ジャングルジムで遊んだりと、環境との相互作用を通して、環境に対する主体性と制御《コントロール》の感覚を獲得します。環境との交流が減ると、その主体性や制御の感覚が失われ、その結果、環境対処能力への意欲や自信が失われ、下降スパイラルに陥る可能性があります。これは、環境との関わりを少なくさせるような次の3種類の身体的変化[14]をすでに経験している高齢者にとっては、特に問題です。第1は、器用さの喪失であり、これは神経伝達速度の全般的低下、神経伝導性の低下、目と手の協調の低下から生じます。第2は、意欲の喪失であり、これは孤立や孤独感から生じる可能性があります。第3は、自力で物事を行う喜びや楽しみの喪失であり、これは一部には、脳の報酬の化学的信号送信チャネルであるドーパミンの産生および取り込みの減少のせいで生じます。

この3つの変化が一緒になると、人は不必要に――つまり、健康や安全上の理由からではなく――活動を抑制してしまいかねません。でこぼこの土地を歩いたり、野菜を切ったりするような特定の活動を放棄すると、私たちは自分自身を「もうこういう行動をしない人」と認識するようになり、世界の中で非主体としての自己イメージが高まってしまうのです。これは老化の最も悪い点の一つかもしれません。

私は、高齢者が安全でない活動に従事すべきであると示唆しているのではありません。あなたや家族が体の平衡《バランス》に問題を抱えているとか、もう刃物を安全に扱えないとかであれば、それは非常に現実的に考慮すべき事柄です。しかし、率直で公正な評価が重要です。ただ「年をとっている」からというだけで、これまでずっと楽しんできた活動に不安や恐れを抱くのは、そういう活動を放棄する正当な理由にならないのではないでしょうか――そして、本当の「老年期」に入るのを実際に早めてしまうかもしれません。私の知人の女性6人は昨年膝の置換手術を受けましたが、彼女たちの年齢は52歳〜84歳です。スタンフォード大学の「枠からはみ出した」機械工学の教授であるジェームズ・アダムスは現在85歳ですが、前回私が会いに立ち寄ったとき、彼は古いトラクターの一団を庭に停めてエンジンを修復していました――それが彼のお気に入りの道楽なのです。ミック・ジャガー（75歳）は、個人トレーナーと一緒に活動しています。[15]「週に5、6日はトレーニングをしているよ……ジムのトレーナーとダンスを交互にやって、それから短距離走《スプリント》をするんだ。スタミナをつけるためにトレーニングしているのさ」。ジェーン・フォンダ（81歳）は、毎日長時間のウォーキングとウエイトで鍛えています。[16]ディラン・トーマスが助言したように、彼らは夜に静かに身を委ねてはいないのです。

世界との交流はまた、創造性も高めます。[17]その交流は特に複雑なものである必要はなく、限界を押し広げるような危険なものである必要は全くありません。屋外の風景の中を自由に歩き回ることができた高齢者は、長方形の小道の周りを歩かせられた人と比較して、発散的思考の課題を含む一連の創造性テストで著しく高いスコアを示しました。研究者たちは参加者に、日常的な物体――この場合は箸――にできるだけ多くの用途を作り出すよう求めました。発散的思考を示す回答例には、ドラムスティックとして、指揮者の指揮棒として、子供の魔法の杖として、コーヒーの攪拌棒として、マシュマロをトーストする、などの使用法がありました。いいアイデアです。そして研究者たちは、ただ外を歩くだけで人はより多くの答えを思いつくことができることを発見しました。

皆さんは、これまで私がこの本の中で「高齢者」という言葉が何を表すのかを明確にするのを注意深く避けてきたことに気づいたかもしれません。その理由は、高齢者かどうかは相対的なものであり、病歴、体重、ストレス、遺伝など多くの要因に左右されるからです。不健康な50歳もいれば、60歳のように行動したり感じたりする95歳もいます。私にとって「高齢者」とは、肉体的にも精神的にも明らかに鈍化し、以前はできたことの多くができなくなり、やりたいと思うことが肉体的、精神的な制約によって妨げられていると感じている人たちです。

　実年齢にかかわらず若さを保っている人々の秘密の大部分は、シナプス可塑性――脳が新しいつながりを形成する能力――に関係しています。これまで見てきたように、可塑性は、遺伝的性質、生涯の経験、住んでいる文化に影響されます。また、年齢を重ねるにつれて、日常の生活習慣にも影響を受けます。シナプスを介して情報を伝達し、新たなシナプス結合を形成する行為には、脳内の使用エネルギー量を劇的に増加させる必要があります。脳細胞の一種である星状膠細胞《アストロサイト》は、そのエネルギーの供給源の役割を果たしています。身体活動が星状膠細胞の有効性を高め[18]、それによってシナプス可塑性、記憶力、総合的認知力を向上させることが、多くの証拠から明らかになっています。

　シナプス可塑性に加えて、認知は神経新生――新しいニューロンの成長――によって維持され、強化されます。記憶の章（第2章）で見たように、成人の海馬は平均で1日700個の新しいニューロンを成長させており[19]、通常の加齢に伴う減少はないようです。身体活動は、げっ歯類で海馬の神経新生を増加させることが示されています[20]。人間ではそのような変化を観察するのは不可能ですが、有酸素運動を行っている成人の記憶力改善[21]が観察されています。最も効果的なのは、新しいことを学ぶ直前に有酸素運動をすることです。精神的作業の直前に心拍数を上げると、血流が増加して脳を充電し、[22] 精神活動のための豊かな環境を作り出します。

身体活動の種類によって得られる効果は異なります。身体活動は、有酸素性と無酸素性のどちらかに分類できます。米国スポーツ医学会（ＡＣＳＭ）は、有酸素活動[23]を「大規模な筋肉群を使用し、継続的に維持でき、本質的にリズミカルなあらゆる活動」と定義しています。それには水泳、サイクリング、ランニング、ダンス、ウォーキングなどが含まれます。それが有酸素性と呼ばれるのは、この言葉が「酸素がある状態で生きる」という意味であり、これらの活動が酸素を利用して炭水化物、アミノ酸、脂肪からエネルギーを抽出する身体の能力を利用しているからです。ＡＣＳＭは、無酸素活動を「収縮している筋肉内のエネルギー源を燃料とし、エネルギー源としての吸入酸素の使用に依存しない、非常に短い持続時間の身体活動」と定義しています。無酸素活動には、筋力（自重）トレーニングや短距離走などが含まれます（留意すべきは、81歳のジェーン・フォンダの現在のワークアウトにはこの両方が含まれているということです）。

有酸素運動は心臓病のリスクを減らし、これまでに説明した種類の認知機能を促進します。無酸素運動は筋肉を作り、[24] 持久力と疲労耐性を高め、体脂肪を減らすのに役立ちます。また、心血管リスクや脂質分析結果にもわずかながら有益な効果があります。

加齢性筋肉減弱症《サルコペニア》は筋組織が減少した状態です[25]——骨粗しょう症が骨の減少であるのと似ています。これは、高齢者の機能低下や自立性喪失の第一の原因です。幸いなことに、筋肉減弱症は元に戻すことができます。ある研究では、60歳～72歳の座りがちな生活をしている12人の高齢者が、週３回の筋力トレーニング・プログラムを12週間行ったところ、脚力と筋肉量が大幅に増加しました。[26] 別の研究では、8週間の抵抗トレーニングにより、90歳〜96歳の虚弱な老人ホーム入居者に著しい改善[27]が見られました。彼らは筋力が174%増え、歩行速度が50%近く向上しました。つまり、持久力や血中酸素濃度だけではなく、筋力の維持も必要不可欠なのです。

もちろん、環境との交流は常に可能なわけではありません——世界の多くの国では、冬場の気象条件によって屋外に出るのは快適ではなく、モントリオールの氷の上で滑った同僚の例でわかるように、時には危険な場合もあります。そこで、室内でのフィットネスに目を向けます。具現化された認知によれば環境との相互作用が最善なのは事実ですが、座りっぱなしの生活を避けることが非常に重要なのです。屋内の有酸素運動トレーニングを行った60歳〜79歳の人々[28]は、前頭葉皮質と側頭葉皮質における脳体積の増加、および白質束の拡大が見られました。以前は座りがちだった高齢者たちが人生の後半に初めて有酸素運動を始めても、脳の測定値がより健康的になったのですから、これらの結果は意義深いものです。

最小限の動きでも効果がある

年をとるにつれて、私たちは動くのをやめる傾向があります。座りっぱなしの状態は、50歳前後から始まる人もいれば、70歳前後から始まる人もいて、まったくそうならない人もいます。しかし、これまで見てきたように、この動きの欠如こそが私たちの問題の多くの原因となり得るのです。

ウルリック・ウィスロフは、ノルウェー科学技術大学の心臓運動研究グループのトップであり、米国心臓協会統計委員会のメンバーでもあります。ウィスロフは約15年前、少しの身体活動でも脳の健康と長寿を書き変えるほどの効果があるという研究を発表し、ある種の革命を起こしました。ウィスロフは、従来型の本格的なトレーニングの効果の多くをもたらし、しかも週に3日、1回約20分で行うことができる、高負荷で短いインターバルのプログラムを開発しました。[29] 皆やるべきことが山ほどあるカフェイン過多のこの時代でも、週に1時間の時間を見つけてこれを実行することは誰にでもできるはずです。見返りは大きく、心臓発作や狭心症のリスクが50％まで低減されました。[30]

運動をもっと少なくしたいという人のために、ウィスロフらは、より短時間の組織化されていない運動でも、驚くほど有益であることを示しました。高強度インターバルトレーニング（ＨＩＩＴ）は非常に短いトレーニングです。30秒から1分程度のランニング、階段上り、サイクリングなどを行い、その後にウォーキングやスローペダルリングなどのクールダウン運動を1～2分程度行います。このサイクルをわずか10分繰り返すと、ＨＩＩＴを行ったことになります。「どんなものでも効果はあるが、もう少しやれば、おそらくもっと良いだろう」[31] とミシガン大学の研究者ウェイユン・チェンはコメントしました。

ＨＩＩＴに関する20以上の論文を発表しているカリフォルニア州立大学サンマルコス校の運動学教授であるトッド・アストリノは、こう説明します。「私たちは、ＨＩＩＴが長期間の有酸素運動とほぼ同じ健康・フィットネス上の利点をもたらすことを示す10年分以上のデータを持っており、いくつかのグループや集団では、従来の有酸素運動よりも効果が出ている」と説明します。ほとんどの運動プログラムの問題は、それを必要とする人々がそのプログラムを楽しめないせいで続けられないことです。ＨＩＩＴのような時間効率の良いトレーニング[32]は、参加者の大多数がはるかに楽しいと感じ、従来のプログラムのような単調さもない代替案となります。別の研究でアストリノは、運動競技の前にセックスをすると[33]パフォーマンスが低下するという２０００年前からの迷信の偽りを暴きました(低下しません)。

ＨＩＩＴのトレーニングはどのくらいの強度が必要なのでしょうか？　短い高強度サイクル時に自分の最大心拍数の90～95％を達成するように努めましょう。オンラインツールは年齢に応じた最大心拍数を計算するのに役立ちます（２２０から年齢を引くという、よく知られた大ざっぱな法則は太りすぎの人や高齢者に誤解を与えるので、かかりつけ医に相談するか、体重を当てはめられるオンライン計算機を見つけるのがベストです）。もしこういうことをするのが初めてなら、スポーツ用品店やオンラインで心拍数モニターを購入して、手首か胸の上に装着してもいいでしょう。気に入るかどうかわかる前に機器に投資したくなければ、ランニングやサイクリング中に会話ができなくなったら、希望の強度に達したのがわかります。ランニングやサイクリングはまだできます。ただ会話ができなくなるのです。

ウィスロフの研究グループは、身体計測値と簡単な生活歴を入力すれば「フィットネス年齢[34]」を計算できるオンラインツールも開発しました。自分のフィットネス年齢が実年齢より若い（その調子でがんばってください）、あるいは実年齢より年をとっている（そろそろ真剣に身体活動を増やしてもいい頃です）といったことがわかるかもしれません。

フィットネス年齢にかかわらず、もし座りっぱなしのライフスタイルから脱け出そうとしているなら、高齢者の体に詳しい医師や個人トレーナーのアドバイスを受けながら、どの新プログラムでもいいので徐々に開始してください。うっかり自分を傷つけるリスクは、60歳以降10年ごとに上がっていきます——腱板断裂、腱の損傷、転倒、骨折などのリスクは、一部の高齢者が熱くなりすぎたときに支払う、よくありがちな代償です。私たちは子供の頃はよく、何も考えずに、通常全く何の危なげもなく、思いつくまま好きなように体を動かして、どんな新しい活動でも行っていたのを思い起こします。心の中では、私たちはまだそのしなやかで柔軟な子供です。30代や40代の頃に足首を捻挫したり、背中を痛めたりしたときのことは簡単に忘れてしまうものです。体力的にはまだ多くのことができるかもしれませんが、高齢者にとっては、徐々に慣れていくこと、前後のストレッチの仕方を学ぶこと、水分補給を怠らないことが、とりわけ大切です。

ジムの会員にならなくても、小さな変化を

話のいいところは、まだこれからです。たとえごく少しの、わずかな、ほとんど測定できないくらいの量の身体活動[35]でさえ、脳の機能を高めます。前述のＨＩＩＴほどではありませんが、そうした活動は大きな意味があり、重要です。心血管疾患や糖尿病のリスク低減と記憶力の向上という点で、これまでで最大の改善を見たのは、より体系的でハードなプログラムに取り組んでいる、ほどほどに活動的な人ではなく、ごく最小限の身体活動——起き上がって少し歩くだけなど——を行っている、あまり動かない人の方なのです。

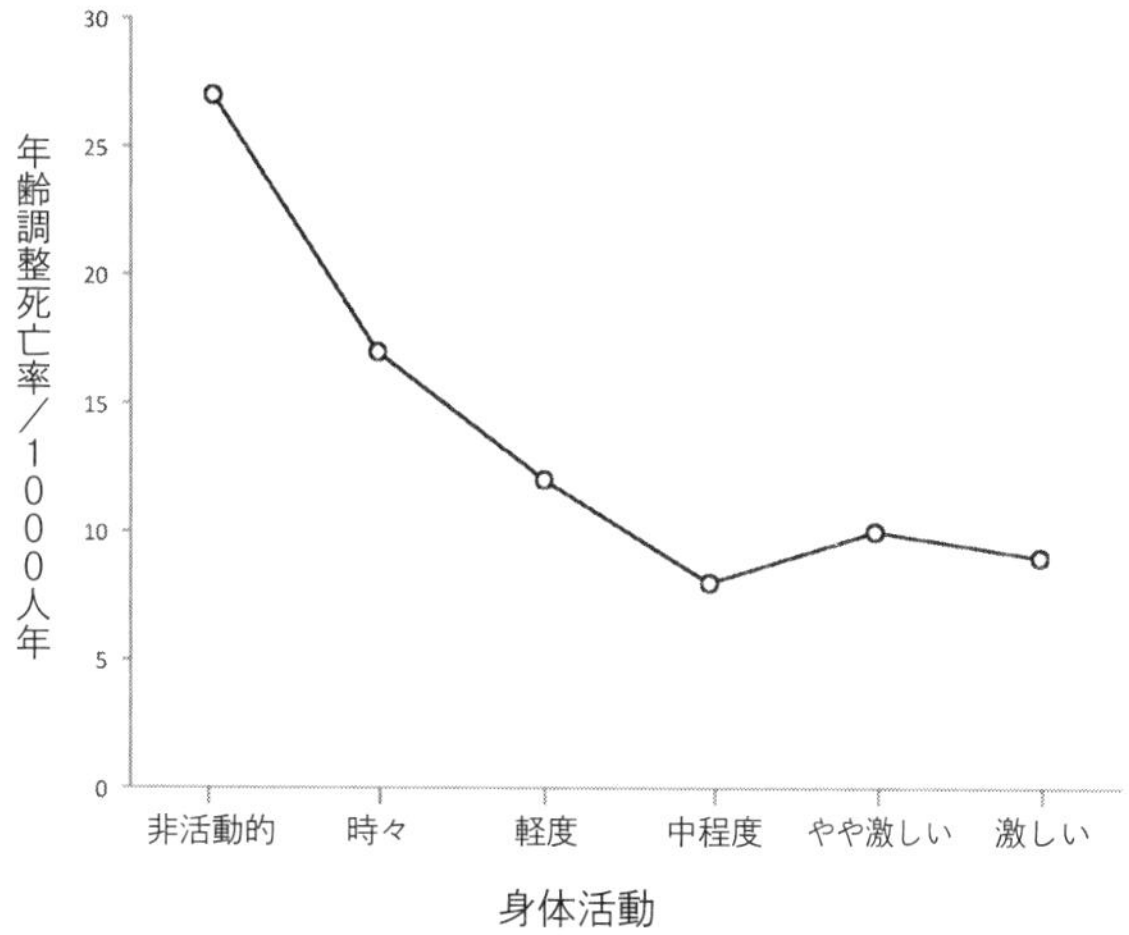

上の図は、6000人以上のイギリス人男性を対象とした研究に基づいたものです。折れ線は、身体活動レベルに応じた死亡率（Y軸は全死因死亡率）を示しています。ご覧のように、折れ線の中で最も急降下している、すなわち最も顕著なプラスの効果を示している区間は、活動的ではない男性と「時々」しか身体活動をしなかった男性との間です。そして、少なくともこの研究では、激しい活動には中程度の活動以上の利益は見られませんでした。この研究で追跡された最高齢者は84歳でした。

最小限の活動というこの概念は、日本の筑波大学の諏訪部和也とカリフォルニア大学アーバイン校のマイケル・ヤッサが率いる国際的研究チームが2018年に発表した論文で、大注目を集めました。研究チームは人々に、静止した自転車の上で10分間、心拍数がほとんど上がらない程度に軽くペダルを漕ぐという軽い運動を1回だけ[36]行ってもらいました。対照群は自転車に座り、ペダルは漕ぎませんでした。その後、研究者たちは全員に標準的な記憶テストを行いました。学習段階では、参加者は短時間、ソファとか木とか、一連の日常的な物の写真を見ました。テスト段階では、前に見た写真、もしくは似ているけれども異なる写真を見せられました。これは、微妙な違いを記憶の中で活性化させておかなければならないので、難しいテストです。こうした区別は、私たちが毎日、例えば、車を停めたのは立体駐車場の3階ではなく2階だったとか、ついさっき初めて会った人の名前はエレインではなくエレンだったとか、昼食のときに心臓の薬を確かに飲んだ、といったことを思い出すときに行っている類のものです。

このごくわずかな身体運動を行った参加者たちは、カウチポテトたち（いや、静止自転車《バイク》ポテトたち）の成績をかなり大幅に凌駕しました。研究者たちは再び実験を行いましたが、今度は脳スキャナー（ｆＭＲＩ）の中で画像を提示してテストしました。彼らは海馬の活発性と接続性、および学習と記憶に関連する他の皮質領域の接続性を測定しました。彼らが気づいたのは、この非常に軽い動きのみの結果として、これらの脳領域の機能と接続性が即座に強化されたことでした。軽くペダルを漕いだ参加者の脳は、静止していた参加者の脳とは全く異なる働きをしていました。これらの最も重要な記憶回路においてさらなる組織的活動が生じ、記憶課題が難しければ難しいほど多くの組織的な活動が見られたのです。さらに、神経の強化は学習と記憶に関与する領域に特定されており、扁桃体、鼻周囲皮質、側頭極などの他の脳領域では違いが見られなかったため、運動が脳の全体的な覚醒状態高進をつくり出したという可能性は除外できました。

この研究の前は、運動の効果は、何らかの形で体がストレス反応を起こしてコルチゾールを放出するのが原因だと広く考えられていました。しかし、諏訪部とヤッサが参加者のコルチゾールを測定したところ、コルチゾール値に差はありませんでした――ストレス反応がなくても海馬の活動と接続性の両方に改善が見られたのです。さらに良い知らせは、長期間にわたって身体的活動を行っていなくても効果が見られることです。認知的な効果は即座に現れ[37]、12週間後までには脳血流の改善が明らかになります。

運動は、メタボリックシンドロームと呼ばれる、心臓病、脳卒中、糖尿病のリスクを大幅に高める一群の症状――高血圧、高血糖、腹周りの過剰な体脂肪、コレステロール値や中性脂肪値の異常――を抱えている人には、特に有用、いや不可欠です。

運動の問題点の一つは、ダイエットと同様に、続けるのが困難な、野心的すぎる計画で始めてしまうことです。大多数の人は、興味を失ったり、つまらなくなったり、日常生活にうまく組み込めなかったりするせいで、そうした計画をやり通すことができません。体がなまっている人は、ジムに行くと考えただけで怖じ気づいてしまうのかもしれません。ジムの会員権を取得した人の大部分が結局ジムを利用しないというのは、ジム業界の現実です――これが、多くのジムが1年分の料金の前払いを求める理由の一つなのです！

ジョージア州立大学の運動学教授であるウォルター・トンプソン[38]はこうまとめています。

> 人々にもっと運動した方がいいと言うだけでは駄目だ。効果がないからだ。私たちの研究は、人々の大半が採用できるライフスタイル改善を実例で示し、人々をジムに送り込むのをやめる必要があると、はっきり示している。小さな行動の変更、例えば、食料品店で一番前ではなく一番

後ろの列に車を駐車したり、エレベーターの代わりに階段を登ったりすることだ。

ワイル・コーネル医科大学のリチャード・フリードマンは、神経認知的健康のために歩くことの美点[39]を褒めたたえます。「おそらく重要なのは、動き回ると常に新しい刺激や入力にさらされるという事実で、それが直線的思考から脱するのに役立ち、より関連づけられた、一点に集中しない思考プロセスを促進するのだろう」。

2019年の8月、私は友人のヘザーとレンを訪ねました。彼らは69歳で、2人とも肉体的にも精神的にも非常に活発です。私たちはケベックの田舎にある彼らの家の近くの森にハイキングに行きました。彼らはたびたび行っていますが、私は初めてでした。実のところ、それをハイキングと呼ぶのはちょっと大げさで、実際には、ただ土の小道を歩く自然の中の散歩でした。その散歩は非常に爽快で、この散歩の中で、具現化された認知についてのこういった全ての考えや、スコット・グラフトンの言葉が一つにまとまりました。携帯電話で撮ったこの小道の写真（次ページ）を見てください。

枝や根っこ、岩が絡み合っているので、つまずかないように注意が必要です。1分歩くごとに、足をどこに置くか、足を下ろしてまた上げるときにどのくらいの圧力をかけるか、体のバランスをどうとるか、次の一歩を踏み出すために足をどう持ち上げるかなど、何百回もの小さな判断が必要になります。このゴツゴツした地面だけではありません。低く垂れ下がった枝に顔面をたたかれないように気をつける必要もありました。鳥や生き物が至る所にいて、彼らに襲われる心配はなかったものの、

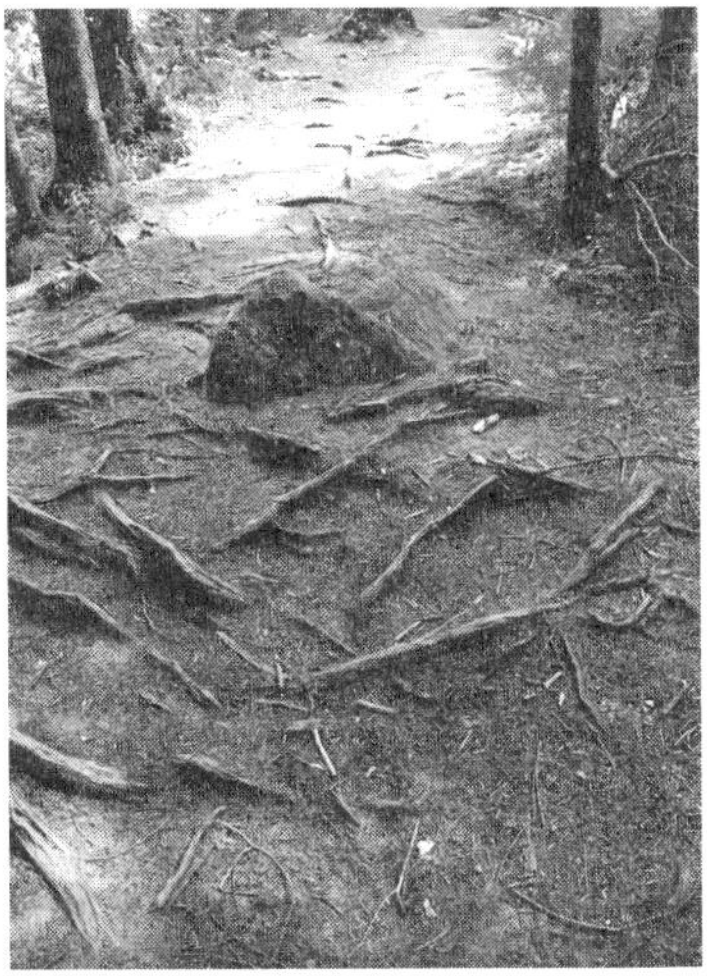

クモやハエや蚊を追い払わなければなりませんでした。時折3歳児が杖で道を乱暴にたたきながら走り回るのにも注意が必要でした。不確定要素――あなたの身に起こり得ること――は無限大です。愛犬の興奮を見ればわかります。変化に富んだ地形、人々、植生、全てが変化しています。今まで出会ったことのない人や物、あるいは今までに出会ったことのない形で人や物に出くわすチャンスが、スリルを高めてくれます。これが、私たちの脳を進化させてきた航法《ナビゲーション》だったのです。これが、シナプスを強化し、海馬の記憶システム、運動行動計画システム、目と体の協調を若返らせる、具現化された認知だったのです。野外では何でも起こり得ます。そしてそれこそが、これまで発見された中で、脳を柔軟で活動的に保つ最も強力な方法です。賑やかな街の通りも、これと同じ効果をもたらしてくれる可能性があります。自然景観に秘められた古くからの力が、同時に精神的癒やしともなり刺激ともなることを差し引けば。

スコットランドの医師たちは「ぶらぶら歩きとバードウォッチング」[40]の処方箋を発行し始めました。ジャーナリストのジャスティン・ハウスマンが言うように、こうした処方箋はさまざまな病気の治療に使われています。

高血圧から糖尿病、不安、うつ病まで……ありとあらゆる[41]疾患や病気は、バードウォッチングや、ちょっとしたカヤッキングのような活動で治療することができる。ひょっとしたら海岸での貝殻探しや、穏やかな小川に向かっての小石投げだっていいかもしれない。

ケベック州の医師たちは、心身の健康に問題を抱えている患者のために、アートが健康にもたらす恩恵を享受できるよう、モントリオール美術館への無料入館を処方し始めています。美術館の（あるいはモールでさえも）中を歩けば、見たことのない人や物に出会える可能性が高く、いつの間にか驚くほどの距離を踏破していることもあります。

ルームランナーで運動するのは良いことです。近所を歩くのはもっと良いです。でも、自然の中を歩くのが一番良いです。同僚が凍った道の上で滑った後の冬場、モントリオールの長い冬に出歩かない口実を作らないために、私は外に出てアイゼン（滑り止め靴）を買いました。私は「静かに身を委ねる」つもりはありません。

第9章 睡眠

記憶の整理とDNAの修復

私がダライ・ラマ法王に会ったとき、彼は83歳で125冊目の本を出版したばかりでした。「どうやってそんなに精神的に健康でいられるのですか?」私は彼に尋ねました。「睡眠です」と、間髪入れずに彼は言いました。「毎晩9時間」

「毎晩ですか?」

「毎晩です」

睡眠には回復力があります。周りで何が起きているのか気づいていない間に、もしかしたら夢や奇妙な考えに浸っている間に、体全体と脳の化学反応が変化します。細胞の修復と浄化のメカニズムがフル回転で残業します。傷の治癒、細菌やウイルスの感染症撃退が勢いを増します。最近になってやっと、眠っている間に生じる膨大な量の認知処理が正しく理解され始めました。記憶の統合も、問題解決、分類、感情処理と並行して行われます。

神経的・細胞的な基盤での睡眠に対する欲求は、睡眠欲と呼ばれています。神経科学者たちはこの欲求がどこから来るのかをまだ理解していませんが、覚醒時間中に蓄積され、睡眠中に消散する恒常性《ホメオスタティック》圧力としてとらえることができます。脳内には眠気を感じるように導く化学物質[1]——メラトニンやアデノシンなどの催眠物質——が存在し、それらが徐々に蓄積されると、この恒常性圧力が生まれることがわかっています。

第1章で見た個人差と同じく、睡眠に対するとらえ方も人それぞれです。睡眠を楽しみにしている人もいれば、歯磨きのような必須の習慣として中立的な見方をし、良くも悪くもあまり感情的な意味合いを感じない人もいます。第3のグループは、どんなことをしてでもできるだけ長く回避すべきものとして睡眠を見ています。

「眠るのを楽しみにしている」陣営の中には、心地よいから好きだという人もいます——気持ちがいいというのです。そして、ソングライターのビリー・ジョエルのように、睡眠がひらめき《インスピレーション》と創造性の大きな源であると感じている人もいます。彼のアルバム『リヴァー・オブ・ドリームス』では、曲のアイデアの多くが睡眠中に浮かんできた[2]ことを認めています。「毎朝目を覚まして、ベッドから出ると、頭の中に曲のアイデアが浮かんでいるんだ。必ずしも曲自体のアイデアとは限らないけど、メロディーのアイデアかシンフォニーのアイデアのどちらかだね。時々、交響曲の夢を見ることもあるんだ」。ポール・マッカートニーはビートルズの大ヒット曲の一つ「イエスタデイ」を寝ている間に書き、キース・リチャーズはローリング・ストーンズの「サティスファクション」のメインリフを寝ている間に書いて、目が覚めてからギターパートをテープに録音し、その後再び眠りにつきました。スティーヴン・スティルスは、彼の最も人気のある曲の一つ「プリティ・ガール・ホワイ」を夢の中で書きました。

「寝るのをできるだけ先延ばしにする」陣営のトーマス・エジソンは、睡眠と夕暮れを頭痛の種だとして、「克服すべき邪魔物」としてとらえていました。[3] エジソンは仕事中毒で、自身の白熱電球開発のおかげでより長時間働けるようになりました。（エジソンが白熱電球を「発明した」と言う人もいますが、エジソンの仕事に先立って、少なくとも20人[4]に及ぶ貢献者リストがあり、彼の仕事は主に白熱電球の改良でした）。作家のデヴィッド・カンプは、電球の改良は「巨大な技術的進歩であると同時に、自然界の秩序を根底から覆すものであり、画面中毒、長時間労働、睡眠不足が蔓延する現代へ通じる道の第一歩となった」と指摘しています。そして、動物の松果体をだまして昼間でないときに昼間だと思い込ませるようにした第一歩、時間生物学的時計をいじくり回した第一歩、人工の光によって引き起こされる数世代に及ぶ不眠症を作り出した第一歩でもありました。

ジョニ・ミッチェルもまた睡眠回避派であり、彼女は成人してからの人生のほとんどの期間、睡眠を先延ばしにするために、1日に10杯ものコーヒーを飲み、3箱ものタバコを吸っていました。彼女が最高の仕事をしたのはたいてい、気も散らず、電話も鳴らず、家の外で人間が出す音も聞こえない真夜中でした（私が彼女と一緒に仕事をしたのは、深夜から午前4時の間が多かったです）。

睡眠を後回しにするのは、たまになら効果的かもしれませんが、長期的な戦略としては良くありません。新著 *Why We Sleep*[5]（邦訳『睡眠こそ最高の解決策である』、2018年、SBクリエイティブ）で、カリフォルニア大学バークレー校の神経科学者マシュー・ウォーカーは、私たちは「21世紀が直面する最大の公衆衛生上の難題」となる「破壊的な睡眠不足の流行」の真っただ中にある、と警告しています。多くの人が、気候変動、肥満、浄水へのアクセスの方が公衆衛生面でのより大きな脅威であると主張していますが、第4位だとしても、睡眠不足は深刻な脅威です――しかし同時に、各個人が直接何らかの対策ができる類の脅威です。

どこかで読んだことがあるかもしれませんが、睡眠の必要量は人それぞれであり、一晩に必要な睡眠時間は数時間から10~12時間とさまざまです。これは厳密に言えば正しいのですが、一晩に5時間未満の睡眠[6]で大きな機能障害を示さずにうまくやっていける人の割合はごくわずか――0・5%以下です。あなたもその一人かもしれませんが、違う可能性の方が高いです。高齢者は少ししか睡眠が必要ではないという考えは迷信です。高齢者は睡眠時間が減る傾向にあります[7]が、やはりそれ以外の人々と同じ8時間の睡眠時間が必要なのです。

今日では、成人の約半数が一晩に7時間未満しか睡眠をとっていません[8]。なぜでしょう? ウォーカーはこう言います。

> 第1に、私たちは夜を電化した。光は睡眠を著しく劣化させる。第2に、仕事の問題がある。始業と終業の時刻が曖昧になっているだけでなく、通勤時間も長くなっている。誰も家族との時間や娯楽をあきらめたくはないので、代わりに睡眠をあきらめてしまう。不安もその一端を担っている。現代はより孤独で、より抑うつ的な社会になっている。アルコールやカフェインは広く手に入りやすくなっている。これらは全て睡眠の敵である。

ウォーカーはまた、発達科学の三位一体要素のうちの一つである文化を犯人として指摘しています。

私たちは睡眠に怠惰というレッテルを貼って非難してきた。私たちは忙しそうに見せたいと思っているが、それを表現する一つの方法が、どれだけ少ししか睡眠をとっていないかを宣言することだ。それは名誉の印だ。私が講演をすると、人々は周りに誰もいなくなるまで後ろで待ってからそっと教えてくれる。「私は8時間か9時間寝ないと駄目な人間のようなんです」と。それは人前で言うのは恥ずかしいことなのだ……人間は、明らかな理由もなく、意図的に自分から睡眠を奪う唯一の種なのである。

睡眠不足は主に2つの形で生じます――持続時間が足りないか、質が足りないかです。つまり、夜8時間眠ったとしても、さまざまな理由で、必要な睡眠の段階を経験しない、もしくは、その各段階に最適な時間留まっていない可能性があるのです。実際には眠っていないのに眠っていると思っているのかもしれません。あるいは、睡眠時無呼吸症候群を患っている場合は、気づかずに夜の間に何百回も目を覚ましている可能性があります。

健康的で生産的な睡眠は、体が細胞の修復メカニズム――正常な細胞の維持管理と免疫系の応答――に従事できるようにし、私たちが困難な感情を処理してエネルギーを補充するのを助けてくれます。

古代ローマの詩人オウィディウス[9]は、2000年以上前に、睡眠のこれらの機能についてある程度知っていました。

眠りよ、万物の安息よ。汝は神々の中で最も優しく、汝は心の平安。汝からは心労が飛び去っていく。汝は一日の労苦に疲れた人の心を慰め、再び労働に適したものにしてくれる。

睡眠の機能の一つは、前日の最も感情的に強烈だった経験を処理し、感情から事実を切り離して、物事を準客観的に見られるようにすることです。それをするもう一つの理由は、感情そのものを記憶に入力して保管できるようにすることです。(全ての人に可能な)特定の時間や場所に基づく記憶へのアクセスだけでなく、特定の感情に基づくアクセスができることには価値があります。例えば、屈辱を受けたあらゆる経験を感情の記憶に結びつけることで、パターンを抽出し、(望ましくは)将来の行動の修正に役立てることができます。睡眠不足の人[10]は、睡眠不足ではない人に比べて、覚醒時間中の扁桃体の活性度が60%高いことが示されています。扁桃体は脳の恐怖回路の一部であり、攻撃性、怒り、激情を誘発することが知られているため、この発見は、睡眠不足と感情調節との関係を浮き彫りにするものです。かつてお母さんから、ちゃんと眠らなかったからイライラしているのねと言われたときは、たぶんお母さんの言う通りだったのでしょう。

生きている、起きている、仕事をこなすといった行為は、血液と脳に毒素を蓄積します。脳脊髄液[11]は脳と脊髄を循環し、睡眠中に拡張する一連の伝送路(水路のようなもの)を通って毒素を片づけます。起きている間にはほとんど片づけられません。なぜこのような片づけが覚醒時よりも睡眠時に起こりやすいのかは、完全には解明されていません。睡眠時間が少なすぎると、あるいは（意外かもしれませんが）睡眠時間が多すぎると、問題解決、細部への注意力、記憶力、意欲、推論力が低下します。

睡眠時間が7時間以下もしくは10時間以上の人は高血圧のリスクが高いことを示すU字型の分布[12]が明らかになっています。同様に、一晩6時間以下もしくは9時間以上の睡眠時間[13]は、糖尿病や耐糖能異常の有病率増加と関連づけられています。睡眠の持続性や質の悪さ、[14]また睡眠のとりすぎは、ストレスやアロスタティック負荷――時間の経過に伴うストレスの累積的な影響――も増加させます。

ここまで書いてもまだ、真剣に睡眠をとろうと思うほど皆さんが震え上がっていないなら、睡眠不足は現在、アルツハイマー病と強く関連づけられていることをお教えしておきましょう。アルツハイマー病は、ある種のタンパク質であるアミロイドが脳内に蓄積されて、ニューロンの間に集まって塊を形成し、それが細胞の機能を破壊することで発症します。修復効果のある適切な睡眠をとると、脳脊髄液の働きでこうしたアミロイド沈着物が脳外に排出されます。持続時間の短い、もしくは質の悪い睡眠で睡眠不足に陥ると、これらのアミロイド沈着物は除去されず、睡眠を司る脳の領域を選択的に攻撃しがちになります。その結果、睡眠がさらに困難になり、その結果、アミロイドの除去がさらに困難になります。眠りを奪い、記憶を消滅させる悪循環です。そして、それが発生するのは慢性的な睡眠不足の場合のみではありません――私がこの段落の草稿を初めて書いた週に発表された研究では、一晩眠らなかっただけでアミロイド斑堆積物が脳に蓄積されるという、ＰＥＴスキャンから得た証拠が示されていました（実験手順下で、参加者が夜間にこっそり短いうたた寝をしたかもしれませんが、看護師たちが夜通し監視して、毎時間参加者を点検し、必要なら起こしていました）。睡眠不足によって最も影響を受けた領域[15]は、海馬（記憶）と視床（睡眠覚醒周期《サイクル》の制御）でした。睡眠不足、特に慢性的な睡眠不足がアルツハイマー病につながることが明らかになってきています。もし健康寿命を延ばしたければ、エジソンよりオウィディウスに従うべきです。

睡眠サイクルをリセットする

私たちはおよそ90分周期で眠っており、[16]その周期は神経化学的にも電気生理学的にも異なる複数の段階《ステージ》から成っています。おそらく、睡眠にはレムとノンレムの2種類あるのを聞いたことがあるでしょう。レム（REM）とは、急速眼球運動（rapid eye movement）睡眠を表し、一般的には夢を見ている時間帯のことです。ノンレム睡眠は最初に起こり、4段階に分かれていて、徐々に深い眠りになり、その間は脳波の周波数が遅延します。

チャールズ・ディケンズは、精神科病院とその入所者のことを考えながら、彼のエッセイ「夜の散歩」の中で、夢は狂気の一形態ではないかという感覚について思いを巡らしました。[17]

正気の人間に夢が潜んでいるように、正気の人間も狂気の人間も夜は平等ではないのか？　この病院の外にいる私たち全員が、多少の違いこそあれ、この病院の中にいる人たちと同じ状態で、

人生において毎晩夢を見るのではないのか？

　夢は私たちが物事を解決するのを手助けします――私たちの体が一時的に麻痺している間に、危険な、常軌を逸した、悲惨な考えに心の中の安全な避難場所を与え、私たちが現実世界で危険な状況に陥るのを防ぎます（少数の人々は夢を見ている間に麻痺状態になりませんが、それは薬物によって誘発される場合があります。睡眠薬アンビエン[18]は、夢遊病、睡眠中の食事、睡眠中の運転、そして少なくとも2件の殺人事件を含む、多くの憂慮すべき事故や犯罪に関係しています）。

　レム睡眠は感情のバランスを保つのに役立ちます。そして、レム睡眠中に起こることの多くは、特別な意味を持たないランダムな神経発火です。ノンレム睡眠は、前日の記憶が統合され、以前の経験と結びついている時間帯です。もしあなたがパーティーでメアリーという名前の人に初めて会った場合、あなたの脳は――あなたの指示や意識なしに――彼女の顔や仕草を思い出し、それを彼女が言ったことや彼女の名前に結び付けます。彼女を思い出させるような他の知人や、メアリーという名前の他の知人に結び付けることもあります。私たちがノンレム睡眠を楽しんでいる間、脳は前日の（徹夜した場合は2日前の）経験の上で寝返りを打ちながら、類似した過去の経験との間のつながりを作っていきます。

　この過程は、特に手続き学習や運動学習に当てはまります。楽器を弾いたり、立体パズルをしたり、サルサダンスを習い始めたりすると、運動の動きは記憶の中でコード化される必要があります。毎回のレッスンでゼロからスタートしていては、学習は成り立ちません。レッスンは毎回の内容を積み重ねていく必要があります。そのためには、今日の細かい運動や筋肉の動きを神経レベルで前日のものと統合する必要があります。生涯にわたるスキルが形成されるには、何年、何十年にわたる価値のある神経の痕跡が新しい痕跡と結び付いていくのです。睡眠はこれを行います。

ウォーカーは、ノンレム睡眠中に脳内[19]で起こっていることを、一種の「同期されたリズミカルな歌唱パターン」と表現しています。彼はこう書いています。

研究者はかつて、この状態が昏睡状態に似ていると誤って思い込んでいたことがあった。しかし、これほど真実とかけ離れたことはない。膨大な量の記憶処理が行われているのだ。これらの脳波を作り出すために、何十万もの細胞が一斉に歌い、次いで沈黙し、ということを延々と繰り返しているのだ。その間、体はこの美しい低エネルギー状態に落ち着き、それは望み得る限り最高の血圧の薬なのだ。

アセチルコリンの値はノンレム睡眠中に低下した後、[20]レム睡眠中にピークに達し、外部からの入力が夢を妨げるのを防ぎます。アセチルコリンはまた、記憶の統合を媒介する重要な化学物質です。脳内のアセチルコリン値が低下したり遅延したりすると、記憶が数日間損なわれる可能性があります。[21]メラトニンとアセチルコリンの値は、睡眠中のノルエピネフリンの値とトレードオフの関係にあり、前者2つは就寝時にピークに達しますが、行動と覚醒を司る神経伝達物質であるノルエピネフリンは減少します。

ノンレム睡眠に続いてレム睡眠を経ることで、睡眠サイクルが形成されます。そうしたサイクルの間に多くのことが行われますが、完全な回復に達するためには、そのサイクルが5つか6つ必要なようです。睡眠が十分にとれているかどうかはどうやってわかるのでしょうか？　特定の病状がある場合や、疲労の原因となる薬を服用している場合を除き、簡単な目安としては、目覚まし時計なしでは朝起きられず昼前に眠気を感じる場合は、睡眠不足か、第6章で見たように、概日時計がずれているかのどちらかです。自分に必要な睡眠量を決めるためには、実験する余裕のある2週間、すなわち特別なストレスや締め切りがなく、夜に時間がある（遅い夕食のない）期間を見つけましょう。アルコールとカフェインを避けるようにし、どうしてもカフェインを摂取しなければならない場合は、1日に2～3杯に制限し、就寝前7時間以内には摂取しないようにしましょう。朝に日光が入らない暗い部屋で寝ましょう。あとは、疲れたときに寝て、起きたいときに目覚ましなしで起きればいいだけです。睡眠時間と起きている時間を記録しておきましょう。ほとんどの人と同様、あなたがしばらく睡眠不足だった場合は、睡眠負債を返済する必要があるでしょう。しかし、2週間の終わり近くには、体がすでにリズムに馴染んでいるはずですし、目覚ましなしで、さわやかな気持ちで目を覚ますことができるはずです。

睡眠と脳の老化

これまで、老化は一般的に、環境変化への適応能力の低下、知覚と正常な生理機能の障害、免疫系の有効性低下による病気罹患率の増加と関連していることを見てきました。これらの変化が顕著になる時期は人によって異なりますが、80歳以上の人がこれらの変化に気づかないことはまれであり、多くの人が55歳を過ぎると気づきます。

であれば、睡眠生物学的な変化が加齢に伴って起こるのは当然です。高齢者の睡眠障害の原因には、SCN（概日リズムを維持する脳内のタイムキーパー）によって生成される概日リズムの振幅の減少、老化した脳内の神経信号伝達の劣化、メラトニンの産生障害などが含まれています。65歳以上の40％以上の人[22]が睡眠に関する問題を報告しています。夜間の睡眠は頻繁な覚醒（睡眠の断片化）によって中断されることが多く、このような中断は早朝の時間帯にいっそう頻繁になり、再び眠りに就くことがますます困難になります。

加齢とともに、ノンレム睡眠の一段階である不可欠の徐波睡眠期[23]が減少し、夜早い時間帯のレム睡眠が増加します。睡眠中に足を動かしたくなるむずむず脚症候群（下肢静止不能症候群）は、高齢者に多く、睡眠の断片化をもたらします。睡眠時無呼吸を含む呼吸障害もよく見られ、肺活量の低下、肥満、肺の制御低下、および甲状腺機能の低下と関係しています。睡眠障害は、記憶障害[24]やうつ病などの身体的・精神的疾患を引き起こします。そして、神経変性や死亡率のリスクを高めます。

問題は、年齢を重ねても睡眠の必要量は変わらないのに、それを満たす能力が低下してしまうことです。高齢者は、夜間の睡眠の質の低下を補う手段として、よく昼寝をします。昼寝は夜の不十分な睡眠を補うことができますが、20分程度にとどめておくのが最善です。さもなければ、睡眠慣性を患う可能性があります――つまり、体が眠ったままの状態になるかもしれず、長い昼寝は短い昼寝より意識をもうろうとさせます。昼寝が心血管疾患のリスク低下と関係している[26]というニュース記事を読んだことがあるかもしれませんが、この点については相反する証拠があり、さらなる研究が必要です。問題は、ほとんどの研究では、昼寝の持続時間や夜間の睡眠量をコントロールしていないことです。そのため、研究では異なる行動のグループを組み合わせており、確固たる結論を出すのは難しいのです。

不眠症にはいろいろな形があります――睡眠がとれない、睡眠を維持できない、睡眠の質が悪く効率的でない、そして、それらの厄介な親類である日中の疲労感などです。マシュー・ウォーカーが指摘するように、過去100年にわたる工業化[27]によって、長時間に及ぶ人工的な光や、もっと最近では、コンピューター、タブレット、電話などからの青色光《ブルーライト》が脳内のメラトニン生成システムを乱し、世界中で睡眠が妨げられてきました。眠れないときに本を読むという伝統的な民間の知恵に従うつもりなら、ブルーライトを発する電子機器を読まないようにしましょう――それはメラトニンを最大50％低下させる可能性があります。

過眠症は、不眠症の逆で、眠りすぎることです。不幸な人の中には、その両方を同時に抱えている人もいます。そういう人は1日か2日眠りすぎた後、1晩か2晩全く眠らず、そのサイクルを繰り返します。このようなサイクルは不健康であり、多くの場合、薬物、アルコール、カフェインによって増幅されています。

過眠症は、退行性神経疾患やうつ病の結果である場合もあれば、高齢者の間で増加する睡眠の断片化という、より器質的な原因に起因する場合もあります。夜間に何度も目が覚めてしまうと、睡眠の質が低下し、睡眠覚醒サイクルの恒常性バランスが回復しないため、私たちの体はますます多くの睡眠を切望するようになります。同様に、閉塞性睡眠時無呼吸[28]は、睡眠の断片化を引き起こし、過眠症につながる可能性があります。過眠症の一般的な原因としては、薬物、特にベンゾジアゼピン系（バリウムやアチバンなど）、抗不安薬、抗精神病薬、抗ヒスタミン薬、抗てんかん薬の使用が挙げられます。

過眠症とうつ病[29]の関係は複雑です。うつ病になると、脳の化学反応が変調し、もっと眠りたいと思うようになる可能性があります。しかしうつ病がなくても、過眠は覚醒化学物質、すなわち体の「気分高揚剤」のバランスを変化させるため、うつ病につながる可能性があります。そして、抗うつ薬はしばしば逆説的な効果をもたらします。多くの人は、起きて出かける気になるのではなく、横になって眠りたい……眠りたい、もっと眠りたい、という衝動に駆られてしまうのです。デヴィッド・アンダーソンの警告を思い出してください。脳は単なる化学物質の入れ物ではありません。セロトニンやノルエピネフリンの量を増やすなど、脳の化学的性質に望ましい変化をもたらすように思えるものを導入すると、予期せぬ結果を招く場合があります。

過眠症の治療[30]には、過剰な眠気の原因となっている可能性のある処方薬をゆっくりと取り除き、アルコールを避け、睡眠サイクルをリセットする必要があります。それでも効果がない場合は、覚醒時にモダフィニルかアルモダフィニルを服用するのが、一般的に安全で、忍容性が高く、夜にむずむず動作や神経過敏や睡眠障害を起こすことなく日中の覚醒状態を維持するのに役立ちます。

就寝前に何をとるか

カフェインは睡眠を妨げることがありますが、誰に対してもではありません。コンピューター音楽のパイオニアである私の友人のマックス・マシューズは、かつて毎日8杯の強いコーヒーを飲み、よく就寝直前にも1杯飲んでいました。彼は85歳まで生きました。今でこそさほど高齢には思えませんが、1926年生まれの人としては驚異的です。もし私が就寝前にコーヒーを1杯飲めば、一晩中起きていることになるでしょう。ですから明らかに、その影響は人によって異なるのです。そして果敢な遺伝学者たちは、遺伝的特性がカフェインの代謝と耐性に役割を果たしている[31]と判断し、双子の研究を通じて遺伝子の一部を特定し始めました。

カフェインは、パラキサンチン（80％）とテオフィリンとテオブロミン（16％）に体内で分解されます[32]。テオフィリンはお茶にも含まれており、テオブロミンはチョコレートにも含まれています。

アデノシンは催眠物質、すなわち体内で睡眠を促す化学物質です。カフェインとその代謝物（テオフィリンとテオブロミン）の覚醒作用は、脳内のアデノシン受容体[33]を遮断することで生じ、その遮断が不眠を促進します。ちなみに、大麻の主成分であるデルタ9－ＴＨＣは前脳基底部のアデノシン値を増加させ、眠気を誘います。もっとも、大麻には人によっては覚醒作用のある成分も含まれています。全ては、その人独自のアデノシン受容体とカンナビノイド受容体の相互作用に依存しています。ほとんどの大麻常習者にとって、大麻の使用は最終的に睡眠につながります。

平均して、カフェインは睡眠潜時、すなわち横になって眠りたいと決めてから眠りにつくまでにかかる時間を増加させます。また、総睡眠時間と睡眠の質を低下させます。[34] カフェインは、メラトニンの分泌量を30％減少させる可能性があります。[35] カフェインはまた、最も回復力のあるステージ3とステージ4の睡眠を短縮し、[36] 徐波デルタ帯の脳活動の振幅を減少させます。デルタ波の活動は、私たちがどれだけ睡眠を必要としているかを示す信頼できる指標です。カフェインはアデノシン受容体を遮断し、デルタ波を減衰させるので、[37] 睡眠の恒常性が影響を受ける可能性があります、これは、体が眠りに就くために通常使用している合図[38] が分子レベルで乱されていることを意味します。

メラトニンについては第6章で触れましたが、ここで、もう少し説明しましょう。メラトニンは体内で自然に生成されるホルモンで、一日のうちの暗い時間帯、通常は就寝前の数時間に松果体から分泌されます。また、体の他の部分でも生成されます。網膜では、[39] 光受容体に対する保護効果があると考えられています。骨髄では、[40] フリーラジカルの捕捉剤《スカベンジャー》として機能し、免疫機能を高め、骨髄の非常に脆弱な細胞において酸化的損傷を減らし、鉄過剰負荷と劣化から守ります。消化管では、[41] メラトニンは障害を治癒および防止する働きをし、胃がん、逆流性食道炎、[42] 消化性潰瘍、潰瘍性大腸炎、腸管虚血・再灌流の治療薬として実験的に使用されています。

メラトニンは、植物界でも広く発見されており、昼夜の生物学的サイクルを調節し、フリーラジカルの捕捉剤として作用しています。例えば、トマトでは、光合成の構成要素[43]を保護するのに役立ちます。銅で汚染された土壌で栽培されているエンドウ豆や赤キャベツでは、耐性と生存率を高めます。したがって、メラトニンは、進化の歴史を経て、哺乳類において拡張された機能を見いだした非常に古い化学物質なのです。

米国睡眠医学会では、新しい時差帯《タイムゾーン》への適応を促したり、他の理由（加齢に伴う睡眠覚醒サイクルの乱れなど）での睡眠障害を解消したりするために、時刻を指定したメラトニン・サプリメントの使用[44]を勧めています。（ブルーライトを避けるのと併せて）メラトニンを午後の半ばに摂取すると、体内の概日時計が進み、体は夜が早く来たと考えるようになります。この効果はやや穏やかで、確かに睡眠薬ほど強力ではありませんが、多くの人にとっては、この穏やかな体内時計の後押しだけで十分に睡眠を促進できます。ジョンズ・ホプキンス大学の睡眠研究者ルイス・ブエナバー[45]が言うように、「体は自然にメラトニンを生成している。それは人を眠らせてくれるわけではないが、夕方になるとメラトニンの値が上昇して、穏やかな覚醒状態にし、睡眠を促進してくれる」のです。

血中のメラトニン濃度は若い人で最も高く[46]（1ミリリットル当たり55～75ピコグラム）、40歳を過ぎると減少し始め、60歳以降は最も急速に減少し、高齢者では非常に低い値に達します（1ミリリットル当たり18～40ピコグラム）。新しい研究では、メラトニンが多くのがんに対する保護効果[47]を持つ可能性が示唆されており、これは、年を重ねると――そしてメラトニンの値が下がると――がんにかかりやすくなる理由の一つかもしれません。

睡眠衛生のための7箇条

概日時計によって支配されるホルモン分泌スケジュールの時間依存的性質を考えると、睡眠について最も重要なことは何でしょうか？　それは、毎晩同じ時間に就寝し、毎朝同じ時間に起床することです。週末であっても。つまり、早起きタイプの人なら夜遅いパーティーを控える、夜ふかしタイプの人なら早朝のイベントを欠席することになるかもしれません。20代と30代ではそんな暮らし方をする人はほとんどいないでしょうが、65歳かそこらになるまでには、一貫性のないライフスタイルによって疲れがひどくなるのに気づき始めるかもしれません。スケジュールにわずかな変化があっただけでも——例えば、いつもより1時間遅い時間まで起きているなど——記憶力、注意力、免疫システムに何日にもわたって影響を与える可能性があります。オランダのチェスの名人であり、チェスプレイヤーの心理について最も有名な実験を行った心理学者であるアドリアーン・デ・フロートは、92歳まで生きました。彼は人生の最後の25年間、精神的な鋭敏さを維持するために、毎日同時刻の就寝と起床を細心の注意を払って守っていました。

以下の手順に従ってください。どの年齢の人にも適用される手順ですが、年をとるにつれて、これを厳しく守ることがますます必要になる可能性があります。

1　就寝時刻の2時間前くらいから準備をする。テレビを見ること、また、コンピューター、タブレット、スマートフォンなど、松果体にとっての同調因子《ツァイトゲーバー》として働き、脳に目覚ましホルモンを生成させかねないブルーライト発生源を使うことをやめる。リラックスするのに役立つこと——温かいお風呂に入る、読書をする、音楽を聴くなど、何でもいいので自分にとって効果のあること——をする。

2　寝るときは部屋を真っ暗にする。時計や充電器などのブルーライトを発する機器がある場合は、それを覆う。寝室に入ってくる可能性のある日光と人工的な光の両方をカーテンが確実に遮るようにする。

3　可能であれば、涼しい部屋で寝る。

4　曇りの日であっても、朝に日光、すなわち松果体を活性化するのに必要な波長を浴びて、睡眠覚醒サイクルを正しく同期させるようにする。朝に15分〜30分間、人工の夜明け（ブルーライト）ランプを浴びるとよい。

5　就寝前に日記に書き込む。最近の研究では、リラックス効果があり、記憶力を向上させ得ることがわかっている。明日のための簡単な「やることリスト」を書けば[48]、特に効果的である。未完成の先の課題を心配することは、入眠困難の大きな原因となる。

6　1晩もしくは2晩以上、睡眠薬に頼って眠らないようにする。睡眠薬が誘発する睡眠は、自然な睡眠よりも生産性が低く、回復力も低いからである。

7　毎晩同じ時刻に就寝する。毎朝同じ時刻に起床する。ある晩に夜ふかしをしなければならない場合でも、翌朝は決まった時刻に起床した方がよい——短期的には、サイクルの一貫性を保つ方が、睡眠の量よりも重要である。

第 3 部

新しい長寿

The New Longevity

応用編である第2部は、より良い老化のための、比較的単純明快なガイドでした。第3部のテーマはもっと複雑です。長生き、生活の質、認知機能の向上について私たちが耳にすることの多くは懐疑論にぶつかります。しかし、多くの明るい材料があります。確かに、私たちは永遠に生きることはできませんが、かつてなかったほど長く生きることができます。私たちは90代以降もずっと活動的なままでいられますし、世界に価値ある貢献をすることができます。いいえ、コンピューターゲームをしてもアルツハイマー病からは逃れられません……代わりに読者諸賢よ、続きを読んでください。

第10章 より「長く」生きるために――FOXO、テロメア、ゾンビ細胞

これまでに証明された中で最も長生きしたのは、フランスのジャンヌ・カルマン[1]で、122歳過ぎまで生きて1997年に亡くなりました。彼女の食生活、運動習慣、その他のライフスタイルの一つ一つには何も注目すべきものはないように思われます。少なくとも、誰よりも長い寿命を示唆するものは何もありません。ジャンヌはデザートを楽しんでいました。彼女は21歳から117歳まで1日にタバコを2本吸っていました（なぜ117歳でやめたのかはわかりません。もちろん、やめるのが難しく、そこまで時間がかかっただけかもしれません）。

ジャンヌの秘密は何だったのでしょうか？ たぶん、それは昔のグルーチョ・マルクスの名言のように単純なことかもしれません。「誰でも年をとることはできる。そこまで長く生きればいいだけだ」。あるいは、そうではないかもしれません。科学者が老化の話をする場合、暦年齢の話をしているのではありません。人には非常にさまざまな年のとり方があるからです。科学者が本当に興味を持っているのは、障害を引き起こすことになる、長年の間に体に生じる変化の影響なのです。神経科学者は、senescence（老化）――「年をとる」あるいは「老いる」という意味の、ラテン語源の凝った単語――という言葉を使います。暦年齢は絶対に戻せませんが、簡単な習慣を取り入れれば老化の可能性は減らせます。

何十年もの間、時折出てくるごく一部の例外を除き、人間の寿命は115年前後が限界であるというのが常識でした。このための数多くの説明が、証拠なしに提供されてきました。例えば、死を事前にプログラムする細胞時計などです（これは、なぜ私たちは死ぬように事前にプログラムされるのかという疑問をはぐらかしています）。しかしながら、一つの事実はずっと変わりません。人は必ず死にます。所得格差を覆すという希望や人間が合理的であるという幻想が死ぬように。また、ペットも死にます。そして観葉植物も。小説家のチャック・パラニアック（『ファイトクラブ』）は、「十分に長い時間軸で見れば、全員の生存率がゼロになる」と書いています。あるいは、経済学者ジョン・メイナード・ケインズの有名な警句のように、「長い目で見れば、われわれは皆死んでいる」のです。死の普遍性は、最終的な死が細胞レベル、つまり遺伝子レベルであらかじめ定められていることを示唆しています。

しかし、待ってください。野生では、非常に多くの動物の死が捕食者によって引き起こされています。人類の大昔の祖先は、肉食動物の爪や感染症で死んでいました。現代人の間では、全体の死亡の90％ががんと心血管疾患によるものです。もし怪我や病気を方程式から取り除くことができたら、私たちは永遠に生きられる可能性があるのでしょうか？

不死の動物たち

私が8歳の時、友人のバーバラが近所に住んでいました。普通なら、自尊心のある8歳の少年として、女の子とは遊ばなかったでしょうが、バーバラは3人の兄がいて、BB銃を持っていました。彼女は木にも登り、家の裏の小川の泥の中で遊ぶのが好きで、私たちはそこでサンショウウオを捕まえて何時間も過ごしたものでした。彼女は万能ナイフを持っていて、ある日ミミズを真っ二つに切りました。「ミミズを殺すことはできないわ」と彼女は威厳たっぷりに言い、「両方の半分が新しいミミズに成長するのよ」と断言しました。私が驚いて見守る中で、両方の半分のミミズは、クネクネ、ズルズル這いながら、最後には水の中に戻っていきました（私はあやうく、性的発達前の時期に、ミミズを真っ二つにする初期の女性の元型《アーキタイプ》と対決しなければならないところでした）。

　数年後の理科の授業では、8種類の蝶を集めてコルクボードにピンで留めることになりました。私はそれをする気になれず、課題で不合格になりました。私の大学の教授たちはそのような感傷を許さず、私は2年生の時に猿の研究室で働くことになりました。

　バーバラは結局、ミミズのことを誤解していました。あのミミズがもし仮に生き残っていたとしたら、頭を含む部分には新しい尾が生えていたでしょうが、尾は死ぬ前にしばらくの間くねくねと動き続けていただけでしょう。しかし、ある種のミミズには、わずかな組織の一部から新しく完全な自己を再生するもの[2]もいます。生物学者のマンシ・スリバスタヴァは、ミミズなどの動物が傷ついた肢や組織の再生を可能にし、再生プロセスをオン・オフするスイッチとして機能する*EGR*という遺伝子[3]を発見しました。この同じ遺伝子は他の動物や人間にも存在します。バーバラなら大喜びしたであろう実験で、タフツ大学のマイケル・レヴィンとタル・ショムラットは、扁形動物のプラナリアの頭を切り落とし、脳組織が残っていない尾が新しい脳を再生できること[4]を発見しました。驚くべきことに、尻尾から生成された新プラナリアは、古いプラナリアの長期記憶を保持していたのです。それがどのように機能するのかは、まだわかっていません。

生物学者は、捕食者や事故やうるさい科学者さえ避けられれば、理論的には永遠に生きることができるいくつかの種を特定しています。それらの種は老化したり老齢で死んだりすることはないように見えます。一つはクラゲの一種（チチュウカイベニクラゲ）です。クラゲは生命を脅かすようなストレス要因に遭遇すると、本質的に生命の若い段階に戻って、やり直すことができます。もう一つは、体長約3分の1インチ（0・8センチ）の数種の淡水生物の集合体であるヒドラです。彼らの細胞は時間の経過とともに徐々に劣化していくのではなく、常に新しくなり、若いままなのです。これはFOXOタンパク質をコード化する*FOXO*という遺伝子を大量に持っているおかげだと考えられています（しかし、他の動物で*FOXO*を人工的に過剰発現させても寿命は延びないようですから、まだ何か他の理由があるはずです）。

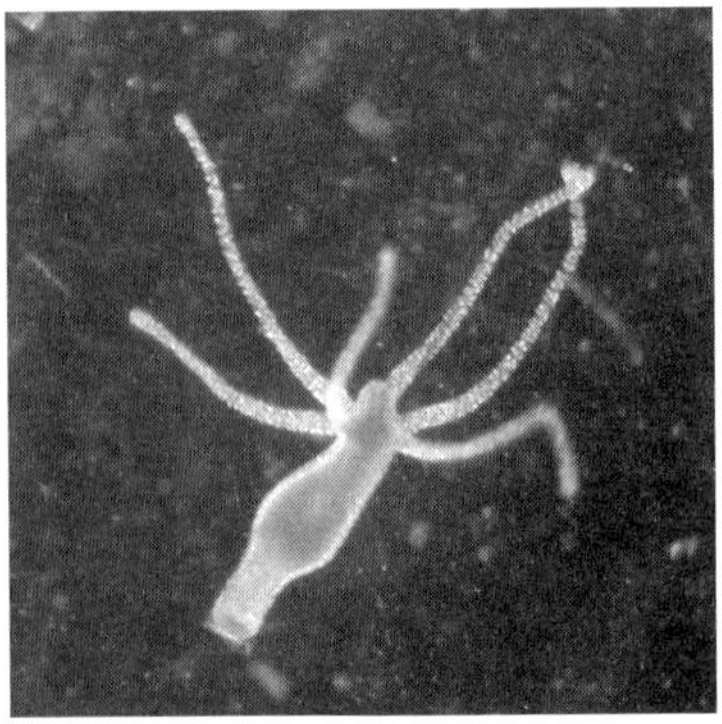
淡水に生息するヒドラ・オリガクタス

ロブスターは不死身ではありませんが、老化や病気では死にません。その理由は、欠落した部分を再生する能力（遺伝子［gene］という言葉が再生［regenerate］という言葉の一部であることは偶然ではありません）と、細胞を継続的に増殖させる能力があるからです――彼らはひたすら成長し続けます。ロブスターはテロメラーゼという酵素の働きによって成長し続け

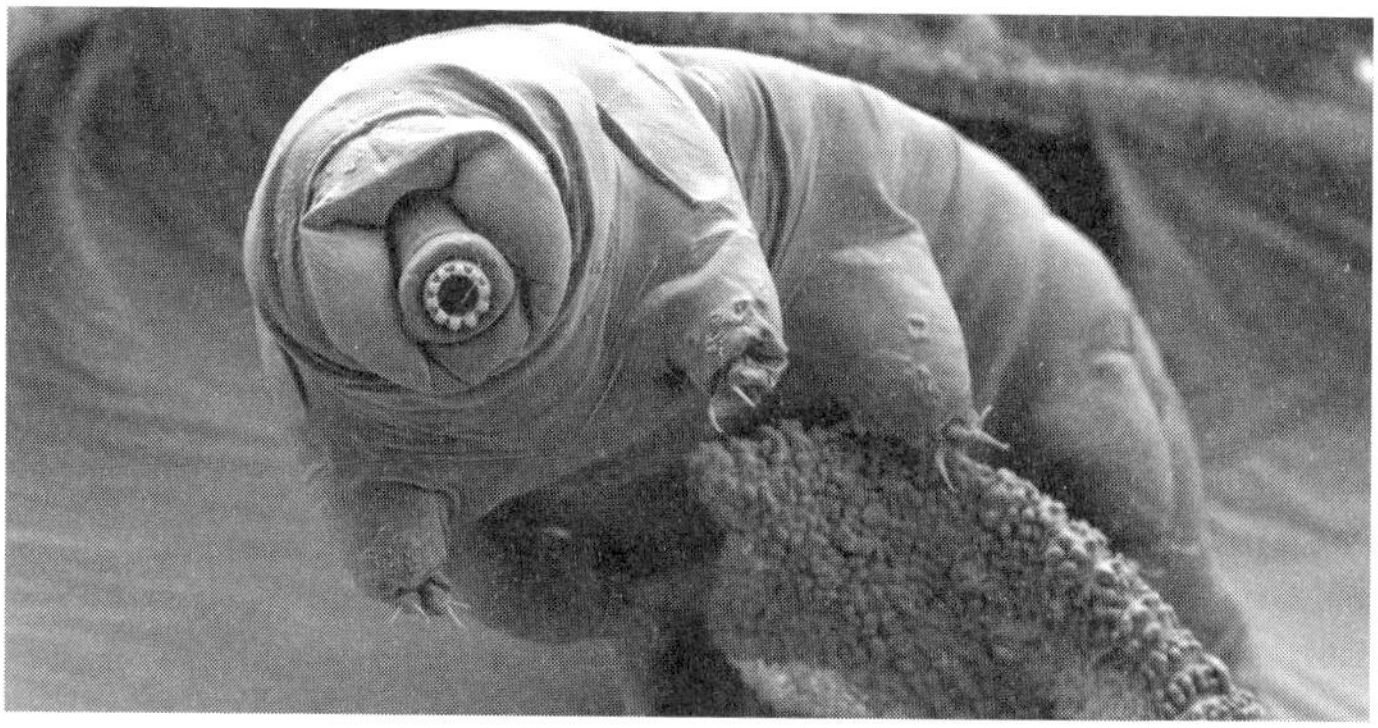

クマムシ（約250倍）

ていると考えられています。第3章「知覚」に登場したテロメアを思い出したかもしれませんね。テロメアとは、ＤＮＡ配列の末端にある保護キャップのことで、複製のたびに短くなっていきます。テロメラーゼはこの末端キャップを再構築します。ロブスターは体のあらゆる部分にこれをたくさん持っています。テロメラーゼはヒトの胚に豊富に存在していますが、生まれた後はその量が劇的に減少し、寿命を延ばすために必要なテロメア修復を全て行うには不十分な量になってしまいます。ただ、それはおそらく良いことです。なぜなら、テロメラーゼは正常細胞よりもがん細胞を優先的に修復し、がん細胞が無制限に自己複製できるようにするからです。[5] したがって、テロメラーゼ療法が、ロブスターのように、老化の影響から守ってくれるのではないかと考えていたとしたら、どうにかしてテロメラーゼががん細胞と正常細胞を区別してくれるように改造する必要がありますが、私たちはまだその方法を知りません。

　ひょっとしたら不老不死かもしれない長寿動物の中で私のお気に入りは、クマムシ（緩歩動物）です。これは、麻袋に包まれた、ＳＦ映画に出てくるような見た目の、超小型（体長約半ミリ）の８本足の生き物です。

クマムシは、私たちが知っている他のどの動物よりも、過酷な条件――超高圧、放射線、酸素不足、脱水、飢餓、さらには極端な温度まで――を生き延びることができます[6]。彼らは凍結、あるいは水の沸点以上に加熱しても生きられます。彼らは宇宙空間でも生き延びることができます（ＮＡＳＡがこれをテストしました！）。悪条件下でストレスを受けると、クマムシは一種の超冬眠状態に入り、新陳代謝が99％停止します。彼らが生き延びることができるのは、細胞内の水分を補う珍しいタイプのタンパク質（ＩＤＰ[7]）のおかげであり、乾燥すると彼らはガラス状に変化（ガラス固化）します。また、Ｄｓｕｐ（損傷抑制タンパク質）と呼ばれる別のタンパク質が、放射線の影響からクマムシを守っています。

ヒトの寿命はどこまで延びる？

ヒトの長寿の研究は、非常に多くの論争と、枝分かれした取り組み――一度に何千人もの人々の統計的研究を重視するか、個々の細胞や細胞集合体を重視するか――によって特徴づけられてきました。どちらの研究現場でも、科学者は遺伝子と環境（とある程度は文化）の相互作用を研究しています。疫学者や人口学者は、ライフスタイル選択の傾向を特定し、長寿の遺伝的要素を探る研究を行うために、人々の集団全体（例えば、地中海沿岸の人々とその有名な食習慣《ダイエット》など）を見てきました。そこに遺伝的要素があるのを疑う人はいませんが、問題は、老化におけるばらつきのどの程度までが遺伝的差異に起因すると見なせるかということです。細胞生物学者や遺伝学者は、細胞のコミュニケーション、修復プロセス、遺伝子発現などの詳細を理解しようとしています。集団研究では、対照実験の欠如に悩まされてきました。データのほとんどは、自然主義的、日和見主義的な実験から得られています。細胞レベルでの研究は、主に蠕虫《ぜんちゅう》やハエやその他の非ヒト生物を用いて行われています。これらはヒトのモデルシステムではありますが――全ての細胞生物は、まあ言ってみれば、同じような仕組みで動きます――ヒトの長寿のための実用的な医療介入にこの知識を転用するのは一筋縄ではいきません。

初めての種類のものとして2016年に『ネイチャー』誌に発表された人口分析は、人間の寿命には限界があると主張しました。世界の人口動態データを分析した分子遺伝学者のヤン・ヴィジらは、年齢に応じた生存率の改善は100歳以降横ばいになる傾向があり、世界の最高齢者の死亡時年齢は1990年代以降上昇していないと論じました。このことから、人間の最大寿命は固定されており、[8]自然の制約を受けているのではないかと推測したのです。この議論を読んで、私は奇妙に感じました。というのも、ヴィジは、生物学や遺伝学に基づいて結論を出したのではないからです。一部の人が推測しているような「あらかじめプログラムされた細胞死」のようなものや、損傷が蓄積しすぎると再生プロセスがある時点で疲弊してしまうことを実証するのではなく、ヴィジのアプローチは人口統計だけを使っていました。彼は、世界各地の死亡年齢を数十年にわたって調べたところ、平均寿命と存命の最高齢者の寿命は、何年にもわたって着実に増加した後、水平状態《プラトー》に達しているのを発見しました。もしプラトーがあるとすれば、人間の寿命は限られているに違いない、と彼は推論しました。

多くの科学者は、ヴィジも彼の共著者たちも人口学者でもなければ統計学者でもないとして、ヴィジのデータ収集方法とその主張に疑問を呈しました。マックスプランク人口統計研究所所長のジム・ヴォーペルは、「彼らは牛の口に食べ物を放り込むように、データをコンピューターに放り込んだだけだ」と言いました。[9]そして、そこには大きな穴があります。科学的推論の一つの土台は、何かが見つからなかったからといってそれが存在しないことにはならない、ということです。もしあなたが1850年〜1950年の1マイル走の男性のタイムを見ていたとしたら、1マイルを4分未満で走った人はいなかったので、誰も4分未満では走れないという結論に達したでしょう。この間、世界記録は4分28秒から4分01秒4へと改善されましたが、多くの人にとって、4分は身体的な限界、すなわちプラトーであることを示していました。その後ロジャー・バニスターが登場して、それ以来、18の新記録が樹立され、最新の記録は1999年のヒシャム・エルゲルージの3分43秒13です。[10]人間の寿命に限界があるかどうかはわかりませんが、もし115歳や120歳の人が病気で死んでいるとしたら、おそらくそういった病気は最終的には根絶できるでしょう。もし「臓器の消耗」が原因で死んでいるとしたら、すでに人工心臓やペースメーカーが使われているように、おそらく薬や技術が寿命を延長できるでしょう。現在アキレス腱となっているのは脳です――老化した脳を修復する方法はまだわかっていません。しかし、その状況は変えられるかもしれません。

マギル大学の2人の生物学者、ブライアン・ヒューズとジークフリート・ヘキミは、[11]ヴィジの数学的仮定に欠陥があることを示して、『ネイチャー』誌の論文に異議を唱えました。彼らは、独自の死

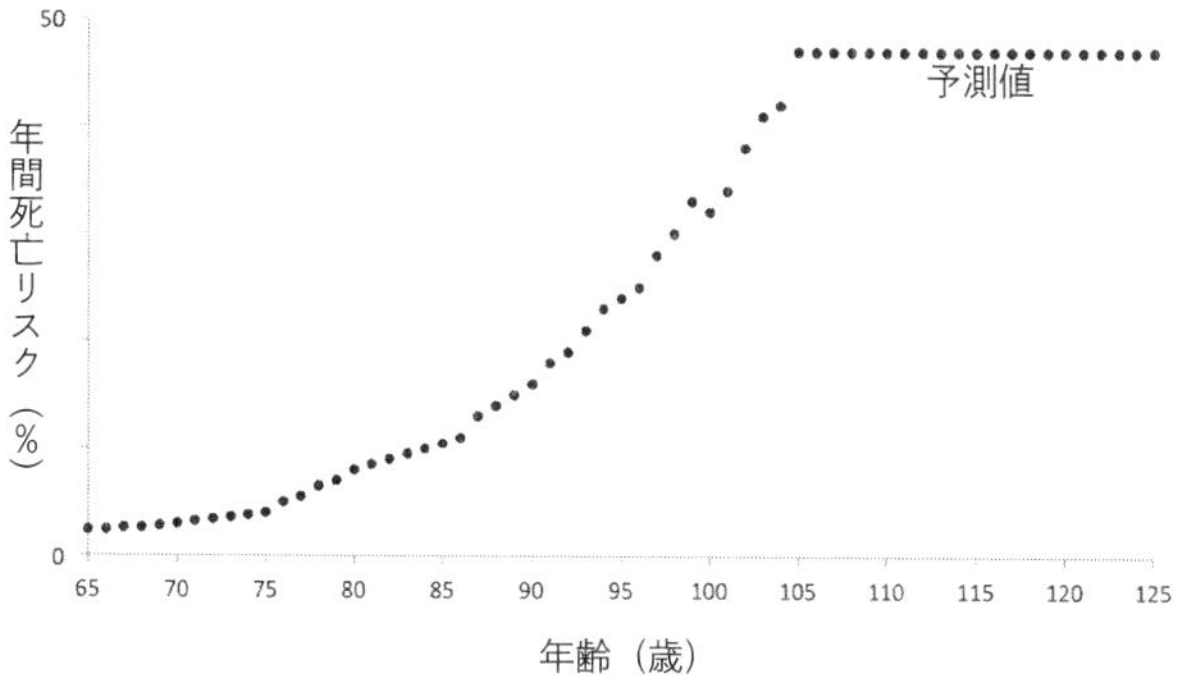

亡記録の分析に基づいて、人間の寿命に限界があるという証拠は存在しない、もしそのような限界が存在するとしても、まだ達成されていない、もしくは特定されていない、という反対の結論に達しました。ヘキミは、年齢の限界が何であるかはわからないと言い、[12]「最高寿命と平均寿命は……予見可能な未来のずっと先まで延び続ける可能性がある……人間の寿命の限界はまだ発見されていない」と信じています。彼は続けてすぐに、より長い寿命、例えば１５０歳まで生きることは、これらの高齢者がその追加の年月を悲惨な健康状態で過ごすことを意味しない、と指摘しています。「非常に長生きしている人たちは、いつも健康だった」と彼は述べています。彼らは心臓病や糖尿病を患っていませんでした。このように、寿命が長いとは、通常、健康寿命が長いことを意味します。しかし、イリノイ大学公衆衛生学部の社会学者ジェイ・オルシャンスキーは、これに反対します。[13]「ヘキミは、現実の厳しさを味わうために、老人ホームやアルツハイマー病棟で時間を過ごす必要がある」と彼は言います（学者は時として対抗意識が強くなります）。

　この騒動から間もなくして、イタリアのローマ大学の統計学者エリザベッタ・バルビは、105歳以上まで生きたイタリア人高齢者数千人を徹底的に分析しました。通常、死亡リスクは年齢とともに上昇します――80歳は40歳よりも5年以内に死亡する可能性が著しく高くなります。しかし、バルビのチームは、105歳を過ぎると、死亡リスクは平坦化してプラトーになることを発見しました（前ページの図参照）。したがって、その年齢を過ぎると、向こう何年間かの死亡リスクは五分五分のままになるのです。この研究に関与しなかったヘキミ[14]は、これを賞賛しました。この研究結果は、とりわけ80歳〜104歳の人が通常罹患する病気を抑制する方法を見つけ出せれば、限界はないかもしれないことを示唆しています。統計的に言えば、104歳まで生きられれば、そこから先は順風満帆です。ある研究グループが言うように、「老化の生物学に関する現在の理解[15]は、人生の終わりが遺伝的にプログラムされているという考えから確実に遠ざかる方向である」のです。

100歳の節目に見える死亡リスクのわずかな低下は、100歳に近づいた人が、生きて100歳の誕生日を迎えたいと思っていることを示しているように思えます。私も間違いなくそう思うでしょう。

100歳超の人口が最も多い地域

2008年に人口統計学者が世界で100歳以上の人口が最も多い4つの場所を発見し、このブルーゾーンと呼ばれる地域が話題になりました。すなわち、ニコヤ（コスタリカ）、サルデーニャ

（イタリア）、イカリア（ギリシャ）、沖縄（日本）です（一部のリストにはデルマー［カリフォルニア］も加えられています）。ブルーゾーンに住むほとんどの人[16]には、次のような共通点があります。

・身体的に活発で、ウエイトトレーニングや持久力トレーニングではなく、家事やガーデニングやウォーキングを生活の一部として取り入れている。
・意義があると思うことを実行し、生活に目的意識を持っている。
・ストレスのレベルが低く、生活ペースがゆっくりである。
・家族や地域社会との強い結び付きを持っている。
・適度なカロリー摂取量で変化に富んだ食生活を送っているが、そのほとんどが植物由来の原材料と高品質の食品に基づいている。

さて、これらは全て、健康的なライフスタイルに関する私たちの知識と一致しているので、魅力的です。しかし、ブルーゾーンの存在が、そのようなライフスタイルに効果がある証拠になるわけではありません。この種の研究には多数の統計的欠陥があるからです。科学界でもブルーゾーンを真剣に研究している人はほとんどいません。ブルーゾーンに関する論文は査読付き学術誌に12本未満しか掲載されておらず、一流の学術誌には1本も掲載されていません。

第1に、ブルーゾーンに住んでいる人たちは、これらのポジティブな生活習慣を実践している傾向がありますが、それでも100歳以上まで生きている人は彼らのうちのごくごく少数です。これらを実践しているからといって、決して長生きが保証されるわけではありません。さらに、100歳以上生きている特定の人々が、実践者の中に含まれているのか、もし実践しているとすれば、平均的な人よりも多く実践しているのか少なく実践しているのかは、わかっていません。

最も重要なのは、よく知られている統計学の原理である変動性と標本サイズです。小さな標本（つまり、小さなデータセット）では、大きな標本よりも平均（中間）から乖離した観測結果に遭遇することが多くなります。例えば、男と女の乳児の出生数はほぼ同じであることがわかっています。出生数が6人しかない小さな病院で男女比を見てみると、女児が4人、男児が2人——67％が女児——かもしれません。出生数が60人の大病院では、女児34人、男児26人——57％が女児——かもしれません。標本のサイズが大きくなればなるほど、真の分布に近づく傾向があります。高齢化についても同じです。100歳以上の人の数は世界の人口に比べて非常に少なく、統計が信頼できるものになるほどの人数がいないのです（これも方法論の問題です）。

遺伝vs環境

金づちしか持っていなければ全てのものが釘に見える、という古いことわざがあります。遺伝学者は、特定の行動や体質を与えるように見える、家族の間に再発する遺伝子を探しています。しかし問題は、家族の中で起こる何もかもが遺伝によるものではないということです。家族の中で行われている、フランス語を話すという行動を考えてみましょう。フランス語を話すための遺伝子があると言う人もいるでしょう。しかし、それは間違いです。フランス語を話す両親の子供は、フランス語を話さない両親の子供よりもフランス語を教えられる可能性が高く、また、同じ言語を話すカップルは、そうでないカップルよりも一緒に子供を育てる可能性が高いのです。

生物情報学者《バイオインフォマティクス》のグレアム・ルビーは、4億人の長寿データ[17]を丹念に調べました。その結果、真の遺伝性——長寿に対する遺伝子の影響——は約7％しかなく、これまでに想定されていたよりもはるかに少ないことが判明しました。長寿が同じ家族の中に発生することは事実ですが、ルビーの研究では、長寿は血縁者と同じくらい血縁者以外の親族、例えば義理の親族にも現れる可能性が高いことがわかりました。これは、同類交配と呼ばれる概念のためです。伴侶を選ぶとき、私たちのほとんどは、身体的魅力、知性、社交性、その他の特徴の点で、自分と似ている人と一緒にいるのが最も快適だと感じる傾向があります。つまり私たちは、近親者ではないにもかかわらず、自分と似たような遺伝子を持っている人を選んでいるのです。ここからわかるのは、文化や環境——自ら行う健康的なライフスタイルへの変更——が寿命を予測する上で遺伝子よりも重要であるということです（明らかな例外は、致命的な病気を強く規定する遺伝子を持っている場合です）。長寿が家族の中にあるように見えるのは[18]、遺伝子以外に家族が共有している全てのもの——家庭、近隣、教育や医療へのアクセス、文化、料理など——のためなのです。例えば、*APOE*遺伝子の優れた保護変異型[19]が、100歳代の人々に、そして、そう、ブルーゾーンや準ブルーゾーンの人々の間で数多く見られるのは事実です。しかしそれは、長生きに向けての努力はおそらく遺伝以外のところでした方がよいという話の中の小さなエピソードにすぎないように思われます。

ＦＯＸＯの役割

しかし、遺伝学とはどのような形質が継承可能かということだけを問題にするのではありません。遺伝子は、人が健康な状態を維持するために体が行う全てのことを指示するタンパク質配列のコード化においても、日々役割を果たしています。遺伝子の発現や複製を妨害し得るものは全て、長寿に影響を与える可能性があります。先ほど、ヒドラの細胞再生に寄与していると思われるＦＯＸＯというタンパク質について触れました。そのＦＯＸＯタンパク質の機能が阻害されると、ヒドラは老化し始めます。人間におけるＦＯＸＯ[20]の役割は解明され始めたばかりです。私たちは皆、*FOXO*遺伝子を持っています。実のところ、数種類の異なる*FOXO*遺伝子がありますが、それらがどのように振舞うかは、各個人や生涯の時期によって異なる可能性があります。90歳や１００歳まで生きる人は、他の人が持っていないある種の*FOXO*を持っていることが判明しています。

シンシア・ケニヨンは、ＦＯＸＯを操作し、次いで、老化に伴って通常は低下する細胞修復・強化のメカニズムを活性化することで、線虫Ｃ・エレガンスの寿命を2倍にすることに成功しました[21]——まるで、細胞にはねじが徐々に緩んでいく何らかの時計が備わっていて、ＦＯＸＯはそれを巻き戻すかのようです。ケニヨンはそれを次のように説明しました[22]。

ＦＯＸＯは建物の管理人のようなものだと考えることができる……彼は少し怠け者かもしれない

が、そこにいて、建物の世話をしている。しかし建物は劣化している。そして突然、彼はハリケーンが来ることを知る。しかし、彼は実のところ、自分では何もしない。彼は電話をかけて――FOXOがDNAに連絡をつけるように――屋根工事業者、窓職人、塗装業者、床職人を呼ぶ。そして全員が来て、家を補強する。それからハリケーンが通り過ぎて、家は何もなかった場合よりもずっと良い状態になっている。それだけではなく、ハリケーンが来なくても家は長持ちさせることができる。それが、私たちが考える、この延命能力の在り方だ。

しかし、よく聞いてください。ストレス条件下では、FOXOは、細胞自身の保護・修復能力向上メカニズムを活性化させる信号を送信しますが、線虫C・エレガンスのバクテリア食に2％のブドウ糖を加えると、この寿命延長のメカニズムが完全に逆転し、長寿におけるインスリン（訳注：血糖値を抑制する働きがある）の重要な役割が浮き彫りになりました。このことを知ったケニヨンは、すぐに低血糖食に切り替えました。「カロリー制限を試してみたけど、[23]いつもお腹が空いているのが嫌で、2日後にはやめてしまったわ！」と彼女は説明しました。ダイエットは自分に合ったものを実践する必要があり、さもなければ続けるのは難しいでしょう。数年間の低血糖食の後、ケニヨンは間欠的断食《ファスティング》に切り替えて、今でも続けており、週に数回夕食を抜いています。

ケニヨンはまた、線虫の生殖腺系の一部を摘出すると、[24]彼らの生命を大幅に延長できることを発見しました。これは、去勢された男性は、他の全ての要因で似通っている去勢されていない男性よりも平均14年長く生きる傾向があるという[25]調査結果と類似しています――そして、去勢された時が若ければ若いほど寿命も長くなり、場合によっては最大20年も長くなります。イタリアのカストラートたちも長生きしたことで有名でした。生殖腺と老化の関係はまだ理解されていません。蠕虫類はテストステロン（訳注：男性ホルモン）を持っていないので（彼らがテストステロンにさらされると神経に悪影響が生じる可能性がありますが）、そこには明らかにテストステロン以上の何か――おそらく、より根本的な何か――が関係している[26]と思われます。

人間の出産の背景にある生物学もまた、老化への手がかりを与えてくれるかもしれません。子供を持つ頃には、私たち自身は子供ではなくなり、多くの人にかなり明確な老化の兆しが現れます。それなのに、私たちは老化の兆しのない、若くてしわのない赤ちゃんを産むのです。老化した体がどうやって老化していない体を産むことができるのでしょうか？　ケニヨンは、このことを線虫で研究し、卵子の受精直前に、老化で損傷し変形したタンパク質が卵子から一掃される大規模な大掃除[27]が一気に行われるらしいことを発見しました。ケニヨンはその後、カエルでも同じ現象が起こることを示しました。これが人間にも起こるかどうかはまだわかっていませんが、もし起こるのであれば、この大掃除を引き起こす誘因となるものが老化を食い止めるのに役立つかもしれません。

細胞分裂の限界とテロメア

皆さんは、長生きしても、結局、アルツハイマー病やがんにかかりやすくなり、長くても不快な生活を過ごすことになるだけだと思っているかもしれません。科学者たちもかつてはそう考えていました。しかし今では、長寿を促進する多くの遺伝子変異やその他の介入が[28]、同時に加齢に伴う病気を先送りすることもわかっています。

1961年、フィラデルフィアのウィスター研究所の解剖学者レナード・ヘイフリックは、自分の実験がうまくいかず悩んでいました。何十年もの間、人間の細胞は無限に複製を続けるという考えが常識でした。しかし、ヘイフリックは彼の実験用細胞を無限に複製させることができませんでした。彼は多くの可能性——実験室の温度や湿度が間違っていたのではないか、サンプルが汚染されていたのではないか、あるいは細胞の準備の仕方に問題があったのではないかなど——を検討してみました。そして、実験記録をもっと注意深く見てみると、若い細胞が分裂を続けているのに対し、最も古い細胞だけが分裂を停止しているのがわかりました。

汚染の可能性を排除するために、ヘイフリックは古い細胞と若い細胞を同じガラス瓶に入れました——やはり分裂を停止しているのは古い細胞だけでした。彼はその後、ヒトの細胞分裂もしくは複製の限界は40回~60回の間であることを論文にしました(ヘイフリック限界は通常50回として引用されています)。ヘイフリックは何がこの限界をもたらすのかを知りませんでしたが、細胞にはある種の複製記録装置、つまり、何回の複製が起こったかを追跡して、事前に定められた限界に達するとそれ以上の複製を停止するカウンターのようなものがあるのではないかと推測しました。驚くべき発見の一つは、ヘイフリックがサンプルを最大5年間凍結させることができ、解凍すると、以前と同じように複製を開始し、やはり40回~60回の限界で停止したことです。

ヘイフリック(現在90歳)はこう振り返ります。[29]

私は、正常な人間の細胞には内部の計数メカニズムがあり、細胞は不死ではないという考えを提唱した。この発見によって私は、正常細胞と違ってがん細胞が不死であることを初めて明らかにできた。

また私は、この結果は人間の老化について何かを教えてくれているのではないかと結論づけた。この時、老化が細胞の内部で起こる事象によって引き起こされるのかもしれないと示唆する証拠が初めて発見されたのである。私が発見するまで、科学者たちは、老化は放射線、宇宙線、ストレスなどの細胞の外部の事象（細胞外事象）によって引き起こされると考えていた。

私が明確に示したのは、細胞分裂の停止は、細胞が分裂する回数、より正確には、細胞内のDNAが自己複製する回数の関数であるということだ。正常細胞ではDNAは有限の回数しか複製しないので、がん細胞はこのメカニズムを回避する方法を持っているはずである。

研究者たちは後に、ヘイフリック限界は、各染色体の末端にある使い捨ての保護キャップであるテロメアが短くなることで引き起こされるのを発見しました。テロメアは、紐がほどけるのを防ぐ、靴紐の端にあるプラスチックの先端（先金具）に例えられてきましたが、実はそれよりもう少し複雑です。あなたの仕事が音楽の演奏を録音することだと想像してみてください。最初の音から録音する必要がありますが、その音がいつ出るかわかりません。そこで必要なのが緩衝機能——数字のカウント（1－2－3－4）、あるいは、物事がもうすぐ始まるのを知らせてくれる何か別の信号——です。これがテロメアの役割です[30]。テロメアは、DNAを複製する転写因子に転写を開始する時期が来たことを知らせます。しかし、この場合は、あなたが数字のカウント（1－2－3－4）を聞いていて、バンドが3で演奏を始めたようなものです。あなたの録音は1音欠けてしまいました。後日、友人があなたの録音をラジオから録音しようとします。しかし、彼はあまり注意力がなく、あなたが録音した最初の音を落としてしまいます。つまり、友人の録音は全部で2音欠けていることになります。これがテロメアで起こることです――転写因子は、複製があるたびにいくつかの配列を欠落させ、毎回テロメアを少し短くします。テロメアには重要な情報を持たないフィラーDNA配列が含まれているため、最初の50回くらいの複製については問題ありません。しかし、50回程度の分裂の後、テロメアは完全に使い切られてしまい、もはや遺伝子を守れなくなってしまいます。もしその時点で複写が始まったら（実際にはありませんが）、何本かの重要な遺伝物質の鎖が転写に失敗し、大混乱が生じかねません。このように、テロメアが短くなりすぎると、細胞の分裂が――したがって細胞の修復と再生も――停止してしまいます。

DNA細胞が分裂を停止しても、即座に死ぬことはありません――人体には約10兆個の細胞があり、それぞれがDNAを持っているからです。テロメアが短い人はテロメアが長い人よりも若い年齢で死ぬ[31]という理論が確立されているのは事実ですが。一つの代表的な仮説は、テロメアが短くなって細胞が複製を止めると、老化モードに入って歯車が狂い始めるというものです。しかし、テロメアの短縮がトラブルの単なる標識ではなく原因であるのかどうかは、まだはっきりしていません。

テロメアの長さには多くの要因が介在しています。誠実性――計画的で、信頼性があり、勤勉

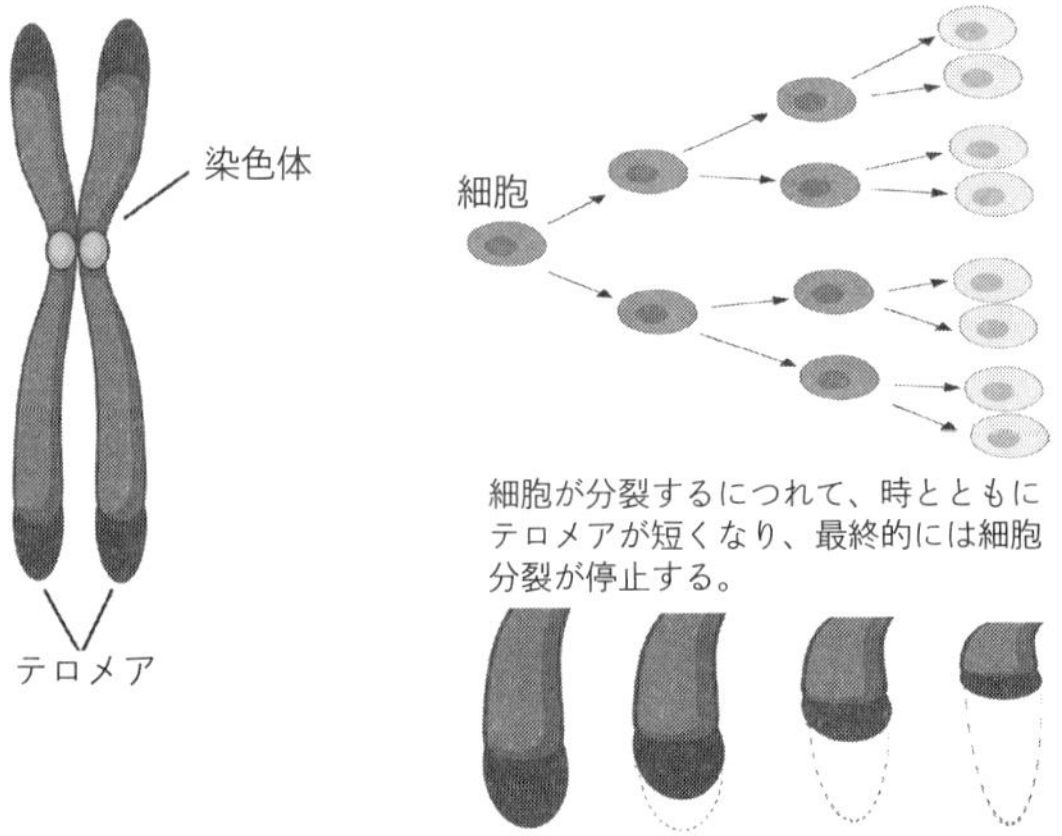

細胞が分裂するにつれて、時とともにテロメアが短くなり、最終的には細胞分裂が停止する。

で、社会的規範を遵守し、欲求の充足を先延ばしにするのを許容する傾向――を覚えていますか？　サラ・ハンプソンらが示したように、幼少期の「誠実性」が40年後のテロメアの長さを予測する[32]ことが判明しています。運動はテロメア長の増加とストレスの悪影響の緩和に関係しています。[33]自然食品《ホールフード》の食習慣《ダイエット》[34]はテロメア長の増加と関連づけられていますが、加工食品、特にホットドッグ、燻製肉、甘味飲料はテロメア長の減少と関連づけられています。

社会的・文化的要因も重要です。社会的結束力が弱く、人々がお互いを知らず、信頼し合っていない地域[35]は、テロメアにとって良くありません。そしてこれは、全ての収入階層に当てはまります。大都市の怪しげな場所に住んでいようが、郊外の丘の上の大邸宅に住んでいようが、テロメアには関係ありません。隣人たちと親しい関係になく、楽しく話をすることもなければ、たぶんテロメアは日に日に短くなるでしょう。人間は進化の過程で社会的な種となり、人間同士が親しく接することがストレスを軽減するのです――遺伝子のレベルでさえも。

全ての種類のストレスがテロメアを短くするわけではありません。短期の管理可能なストレス要因は、常に課題を突きつけ、ホルメシス[36]——これは少量なら有益だが大量なら有害になる全ての物を表します——と呼ばれるプロセスを通じて細胞を強化し、対処スキルのレパートリーを与えてくれるので、実のところ体に良いのです。ホルメシスの他の例は、紫外線（松果体を刺激し、ビタミンDを合成するために必要だが、あまりに多量だと皮膚がんや白内障の原因になる）やビタミンA（正常な発達と目の機能のために少量必要だが、あまりに多量だと食欲不振、頭痛、眠気、および精神状態の変調につながる）などです。テロメアを短くするのは、長期にわたる慢性的なストレス[37]です。特に、長期の家族介護、仕事での極度の疲労、そしてレイプ、虐待、家庭内暴力、いじめなどの深刻なトラウマはテロメアに損傷を与えます。一般的には、テロメアが損傷を受けるまでには長期間にわたるストレスが必要です——職場での1カ月間の危機状況ではおそらく十分ではありません。しかし、ストレスが人生に永続的、決定的な影響を与えたら、その時はテロメアが短くなるでしょう。

本書で一貫して見てきたように、ストレスとテロメア長の関係における重要な緩和要因は、ストレスに対する反応です。上手な対処法を身につけ、冷静さを保って、幸せになれる理由を見つけられれば、テロメアはまったく損害を被らないかもしれません。困難な出来事を挑戦かつ学びの機会であるととらえ、「やればできる」という態度や「かかってこい」という精神で臨む人もいれば、絶望して降参してしまう人もいます。突然のストレス要因に対する生理的反応は、副腎がコルチゾールを放出することです。短期間の放出なら、それは良いことであり、エネルギーを増加させるホルモン反応です。競技中にこの種の健康的な挑戦反応[38]をする運動選手は、勝つ機会が多くなります。オリンピック選手や多くの分野の成功者たちは、人生の問題を克服すべき課題として見る傾向があります。
マインドフルネス瞑想[39]（ダライ・ラマが好む種類のもの）はテロメラーゼの活動を増やし、テロメアを長くします。これが最終的にがんリスクの増加もしくは減少につながるかどうかはまだわかりません。また、抗酸化物質などの有用分子を含むサプリメントと食物源との違いと同様、テロメラーゼを自分に注入するのは、瞑想や運動などの健康的な活動を通じてテロメラーゼを有機的に増加させるのとは生理的効果が全く異なることが判明するかもしれません。

慢性的な痛みはストレス因子であり、ストレスはテロメア長を減少させます。ジェフリー・モギルは、痛みとテロメアの関係は双方向性であるかもしれないこと、すなわちテロメアの機能不全が痛みを引き起こす可能性があることを示す新しいデータを収集したばかりです。「私たちの考えでは、テロメアの機能不全が痛みに変わる[40]理由は、4カ月後に脊髄の細胞老化が、マウスが感じる痛みの量と強く相関しているのが見られるようになるためだ」。

多くの患者が痛みに「耐えられる」と言うのを聞いたことがありますが、果たしてこれは強靭さと我慢強さを誇示するための努力なのでしょうか。痛みの中で生きることが命を縮める可能性があると知ったとしても、痛みを和らげるための理学療法や投薬を避けるのでしょうか？

テロメラーゼはジキルとハイド

驚くべきことに、テロメアが過度に長いのも体に悪いことが判明しています。2万6000人以上を対象としたある大規模な研究[41]では、テロメアの長さが2倍になると、全体的ながんリスクが37％増加しました。そして、いくつかのがんは他のがんよりも大きく影響を受けました。テロメアが最も長い人々では、肺がんのリスクが90％、乳がんが48％、前立腺がんが32％、大腸がんが35％増加しました。最も厄介な影響は、膵臓がんのリスクが2倍以上になることでした。しかし、テロメアの長さとがんとの関係がいかに複雑であるかを示す例として、テロメアが最も短い人々も、特定のがんのリスクが増加したのです。胃がんでは63％の増加、肝臓がんでは41％の増加が見られました。9127人の患者と31種類のがんを対象とした研究[42]では、テロメアは、腫瘍ではより短く、肉腫と神経膠腫《グリオーマ》ではより長いことが明らかになりました（肉腫は骨、腱、軟骨、筋肉、脂肪などの結合組織のがんであり、神経膠腫は脳もしくは脊椎のグリア細胞から発生する腫瘍です）。この研究におけるテロメア長とテロメラーゼ活性との関係は不明なままです。

精神科医のエリッサ・エペルと分子生物学者のエリザベス・ブラックバーンは、共著『細胞から若返る！　テロメア・エフェクト　健康長寿のための最強プログラム』（NHK出版、原題 *The Telomere Effect*）[43]の中で、この状況を次のように記述しています（ブラックバーンはテロメラーゼの発見でノーベル賞を受賞しています）。

私たちが健康でいるためには、善良なジキル博士のテロメラーゼが必要だが、テロメラーゼを間違ったタイミングで間違った細胞に過剰に取り込んでしまうと、テロメラーゼはハイド氏の人格を持つようになり、がんの特徴である制御不能な細胞増殖を助長してしまう。がんとは、基本的には、分裂を止められない細胞のことであり、しばしば「細胞の再生が暴走する」と定義される。

がん化の道を進むように細胞を駆り立てる可能性のある人工テロメラーゼを細胞に投下してはいけない。私たちの見解では、テロメラーゼ・サプリメントの分野で大規模な、そして長期の臨床試験において安全性がより徹底的に実証されない限り、テロメラーゼを増加させると謳った錠剤、クリーム、注射は使わない方が賢明である。

ジークフリート・ヘキミも同意見であり、[44]「寿命の延長を証明できた実験は明らかにまだないのだから、寿命を延ばすと主張されている他のどんなものも」避ける方がよいだろう、と付け加えています。この研究は本当につい最近始まったばかりなので、だまされやすい消費者に売り込まれているポーション、チンキ剤、オイル、エッセンス、サプリメントのいずれについても、長期的な効果はまだ明らかになっていません。

バイオテクノロジー企業バイオビバのＣＥＯであるエリザベス・パリッシュ[45]は、エペルとブラックバーンの本を読んだことも、ヘキミと話をしたこともないに違いありません。彼女は自分を実験台にして、コロンビアでテロメラーゼを静脈注射してくれる医師を見つけました（これはアメリカでは違法です）。これまでのところ、４年後に、彼女は自分のテロメアの長さが増えたと報告しています。しかし、テロメア長の測定は不正確なことでよく知られています――パリッシュが報告した変化は、十分に測定誤差の範囲内です。テロメラーゼ注射はがんを助長し、かえって彼女の寿命を縮める可能性がありますが、彼女はまだ48歳と若いので、それはまだわかりません。テロメア短縮は抗がん適応として進化したのではないかと推測されています。科学者たちは、パリッシュの自己実験は疑似科学であり、倫理に反すると名指しで批判しています。パリッシュの会社の役員を務めていた病理学の教授は、彼女のやったことを聞いて辞任しました。[46]『MITテクノロジーレビュー』はパリッシュの実験を「インチキ医学療法の最低記録」[47]と呼びました。

パリッシュは、レナード・ヘイフリック、ジェイ・オルシャンスキー、ブルース・カーンズの共著論文[48]を読むべきでした。彼らは、はっきりと、以下のように述べています。

不穏なほど多くの企業家が、あらゆる年齢層のだまされやすい、そしてしばしば必死な顧客を「長寿」クリニックに誘い込み、彼らが推奨し、多くは販売している抗老化商品《アンチエイジング》の科学的根拠を主張している。同時に、インターネットの普及により、抗老化商品とされるもので儲けようとする人たちが、簡単に新しい消費者にアクセスできるようになった。

このような傾向に懸念を覚え、私たち3人をはじめ老化を研究する科学者たちは、警告を含む意見表明書を発表した。現在販売されている商品のいずれも——どれ一つとして——人間の老化を遅らせたり、止めたり、逆行させたりするとは証明されておらず、商品によっては紛れもなく危険な場合もある。

人々は平均してますます長生きになっていますが、これは医学の進歩、浄水へのアクセスなど、多くのプラスの環境要因のおかげであり、長寿商品のおかげではありません。オルシャンスキーは2017年に発表した論文でこの見解を強化しています。その中で、現在私たちが望み得る最善の方法は本質的に健康寿命を延ばすことだが、人為的に寿命を延ばすことにはまだ手が届かない[49]と指摘しています。

だからと言って、多くの人が抗老化商品を試すのは止められませんし、数十億ドル規模のアンチエイジング産業を減速させることもなさそうです。私は、本人の名前を冠した低炭水化物・高脂肪・高タンパク質の食事療法を普及させた医師、ロバート・アトキンスの死についての記事を覚えています。彼は特別に長生きはせず、ニューヨーク市の何かの氷の上で滑って頭を打った後、72歳で亡くなりました。私の研究室で話されていたブラックジョークは、アトキンス・ダイエットは心臓にはとても良いが、人を氷の上で滑らせてしまう、というものでした。実のところ、少なくともアトキンス自身の場合[50]は、心臓にもあまり良くありませんでした。死後に発表された医療記録によると、彼は高血圧、心臓発作、鬱血性心不全を患っていたことが明らかになったからです――全て、動物性脂肪の多い食事をしてはいけないと言われていた理由です（もし選ばなければならないとしたら、砂糖からよりも脂肪からカロリーを摂取する方がいいようです）。カロリー制限の先駆者であり、自らカロリー制限を実践したロイ・ウォルフォードは、79歳でALSで亡くなりました――そこそこ高齢ですが、長寿の広告にはならないでしょう。

ジャーナリストのペイガン・ケネディは、さまざまな営利目的の企て、ダイエット、調合薬、日課を使って永遠に生きようとした有名人[51]たちを追跡調査し、実際にどれくらい長く生きたのか、何が原因で死んだのかを調べました。その中で特に長生きした人はおらず、ほとんどの人が若くして亡くなっていました。死因は彼らが行っていた自己実験に直接関係はありませんでしたが、本当のところは誰にわかるでしょうか？　皮肉大賞をもらえそうなのは『予防』誌の創刊者であるジェローム・ロデイル[52]です。１９７１年、72歳の時に『ディック・カヴェット・ショー』の放映回を録画している最中に、彼はこう自慢しました。「私は１００歳まで生きることにしたよ……人生で最高の気分だ！」。彼はステージの上で、まさにインタビューの椅子に座ったまま死にました。

　お気に入りの長寿療法を実践していなかったとしたら、この人たちがどれくらい生きたのかはわかりませんし、何が起こっているのかを本当に追跡できるだけの人数の、管理条件下での同じ治療法の実践者はいません。私たちが持っているのはこれまでのところ、何が効く可能性がありそうかという直観だけなのです。

細胞のゴミ問題——ゾンビ細胞

　テロメアが短くなると、それ以外の点では健康なはずの細胞が老化します。老化細胞は諸刃の剣です。一方では、細胞は分裂できないので、がん化しません。細胞老化は、腫瘍形成を防ぐ一つの方法なのです。他方では、それらの細胞はＳＡＳＰ（senescence-associated secretory phenotype）——老化や死に関わる損傷の大部分を引き起こす毒素や炎症性伝達物質《メディエーター》——を産生します。あなたは「なぜこの損傷を治すのに、イブプロフェンやナプロキセンナトリウムやＮＳＡＩＤｓを服用するだけでは駄目なのか？」と考えているかもしれません。その理由は、この種の炎症はそういった薬には反応しないからです。それはステルス炎症とも呼ばれています（顕微鏡で組織を調べると、炎症の標準的な標識《マーカー》は見えませんが、サイトカインやケモカイン、そして有毒な炎症性化学物質が放出されています）。

通常、細胞が死ぬと、細胞大掃除プロセスできれいに片づけられます。しかしこれらの老化細胞は、ホラー映画に出てくるゾンビのように、死にません。だから基本的には、がんの無制御な細胞再生産に捕まらない限り、私たちは自分が作った老化細胞（ゾンビ細胞）のゴミの山の中で死ぬのです（自分へのメモ：元気を出そう。人生を楽しもう）。

生化学者のヤン・ファン・ドーセンと彼の同僚は、特定の老化細胞を健康な細胞と区別する化学標識《マーカー》を発見し、次いで、それらの細胞を死滅させるＡＰ２０１８７と呼ばれる薬剤を投与しました。このような薬剤はセノリティクス（senescence という単語の最初の部分と「破壊」を意味する lytic を組み合わせたもの）、提案されている治療法はセノセラピーと呼ばれています。ファン・ドーセンは、若いマウスにおけるこれらのゾンビ細胞の除去[53]が老化を遅らせることを発見しました。すでに老化したマウスでは、加齢に伴う障害の進行を遅らせました。老化細胞の除去[54]は組織の自然な修復メカニズムの一部を活性化させるようです。それに続くマウスの研究[55]では、この方法でゾンビ細胞を除去すると、肺疾患による損傷や軟骨の損傷を修復でき、寿命を25％延長できることがわかっています。また、記憶力の低下も防ぐことができます[56]。

これまでに14種類のセノリティクス[57]が同定され、テストされていますが、それぞれのセノリティクスは異なるタイプの老化細胞に作用します。「異なる症状に対しては、異なるタイプの薬剤を開発する必要があるのは間違いない」と分子生物学者のナサニエル・デヴィッド[58]は言います。「完璧な世界なら、その必要はなかっただろう。しかし悲しいことに、生物学はそれを知らされていなかったのだ」。この本を書いている時点で、デヴィッドの会社ユニティは、関節炎の関節など、損傷した組織に直接セノリティクスを注入する臨床試験の真っ最中です。彼らが使用している薬は、膝に蓄積する種類の老化細胞[59]に特に作用します。

さて、この話の複雑なところは、細胞の老化は良いことだということです——細胞が傷つくと、制御不能に分裂し始め、がんを引き起こす可能性があるからです。セノリティクスを使用するリスクの一つは、どちらの方向——ゾンビになるか、がんになるか——に行ってもおかしくない老化前駆細胞を標的にすると、通常ならがんの成長を抑制するプロセスを妨害してしまう可能性があることです。他の問題もあります。ラットでは、セノリティクスは創傷治癒のプロセスを遅らせてしまいます。既知のセノリティクスのどれも、人間ではまだ安全ではありません。ある研究者が言うように、「マウスでは全てがうまくいっているように見えても[60]、人間に用いるとうまくいかない」のです。しかし、それ以外の点で人間での安全性が証明されたとしても、セノリティクスががんを促進する可能性があるというリスクは残ります。がんが広がる前に、どうにかしてがんの進行をチェックする方法があればいいのですが。

ジム・アリソンと本庶佑という２人の免疫学者が、がんの免疫療法の研究で２０１８年のノーベル賞を受賞しました（繰り返しになりますが、がんとは無制御の細胞分裂です）。アリソンは、彼が免疫チェックポイント阻害と呼んでいるものに取り組んできました（私は第4章「感情から意欲《モチベーション》へ」で、彼の仕事について言及しました）。目標は、自分自身の体の免疫系を利用して、がんが形成される際に攻撃することですが、これは私たちが知らないうちに免疫系が常に行っています。アリソンは言います。

免疫系は、あなたがどんな種類のがんになっているかを知っているのではなく[61]、そこにあるべきではない細胞があることを知っているだけだ。そこで私は、個別のがんを無視して、とにかく体の自然な免疫反応を抑制している要因に対する阻害物を作ればいいと考えた。Ｔ細胞は全身を循環し、異物を探している。1982年に、私はＴ細胞の構造、すなわちＴＣＲ受容体を解明した。残念ながら、腫瘍細胞はＴ細胞をオンにせず、抗原提示細胞から来る第2の信号を必要とする。具体的には、ＣＤ28というタンパク質が、免疫応答の軍勢を生み出す信号を送る。そこでＣＴＬＡ－4という分子がそれをオフにする――抑制システムである。ＣＴＬＡ－4がなければ、免疫系は健康な細胞や組織を含めて、無差別に、手当たりしだいに、あらゆるものを攻撃するので、あなたは死んでしまう。もう一つのＴ細胞のオフ・スイッチはＰＤ－1である。

がん細胞は、免疫系が必要とする第2の信号である抗原提示細胞を送らないので、一歩先んじることができるが、ＣＴＬＡ－4やＰＤ－1の抑制作用を数週間オフにして（ブレーキをかけて）がんを死滅させることができるチャンスがある。このチェックポイント阻害は、理論的にはどんながんにも効くはずである。

米国食品医薬品局（FDA）は、アリソンのメラノーマ治療に関する研究に基づいて、イピリムマブ（抗CTLA-4）とニボルマブ（抗PD-1）を承認しました。この2つの薬剤は一緒に投与されることもあります。治療コースでは、通常、約3週間の間隔を開けて4回の静脈内投与が行われます（一部のメラノーマでは追加治療が必要な場合もあります）。これらの薬剤は、市場に出回っている多くの免疫療法の中で最初のものであり、重篤な副作用の可能性があるため、その価値は限られています。イピリムマブ単独の場合、60％の患者で大腸炎、肝炎、重度の下垂体炎症などの副作用があり、1％の患者が糖尿病を発症します。妊婦を対象とした試験は行われていませんが、科学者たちは、おそらく胎児への毒性があるのではないかと推測しています。「免疫システムを解き放つことは[62]、非常に悪い結果をもたらす可能性がある」とアリソンは苦味を含んだ控えめな表現で言っています。「だから、慎重に行われる必要がある」。

ある分析によると、治療後3年以内に80％の患者が死亡します。[63]しかし、その最初の3年間を乗り切った20％の患者の10年生存率は100％に近い数字です。これらの数字を考慮に入れることが重要です。進行したメラノーマ患者の生存率は、歴史的に非常に低く、全生存期間の中央値は約8カ月、5年生存率は約10％にすぎません。免疫療法は5年生存率を2倍にします。これらの薬剤や同種の薬剤は、現在、メラノーマ、腎細胞がん、ホジキンリンパ腫、膀胱がん、頭頸部がん、メルケル細胞がん、大腸がん、胃がん、肝細胞がんなど、さまざまながんへの使用が承認されています。前立腺がんのいくつかの形態に対しては、先にジミー・カーターに関連して言及したチェックポイント阻害薬のキイトルーダが、2019年にFDAの承認を得たと発表されたばかりです。ある患者は、治療後数週間以内にPSA値が100以上から1未満に低下し、がんが根絶されました。

プリオンという誤った折りたたみ《ミスフォールド》型のタンパク質があります。プリオンは、正常なタンパク質を自分と同じ誤った折りたたみ型に強制的に変えることで感染症のように広がる可能性があります。スタンリー・プルシナーは、この発見でノーベル賞を受賞しました。これは、病気が侵入する（例えば、バクテリアやウイルスなどを通じて）だけではなく、感染性タンパク質を介しても感染する可能性があることを初めて示したものでした。プルシナーは、プリオンがアルツハイマー病に関与していると長い間考えていましたが、彼の言うことを真剣に受け取る人はほとんどいませんでした。アルツハイマー病は、認知機能低下を伴う、脳内のアミロイド斑とタウもつれの存在に基づいて定義されることを思い出してください。

2019年、プルシナーとカリフォルニア大学サンフランシスコ校（UCSF）の彼の同僚ビル・デグラド、カルロ・コンデロらは、75人のアルツハイマー病患者の死後分析に基づく刺激的な新研究で、アミロイドβおよびタウ・タンパク質の自己増殖性プリオン型[64]を発見したと発表しました。患者におけるこれらのプリオン値が高いほど、より早期にアルツハイマー病を発症し、より若年で死亡していることが関連づけられました。この新しい研究結果は、直接プリオンに重点を置いた新しい治療法の探求につながる可能性があります。「これは、アミロイドβとタウが共にプリオンであり、アルツハイマー病は、この2つの変異タンパク質が脳を破壊するダブルプリオン障害であることを疑いの

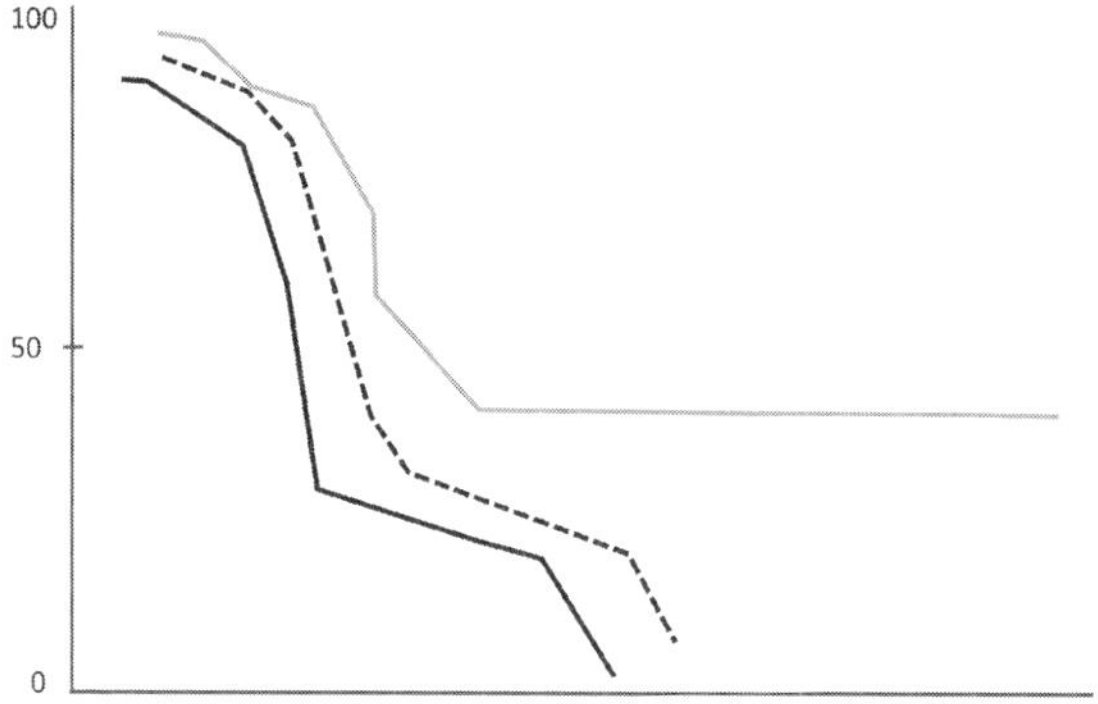

黒の実線：対照グループの生存曲線　破線：従来のがん療法
灰色の線：免疫療法

余地なく示している」とプルシナーは私に語りました。[65]「今や、剖検時のプラークの量やもつれの量よりもむしろ、プリオンの活動が病気と相関していることがわかっている」とデグラドは付け加えました。[66] 長年、科学者たちは、プラークやもつれを取り除く薬の研究に取り組んできましたが、進展はありませんでした。今では、活性プリオン型を標的とした治療法に焦点を合わせることが可能になっています。

今後10年間の課題は、おそらくは、オンオフ・スイッチの対象をがん細胞に絞り、薬剤が他のシステムに影響を与えないようにして、副作用を緩和する方法を見つけることでしょう。そして、他のシステムとの相互作用は、より詳細に研究する必要があります。もし腸内の微生物叢《マイクロバイオーム》が未発達で、がん患者がしばしば使用する抗生物質や化学療法によって損傷を受けていれば、これらの治療法は全く効果を発揮しません。腸内細菌叢が多様であればあるほど、免疫療法はいっそう効果的なのです。しかし、それがなぜなのかはわかっていません。

がんに対する免疫療法的アプローチは、研究室で多くの注目を集めつつあります。今後5年から10年の間に技術が洗練されていくにつれ、それが長寿にとってますます重要になり、私たちの長生きを妨げる最大の致死の病の一つを消し去ると私は予測しています。前ページのグラフが示すように、従来の治療法では生存率がゼロに近くなっています。免疫療法は曲線を水平にすることができます。

こうした全てが素晴らしいニュースですが、それは長寿に至る万能の解答ではありません。仮にがんが根絶されたとしても、平均寿命が7年延びるだけだと計算されています――がんを克服して生き延びた場合、心血管疾患や神経変性症など他の病気で死ぬことになるからです。私はこの章を仮説的な質問から始めました。もし全ての病気を取り除くことができたら、私たちは永遠に生きられる可能性があるのでしょうか？　かもしれませんが、それはまだまだ先の話です。ほとんどの病気は、基本的な生物学的過程である老化によって引き起こされます。現在ある病気を取り除けば、新しい病気のセットが人間を苦しめるでしょう――まるでモグラたたきゲームのように。そして、私たちはおそらくそれらの病気もあまり気に入らないでしょう。

近い将来の希望[67]

レスベラトロールやクロロマイセチンのような薬は、実際の断食の必要なしで、カロリー制限の効果を模倣する場合があります。2つの大きな研究が、80年代にサルを用いて実施されましたが、この2つの研究では矛盾した結果が出ました。それは対照条件が異なっていたためかもしれませんが、実際のところはわかりません。

冠動脈移植の拒絶反応を防ぐ薬、ラパマイシンの新しい用途も、カロリー制限の効果を模倣するかもしれません。ラパマイシンは免疫抑制剤なので、人間では多数の副作用が出る可能性がありますが、マウスでは25％寿命を延ばすことができます。[68] 他の哺乳類でも試験が行われており、犬では寿命を延ばすかどうかまだわかりませんが、心機能を確かに改善し、ヒトやマウスの細胞培養では抗腫瘍作用があるように見えます。製薬会社ノバルティスによる研究では、直観に反することですが（なぜならこれは免疫抑制剤なので）、ラパマイシンの週1回の投与で高齢者の免疫機能が向上したこと[69]が明らかになりました。

もう一つの実験的治療法は、糖尿病治療薬のメトホルミン[70]――私が第7章「食事《ダイエット》」で言及した薬――を使ったものです。研究者たちにはなぜこの薬が効くのかわかっていませんが、糖尿病のないマウスや人間では、カロリー制限を模倣して炎症や酸化ストレスを軽減するように見えます。またこの服用は、糖尿病、心臓病、認知機能低下の、そしてもしかしたらがんについても、罹患リスク削減につながります。米国食品医薬品局は、ちょうどそれ（ＴＡＭＥ――Targeting Aging with MEtformin「メトホルミンによる老化標的」[71]）をテストする研究を承認したところなので、期待通りに健康寿命を改善するかどうかわかるまで数年間待つ必要があります。メトホルミンに抗老化《アンチエイジング》効果がある理由の一つとして、ＡＭＰＫ（アデノシン一リン酸活性化プロテインキナーゼ）と呼ばれる酵素を増強するためという考えがあります。ＡＭＰＫはカロリー制限の有益な効果を模倣するのに役立ちます。また、腫瘍形成を促進するタンパク質であるインスリン様成長因子、すなわちＩＧＦ－１を減少させることができます。それでもまだ十分でなければ、老化細胞の例の有毒な炎症性生成物も減らすように見えます。メトホルミンは最も古く、最も広く処方されている薬の一つ（１９５０年代に発見）であるため、多くの医師は、老化の抑制という適応外の用途でも安心して処方できます。

市販されている抗老化商品で最も有名なのは、ＮＡＤ＋（ニコチンアミド・アデニン・ジヌクレオチド）でしょう。ＮＡＤ＋は脳内で生成され、加齢とともに減少していきますが、絶食によって自然生成量が増加します。ＮＡＤ＋サプリメントは、カロリー制限の効果を模倣できる可能性があり、『タイム』誌、『メンズ・ジャーナル』誌、『グッド・ハウスキーピング』誌などの記事で有名になりました。ＮＡＤ＋は、細胞の代謝、細胞の信号伝達、ＤＮＡ修復、概日リズムを調節し、[72] ミトコンドリアの機能を正常に維持します。血中ＮＡＤ＋濃度を上昇させる化合物にはいくつかの種類があり、その中にはニコチンアミドリボシド（ＮＲ）、プテロスチルベン（ＰＴ）、ニコチンアミドモノヌクレオチド（ＮＭＮ）などが含まれます。

ＮＡＤ＋の最初の部分、ニコチンアミドがニコチンに聞こえるのは偶然ではありません。ＮＡＤ＋はビタミンＢ３の一形態であり、これまでに発見された中で最初のビタミンの一つです。タバコに含まれる中毒性物質であるニコチンは、両者の分子が似ているため、体内でニコチンアミドとＢ３の吸収を妨げてしまうのです。[73] 喫煙が免疫システムを損なうという話を聞いたことがある人は、これがその理由の一つです。

ハーバード大学の遺伝学者デヴィッド・シンクレアは、この分野の第一人者の一人です。ＮＡＤ＋に抗老化特性があることが、マウスを使った彼の数々の研究で明らかになっています。わずか１週間のサプリメント摂取で[74]、彼の研究チームは、24カ月齢のマウスと２カ月齢のマウスの違いを見分けることができなくなりました――それは、60歳の人間が20歳の人間に見える[75]と言っているようなものです（このせいで、ジークフリート・ヘキミは「どうやらＮＡＤばかり扱っていると、眼鏡が必要なことに気づかなくなるようだ」とジョークを飛ばしました）。

マサチューセッツ工科大学（ＭＩＴ）の生物学者レナード・グアレンテが主導した無作為化比較試験では、２つのＮＡＤ＋前駆体、ＮＲとＰＴを組み合わせた[76]ものの服用者への影響が研究されました。参加者は無作為に３つのグループに分けられ、偽薬《プラシーボ》またはサプリメントの単回投与または２回投与のいずれかが８週間行われました。サプリメントは、ＮＡＤ＋値を単回投与群で40％、２回投与群で90％と著しく増加させました。かつ、重篤な有害事象は報告されませんでした（この研究では、標準的な用量を１日にＮＲ２５０ミリグラムおよびＰＴ50ミリグラムとしており、一部の参加者はその倍の量を摂取しました）。

話を複雑にする重大の要因は、グアレンテが、彼がテストした当の化合物を販売しているエリジウム・ヘルスという会社の共同創設者だということです。これは間違いなく偏見を与えるでしょう。利益を得る動機を持っていない誰かによって反復再現されるまで、ほとんどの科学者はこの発見を真剣には受け取らないでしょう。デラウェア大学の生理学者クリストファー・マートンズによって小さな研究が行われ、彼もまた、１日１０００ミリグラムのＮＲ[77]を使用して、ＮＡＤ＋値が60％と大幅に増加したことを発見しました。しかしこれは、各実験グループの参加者がわずか15人という非常に小規模な予備的研究であり、一般化には全く不十分でした。

もう一つ複雑な要因があります。これら2つの研究が示したのは、サプリメントが血液中のＮＡＤ＋値を増加させるということだけです――心血管事象、糖尿病、がんのリスクが低減されるかどうか、あるいはしわが魔法のように消えて髪のつやが増すかどうかはわかりません。ハーバード大学医学部の元学部長ジェフリー・フライヤーは、これらのＮＡＤ＋促進剤を売り込む会社に反対する態度を表明してきました。「エリジウム社は、まったく、実際に人間に効くという証拠の［ない］錠剤を売っている」[78]。これは、ＮＡＤ＋サプリメント（ついでに言えば、抗酸化サプリメントも）を販売している全ての企業に等しく当てはまるであろう告発です。ＮＡＤ＋に関する動物実験を再現するのは容易ではなく、マウスで効果がある何百もの薬が人間ではうまくいきません。米国国立老化研究所（ＮＩＡ）のフェリペ・シエラは、もちろん健康で長生きしたいと思っていますが、こう言います。

このどれもがテレビのゴールデンタイム向けではない[79]。要するに、私はこれらの薬のどれも試していない。なぜ試さないのか？　私はマウスではないからだ。

デヴィッド・シンクレアは、促進剤を販売している企業のいずれについても良く言っていません。「私は市場で販売されているＮＭＮやＮＲをテストしたことがある[80]が、私はそれらの製品には手を出さない」と彼は私に言いました。シンクレアは市販の製品の純度や内容に疑問を持っていますが、フェリペ・シエラと違って、ＮＡＤ＋値を高めることの利点については疑問を抱いていません。実際、研究のおかげで、シンクレアは毎日ＮＡＤ＋サプリメント、すなわち、まだ市販されていないＮ

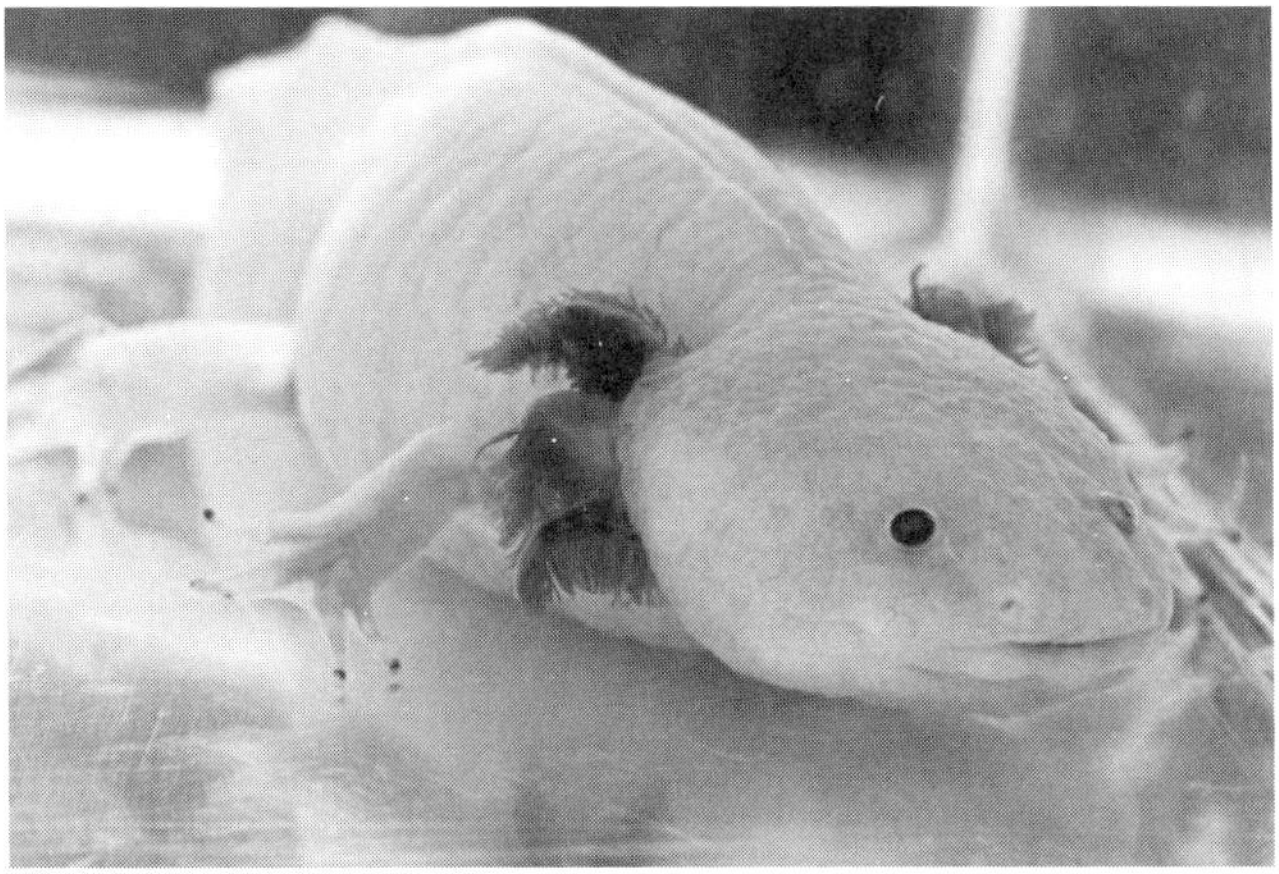
メキシコサンショウウオ（アホロートル）

MN製剤1000ミリグラムを摂取する気になりました。ちなみに彼は同時に、メトホルミンを一晩1000ミリグラム、レスベラトロール（プテロシルベン）を毎朝500ミリグラム服用しています。文献やシンクレア本人から学んだ私のアドバイスは、このNAD+云々に関する騒ぎが落ち着くまで待った方がいいことです。サプリメントではなく、医薬品としてFDAに承認されれば、現在と違って純度が厳しく規制されるでしょう――そして、マウスだけでなく人間で効果があることが明らかになっているでしょう。

もう一つ研究されているのは、一部の両生類が持つ再生力を利用する可能性です。サンショウウオの一種であるメキシコのアホロートル[81]は体長約9インチ（23センチ）で、切断された手足や損傷した脳組織、さらには粉砕された脊髄を再生する驚異的な能力を持っています。そのゲノムはつい最近配列が確定されたばかりで、老化研究者は間違いなく、老化した人間の組織を再生する遺伝子療法に関する手がかりを探すでしょう。興味深いことに、アホロートルは、例えばヒドラと違って特に長生きするわけではありませんが、ほとんどの種にとって致命的になりかねない事故に遭っても死を免れる能力を持っています。そのことが今後の研究の有望な方向性となっています。

他にも多くの薬が抗老化特性をテストされています。大きな注目を集めたものに、さまざまな種の蠕虫で劇的に寿命を延ばしたチオフラビンTという化学物質があります。科学者でない人にとっては意外でしょうが、これらの蠕虫の種は互いに、マウスと人間の違いよりも遺伝的に異なっています。ある種では、寿命が2倍になりました。[82] しかしもちろん、(フェリペ・シエラの言葉を借りるならば、)人間はミミズではありません。

これまでのページからおわかりでしょうが、たちの悪い難しさの一つは、理論的な根拠があるものが全て実際にうまくいくとは限らないこと、さらには、実験室の環境でうまくいくものが全て現実の世界でうまくいくとは限らないことです。ライエル・イミュノファーマ社のCEOであるリチャード・クラウスナー[83]は次のように述べています。

産業界が医薬品や治療法に転用しようとする科学的知見の70~80%はうまくいかないものだ。それは、研究室の特定の細胞株や特定のグループの人たちに効果があっただけなのである。私たちは誤った転用の歴史を見てきた。例えば「低脂肪」! それは食品業界にとっては恩恵だった。脂肪が少なく、カロリーが少なければ、もっと食べられるからである。現在の肥満の流行は、その誤った転用の直接的な結果である。

100パーセント確実に健康寿命を延ばすには？

現代の80代はあと8年生きると当てにすることができますが、これは1990年の80歳より4年長い数字です。100代の人は、100歳に到達してからは、これまで以上に長生きします。[84] そして健康寿命が飛躍的に延びるにつれて、家族、地域社会、世界に有意義な貢献をしている80歳以上の人々の数は増加しています。私たちは、歴史上のどの時点よりも、高齢者であることがより多くの健康と機会を享受できることを意味する時代を生きています。60歳の人たちは、かつて40歳の人たちがやっていたことをやっています。80代になってもまだ仕事をしている人の話も、もはや驚くようなことではありません。アメリカでは、上院議員の100人中8人が80代です。一般に年齢層が若い傾向がある下院でも、9人が80代です。フォーチュン500社のCEOの中では、5人が77歳を超えています。ジェーン・フォンダ（81歳）は、先に紹介したテレビドラマのヒット作『グレース&フランキー』に主演しており、小野二郎（94歳）は、世界最高の寿司職人と見なされていて、東京にある彼の世界的有名店で今でも働いています。リタ・モレノ（88歳）は、別の大ヒットテレビ番組（『ワンデイ―家族のうた―』）で3年間の出演を終えたばかりです。

100パーセント確実に健康寿命や寿命を延ばす方法は、本当のところはよくわかっていません。少なくとも、喫煙を避けたり、戦争を避けたり、頭を何度も殴られるのを避けたりすることはできるでしょう。ワクチン接種、衛生管理、運動、働きすぎないこと、冬は暖かく夏は涼しくして過ごすこと、一年を通じて汚染されていない新鮮な農産物を食べるように気を配ることなどもできます。

あるいは、ジャンヌ・カルマンのように１１７歳までタバコを吸うこともできます。あるいは、最高齢の第二次世界大戦退役軍人（死亡時）だったリチャード・オーバートン[85]のように生きることだってできます。彼は１１２歳まで生き、長生きの秘訣は葉巻（１日12本）、ウイスキー、コーヒー（茶さじ３杯の砂糖入り）でした。運命は気まぐれなのです。

第11章 より「賢く」生きるために——認知機能の強化

働かずに金持ちになろう！　何でも好きなものを食べて痩せよう!!　クロスワードパズルやナンバープレースを週4回やってもっと賢くなろう!!!（これらの触れ込みを広告する企業は感嘆符を製造する企業と共謀しているようです）。私たちは皆、これらの触れ込みの響きが好きで、アメリカ人は特にこの種の主張に引き寄せられます。私たちは、DIY愛好家、一代で成功した億万長者、そしていまだに何もせずに何かを手に入れられると考えている人々から成る矛盾した文化の中にいるのです。

メディアでは「より良い老化のための頭脳ゲーム」というアイデアが注目されています。クロスワード、ケンケン、数独のような定番ゲームに加えて、インターネットやコンピューターを使った新しい脳トレゲームが登場しています。これらのパズルやゲームについての重要な疑問は、新旧いずれについても、次の通りです。頭脳ゲームをすると、眼鏡をなくす可能性が低くなるのか？　もっと安全に運転できるようになるのか？　記憶力は向上するのか？　言い換えれば、私が身につける技能や訓練は、別の活動へ転用できるのか？　残念ながら、これらのほとんどの答えはノーです。数独に時間を費やしても、他のことが上手になるという証拠はほとんどありません――単に数独がうまくなるだけです。[1] いくつかの系統的レビューやメタ分析では、脳を鍛えるゲームがゲームの領域を超えて認知力を高めるという説得力のある証拠はなく、[2] 認知症の予防もできないと結論づけられています。

なぜ、私たちはこれらのゲームが認知機能の向上につながると考えるのでしょうか？　ルモシティという脳トレゲームを作っているルモス・ラブズ社の押しの強い広告のせいもあるでしょう。同社は、虚偽広告で有罪判決を受け、5000万ドルの罰金を科せられました。[3] しかし、犯人は同社だけではありません。米国教育長官ベッツィー・デボスの支援を受けている競合会社ニューロコア社[4]は、広告で裏付けのない主張をしたとして、全米広告審査委員会から勧告を受けました。全体として見ると、これらの「脳を鍛える」ゲームは、実際には認知力を後退させる可能性があります。なぜなら、それに時間を使っていたら、屋外での運動や他人との付き合いのような、良い効果があるとわかっている活動をしなくなるからです。（さらに、これらのゲームのメーカーによって採用されたフレーズ、脳のトレーニングは誤解を招きます。トレーニングに反応して実際に脳が変化するかどうかを調べた研究はほとんどないからです）。[5]

科学的心理学会（ＡＰＳ）は2016年、イリノイ大学の実験心理学者ダニエル・サイモンズが率いる専門家チームによる論文を発表しました。チームは、これらの営利目的の脳トレ企業が引用した132の論文を分析しました。[6] この論文は非常に丁寧に作成され、文書化されています。まるで連邦検察官の起訴状か何かのようです。132本の論文のうち、21本は新しいデータを報告していないがゆえに不必要なレビュー論文、15本は単一の研究のデータのみを報告、36本は適切な対照群が不在、6本は対照群はあるが無作為割り付けが欠如、他の5本にも製品の有効性の根拠として含めるべきではない同様の理由がありました。残る49の論文のうち25は、同じ6つの実験についての報告です。それらの49の論文の多くは、試験対象の製品の会社の従業員によって執筆または共著されていて、製品の独立した評価ではありません。専門家でなければ、これらの企業が引用した論文の数の多さにたやすく圧倒されてしまいます。しかし、あなたはもうよくわかっていますよね。サイモンズのチームは、他の多くの研究者と同様、脳トレゲームは特定の狭い範囲のスキルを開発し向上させるが、他のスキルは、関連していそうなスキルですら向上させないと明らかにしました。サイモンズらはこう結論づけます。[7]

私たちは、脳トレ製品で認知タスクを練習することが現実世界で持続的な認知上のプラス効果をもたらすという、説得力ある証拠をほとんど見いだしていない。……もしあなたの希望が、時に加齢に伴う認知機能の低下を食い止めたり、学校や職業でのパフォーマンスを向上させたりすることならば、懐疑的になるべきである。

また、消費者は、脳トレ療法に携わるコストとメリットを比較検討する必要がある。脳トレソフトを使う時間は、健康と幸福度のためのより広範なプラス効果をもたらす可能性のある、他の活動や他の形態の「脳トレ」（例：身体運動）に割り当てることもできるだろう。

これらの脳トレ活動は楽しいですし、私たちに課題を与え、何かが上手になる機会を与えてくれます。私は毎日クロスワードやケンケンをやっていますが、だからと言って本を書くのが上手になったり、レストランの会計でチップを計算するのがうまくなったりするわけではありません。脳トレは独自の世界であり、私はその世界を楽しみ、やりがいのある趣味の一つと見なしています。私がそれをするのは、喜びを与え、知的な挑戦をさせてくれるからであって、他のことがうまくなると思っているからではありません。

アート・シマムラはこう助言します[8]。

自分が楽しんでいることや上達したいと思っている精神活動によく似たことをやった方がうまくいくかもしれません。読書からもっと学びたいですか？　それなら、読書会に参加して、自分の考えを他の人と話し合ってみましょう。日常活動の中で、もっと注意深くなりたいですか？　それなら、そのような精神的プロセスを要求される種類の活動を実践しましょう。創造的になりたいですか？　それなら、新しい音楽、ダンスのステップ、夕食のレシピを学びましょう。近所の新しい場所を探索しましょう。

長寿の倫理的な問題

例えば、25年後の未来を想像してみてください。生命工学者や遺伝子工学者が人間の肺や筋肉を強化する方法を開発し、より多くの人がマラソンを走れるように、しかももっと簡単に走れるようになった時のことを。それが科学者たちの第一目的ではなかったでしょう、少なくとも最初は。この果敢な研究者たちの一部は今この瞬間も研究室のベンチで研究しているでしょうが、もともと肺がんやサルコペニアの治療法を見つけようとしていたはずです（第8章「運動」を思い出してください。サルコペニアは筋肉の骨《こつ》粗《そ》鬆《しょう》症《しょう》に当たります）。どこかの段階で誰かが、自分たちが開発した技術は正常な機能を高め、人が通常持っている以上の能力をつくり出すために活用できると気づくでしょう。

もし肺がんの運動選手ががんを根絶する治療を受けて正常な状態に復帰したら、オリンピックへの出場を許可しますか？　してもいいはずです。その治療は、頭痛でアスピリンを飲んだり、足の瘤を取り除いたり、高地の薄い空気の中でトレーニングしたりするのと違いはないように思えますし、これらは全て、国際オリンピック委員会が許可しています。しかし、同じ肺の治療ががんではない人に施されて優位性を与えたとしたらどうでしょうか？　それは、ステロイドの使用に等しい非倫理的行為という印象を多くの人に与えます。私たちは、運動選手がステロイドを摂取するのを、医療上の必要からであれば認めますが、純粋に強化のためであれば認めません。私たちの多くは、スポーツ競技は公平性を確保するために、明確に定義されたルールに従うべきであるという感覚を共有しています。「競技場を平らにする（＝公平な機会を与える）」という慣用句は、もちろんスポーツの隠喩《メタファー》です。

さて、近い将来、神経化学者たちが、認知力を高めるために私たちの脳を改造するさまざまな薬を開発したと想像してみてください。これらは総称して、向知性薬品（ＰＣＥ）と呼ばれています。そもそもの動機は、病気や怪我によって失われた認知機能を回復させることだったでしょう。しかしその一方で、薬の秘密がばれてしまうことになります。健康な人が他の目的で薬を飲むのは公平なのでしょうか？　多くの人が不公平だと感じます。そうですよね。しかし、もしあなたの競争相手――同じ社内で昇進を巡って張り合っている人や、他社であなたの市場での地位を奪おうとたくらんでいる人――が薬を飲んでいるとしたら、後れをとらないためにあなたも薬を飲むべきでしょうか？　もし科学者が向知性薬を服用すればがんの治療法発見を早められるとしたら、あるいは、交渉担当者が服用すればパレスチナ・イスラエル紛争を解決できるとしたらどうでしょう――倫理の基準が変わるでしょうか？

　あなたがまだ向知性薬に違和感を抱いているなら、私たちがすでにカフェインやアルコール（プロザックは言うまでもなく）を用いて自分の神経化学構造を変えていることを考えてみてください。神経移植《インプラント》は、これらの薬物と同様の方法で、しかしより高い精度で、もっと効率的に前頭前野皮質と脳幹を刺激できるかもしれません。記憶力を改善できるＰＣＥや神経移植は、あなたが電話で助けを求める相手、電話の使い方、自分の住所など、重要事項の詳細を覚えておけるようにしてくれるかもしれません。[9]アルツハイマー病の人への記憶復元装置の移植は受け入れられるでしょうか？　小学生についてはどうでしょう？　神経科学者のマイケル・ガザニガは、こんな会話を想像しています。[10]

「ハニー、休暇のためにこのお金を貯めていたのはわかってるけど、たぶんその代わりに双子に神経チップを入れた方がいいだろう。他の子たちはみんな入れてるから、あの子たちが学校でつらい思いをしてしまうからね」。この話が、前の世代が眼鏡や補聴器を購入したり、リタリンにお金を払ったりするのとは根本的に異なると感じるなら、その違いは眼鏡や補聴器やリタリンが（少なくともADHDまたは関連疾患と診断された人のために）何かを治療していることです。他方、リタリンを服用している健康な学生や企業幹部は、システムを悪用しようとしている詐欺師と解釈されるかもしれません。

なおかつ、なぜ私たちは、カフェインなどの社会的に認可された薬とリタリンなどの医薬品の間に人工的に定義された線を引かなければならないのでしょうか？　その問いに答えるのは難しく、倫理学者はどこで線を引くべきかについて意見が分かれています。

高齢者の場合、その線引きには、私たちがまだ持っていない細やかさと医学的知識が必要です。60歳以上のおよそ6人に1人が軽度認知障害を持っています。私たちは、この年齢層の人々のために、血圧から高コレステロール症や関節炎まで、さまざまな病気を治療しています。では、なぜ軽度認知障害を治療してはいけないのでしょうか？　脳の病気は、治療できないほどの汚名を着せられるべきなのでしょうか？　その態度は、統合失調症、ダウン症、自閉症の人々が療養所に閉じ込められていた100年前に私たちを押し戻してしまいます。さらに一歩進んで、軽度認知障害と診断されてはいないけれども、それを発症するかもしれない、あるいはまだ発見されていない症例を抱えている他の6人中5人はどうでしょうか？　あなたがちょうど機能の衰えを感じているとします。記憶力や活力が以前とは違っているとしたら、なぜあなたもこの向知性薬を使ってはいけないのでしょうか？

倫理学者たちはこういった諸々の問題に取り組み始めており[11]、これまでに挙がった検討事項としては、①向知性薬やインプラントの未知の長期的効果や副作用、②これらの技術を利用できる権利の不平等、③一部の軍事組織や企業組織が個人に使用を強要する可能性、④競争の場（学術、ビジネス、軍事作戦、外交交渉、スポーツ）での使用が不正行為に該当するかどうか、などがあります。

米国生命倫理委員会は、倫理的な議論の枠組みを作る方法として、これらの異なる用途を詳述した報告書を発表しました。[12]

> 神経改良は少なくとも3つの目的で用いられる可能性がある。①典型的または統計的に正常な範囲内で、神経の健康と認知機能を維持または改善すること、②典型的または統計的に正常な機能を達成または回復するために、病気、欠損、損傷、障害または疾患（「神経学的疾患」と称される）を治療すること、③典型的または統計的に正常な範囲を超えて機能を拡張または増強すること。以上の神経改良の目的を詳述するに際し、生命倫理委員会は、これらの目的が必ずしも明確に区別できるものではないことに留意している。

①は、高齢者と軽度認知障害の議論に関連しています。高齢者は、自分の能力を最大限に発揮できるよう、神経の健康と認知機能を若い頃と同じように維持しようとするかもしれません。それが倫理的な使用と見なされるかどうかは、明確には定まっていません。委員会は何らかの立場をとるには至りませんでしたが、一つの点でははっきりしていました。すなわち、機能強化が一部の人に利用可能であるなら、それは全ての人に等しく利用可能であるべきだ、ということです。「われわれは政策立

案者に、有益な向知性薬品の公平な利用権を確保すべきだと強く要請した。われわれの社会では、例えば教育や栄養など、既存のサービスや機会の利用権は、個人やグループの間で平等ではない」。委員会は、こうしたさまざまな機能強化製品を、すでに最も裕福で成功している人々の独占物にすべきではないと主張しています。なぜなら、そうした不平等は機会や社会横断的問題における乖離を大きくするだけだからです。裕福な人々はそうでない人々に比べて、すでに医療、法的代理、社会的流動性をより容易に利用できているのです。

記憶力と注意力の向上

リバスチグミンとメマンチン

リバスチグミン（商標名イクセロン）が記憶障害や見当識障害などの認知機能低下の症状の一部を緩和できるという、研究初期段階の不完全な証拠[13]があります。リバスチグミンは脳内のアセチルコリンを増強するもの（コリン作動薬）ですが、その作用の正確なメカニズムや、なぜそのような治療効果があるのかはまだわかっていません。前に述べたように、アセチルコリンは睡眠に関与しています。リバスチグミンは単に患者が夜よく眠れるようにしてくれるだけかもしれませんが、それは大事なことです。しかし、これまで見てきたように、神経伝達物質は一般的に非常に多くの活動に関与しており、アセチルコリンは注意、記憶、認知制御に関わる脳領域間の伝達にも関与しています。リバスチグミンには数多くの副作用があり、服用者の約3分の2がその影響を受け、多くが使用を中止しています。しかし、その副作用は改善が可能なようです。もしあなたが苦しんでいて、第5因子（経験に対する開放性）が高ければ、この薬を試してみて自分で決めさせてほしいと医師に頼んでもいいかもしれません。

同様に、メマンチン（商標名：ナメンダ）が軽度認知障害や軽度神経認知障害の症状を緩和したり逆転させたりする可能性があるという研究初期段階の不完全な証拠があります。メマンチンはグルタミン酸を遮断するもの（グルタミン酸拮抗薬）ですが、グルタミン酸は神経信号伝達の興奮に関与しています。リバスチグミンと同様に、作用のメカニズムはまだわかっていません。現象の一部は、グルタミン酸が過剰に放出されると、あるいはグルタミン酸が速く吸収されないと海馬に生じることがある過剰興奮状態に関係しています。これらはいずれも、脳の細胞集合体の年齢による全般的摩耗のせいで発生する可能性があります。海馬は、グルタミン酸が多すぎるとグルタミン酸誘発性興奮毒性[14]と呼ばれる状態になり、神経細胞の再生や樹状突起の分岐が減少し、記憶や学習に障害が生じることが観察されています。

リバスチグミンとメマンチンの違い[15]について、サンフランシスコの認定神経科専門医であるカルロス・キンタナは、カーラジオのチューニングに例えて次のように述べています。「リバスチグミンは周波数をより正確に調整するようなもの、メマンチンは利得《ゲイン》を上げるようなものだ。この2つの薬は非常によく連携して機能し、しばしば一緒に処方される」。実際、最近のあるメタ分析では、2つの薬を用いた併用療法[16]で認知、気分、行動の小さな改善が得られるという中程度の証拠があると結論づけられています。注意すべきは、この小さな改善は、大きな改善が見られる人、何も見られない人、悪化する人の統計的平均を表していることです。あなたが「小さな」改善よりも大きな改善を経験することも十分にあり得ます（しかし、経験しないことも十分にあり得ます）。前述のように、もしあなたに冒険心があって、医師からその薬が適さない禁忌症状があると診断されたのでなければ、実験として試してみてもいいかもしれません。

ホルモン再び

第4章で、心身の健康におけるホルモンの役割、特にホルモン補充療法が睡眠サイクルの回復にどのように役立つかについて述べました。人によっては体内のホルモンバランスに非常に敏感な人もいて、加齢に伴うテストステロン、エストロゲン、プロゲステロンがわずかに減少するだけで、認知障害、特に記憶力や注意力の低下を引き起こす可能性があります。

前に述べたように、老化とは、時間の経過とともに私たちの体に起こる、害もしくは困難を引き起こすかもしれないものの累積的な影響です。細胞老化とは、細胞が自分自身を修復して複製する能力を失うという老化の事例です。私たちが老化の望ましくない影響——しわ、記憶の喪失、免疫システム反応の低下——として認識しているものの多くは、細胞老化によって引き起こされます。これと並行して、ほとんどの臓器において損傷や病気の修復・回復能力の低下が進行します。多くの（おそらくほとんどの）高齢者は、軽度の慢性的炎症と免疫系機能低下を抱えて生活しています。大多数の研究では、この炎症はホルモン（エストロゲンとテストステロン）不足が原因である[17]ことが示唆されています。

なぜ一部の人々が他の人々よりも上手に年を重ねるのかは、単純な問題ではありません。老化の影響が単に軽度の炎症によるものだとすれば、抗炎症剤を服用した人は皆、老化が止まるはずです。ホルモンの不足だけであれば、ホルモン補充療法が問題を解決するはずです――しかしそうはなりません。私が知っている意欲的で成功している70代以降の人々は、処方されたホルモン・サプリメントを服用している人もたくさんいますが、服用していない人もたくさんいます。他の全てのものと同様に、大きな個人差があります。しかし多くの人にとって、男性用のテストステロン、女性用のエストロゲンは、精神の明晰さ、集中力、および記憶力の向上をもたらすことができます。

認知刺激療法

非薬物治療の中で、認知刺激療法（ＣＳＴ）[18]は最も高い有効性を記録しています。セラピストまたはファシリテーターによって施されるＣＳＴは、個人の記憶や現在の生活に新たな方向づけを行うことを目指し、同時に身体活動や社会活動を促進します。厳密な対照研究が不足しているため、この点に関するデータの信頼度は高くはありません。しかし、初期段階として示されているのは、認知刺激療法は認知機能と自己申告による生活の質の大幅な改善に貢献するということです。ただし、自己効力感には大きな影響はありませんでした。

その他の治療法

このセクションで私が評価しようとしている研究は、あくまでも予備的なものです。厳密な定義では、証拠がまだ収集中であるため、「医学」には該当しません。研究結果の多くは動物モデルに基づいており、人間ではまだ検証されていませんが、私の知る限り、有害性は示されていません。メーカーが年齢に逆らう効果があると宣言しているサプリメントのリスト[19]は、100ページ以上にもなるかもしれません。そういったものの一部——DHEA、ベータカロチン、ビタミンE、セレン、高麗人参、クレアチン、イチョウ、ピラセタムなど——については、私は効果があるという信頼すべき証拠を知りません。

ビタミンB12

肉、鶏肉、卵、牛乳、魚などに含まれるビタミンB12（コバラミン）[20]は、脳のミエリンの生成に必要で[21]、体内のあらゆる細胞の代謝に関与しています。ビーガンの方はB12が不足しやすいので、サプリメントの摂取をお勧めします。年齢を重ねると、胃酸の産生量が減り、食べ物に含まれるビタミンB12を吸収する能力が低下するため、B12欠乏症は高齢者の間でより多く見られます。

B12研究の多くは、ホモシステイン仮説[22]によって推進されています。ホモシステインは潜在的に有毒なアミノ酸であり、その値の上昇は認知障害、アルツハイマー病、認知症、心血管疾患に関連づけられています。それは酸化ストレスを増大させ、DNAの損傷を増加させ、その神経毒性が細胞死につながると考えられています。（B6と葉酸とともに）B12は、ホモシステインの再利用を担い、それによってその値を抑制します。したがって、B12の量が不十分だとホモシステインの毒性蓄積の原因となると考えられています。

ビタミンB12の欠乏[23]は認知機能の低下と関連しており、一般的にB12値が高い高齢者ほど認知テストで良い成績を示します。もちろん、B12の不十分な値が認知障害と相関している事実だけでは、B12の補給がそれを是正するということにはなりません。実際、2003年のコクラン・レビューでは、B12補給と認知機能改善との関連性は示されませんでした[24]。2017年のレビューでは、B12は確かにホモシステイン値を下げる効果があることが実証されました[25]が、それだけでは測定可能な認知機能改善にはつながりませんでした。

一方、別のメタ分析では、B12の補給が有意の記憶力改善につながる[26]ことがわかりました。また別のメタ分析では、B12が認知症や軽度認知障害に伴う脳萎縮の速度を遅らせることがわかり、元々ホモシステイン値が高い人に最も強い効果がある[27]と判明しました。

逸話として、多くの医師や患者は、B12の補給は活力を増し、落ち込んだ気分を高めてくれると主張しています。血漿中濃度が推奨最大値を超えなければ、私たちの知る限り、B12補給剤を摂取しても何も害はなく[28]、年を重ねるにつれて、ミエリン化促進による神経保護効果をもたらす可能性があります。

人工機器《デバイス》

先に、私は神経移植《インプラント》に言及しました。未来的で突拍子もなく聞こえるかもしれませんが、実はすでに存在しています。人工内耳[29]は、生まれつき耳が不自由な人と、蝸牛と呼ばれるカタツムリ状の組織内にある内耳の問題による聴覚障害を持つ人に、外科的に埋め込まれます。何らかの音を聞くと、鼓膜がその音の周波数に合わせて内外に小刻みに動きます。蝸牛は、この内外の動きを電気信号に変換して、聴覚野に伝達します。人工内耳は、1964年にスタンフォード大学で最初のものが移植されて以来ずっと使われており、今日では世界中で推定60万人が移植を受けているとみられています。[30]

他の形態の神経移植は、てんかんの制御、パーキンソン病の治療[31]、臨床的なうつ病の改善に使用されています。[32]これらのインプラントの欠点は侵襲的である——手術で頭蓋骨を開き、脳に何かを埋め込む必要がある（まさしく、これ以上に侵襲的なものがあるでしょうか？）——ということです。しかし、ロボット手術がより洗練され、より一般的になるにつれて、過去には空想的に見えた種類のインプラントが遠からず見られるようになるかもしれません——海馬経路の刺激による（あるいは、いっそう魅力的なのは、記憶の保存・検索を容易にする感情経路の選択的刺激による）記憶強化、もしくは、前頭前野皮質、島皮質、前帯状皮質への注意力ネットワーク移植などです。

これを書いている最中に、マイケル・カハナ率いるペンシルベニア大学のチームによる論文が『ネイチャー・コミュニケーションズ』に発表されました。彼らは、新たに提示された情報の記憶コード化と呼び出しを強化する神経インプラント、[33]アルツハイマー病や認知症の最も悲惨な症状の緩和を目指す第一歩となる可能性があるものを開発しました。彼らのインプラントが革新的なのは、常時発火しない点です。移植患者の脳内の神経発火パターンを研究し、脳が新しい情報のコード化に苦労しているように見えるときにのみ電気信号を送信し、残りの時間は休止状態を保ちます（この点では、心臓のペースメーカーに似ています）。

「誰にでも良い日と悪い日があり、ぼんやりしているときもあれば、頭が冴えているときもある」とカハナは言います。「私たちは、システムが低機能状態のときにそれを強く突くと、高機能状態に飛躍させられることを[34]発見した」。カハナは、将来の研究では、忘れられた古い記憶の検索を選択的に標的にすることもできるのではないかと考えています。[35]

生体工学《バイオニクス》

生体工学《バイオニック》製品は私たちの感覚受容体を強化し、それがなければ受け取れないかもしれない情報を私たちに届けることができます。生体工学製品はこれまでできなかったことを体でできるようにし、それによって、具現化された認知を通じて、私たちの精神生活を向上させてくれるかもしれません。生体工学はますます高度化しており、それに対する人々の態度も変わりつつあります。一つには手足が切断された退役軍人に奉仕する必要性から推進されてきたこの技術は、機能の提供を可能にしてくれます。今では、義足を使用したオリンピック走者を見るようになりました。ある義手装着者は、スカイダイビングをし、野菜を刻み、さらに箸を使うことさえできます。また、別の手足切断者は、実験的に開発された「感覚的な」手[36]によって、切断後初めて物体の形や構成を感じられるようになっています。

義肢装具会社オープン・バイオニクスのCOOであるサマンサ・ペイン[37]は、この技術の商業化はすぐそこまで来ていると述べています。「私たちに必要なのは、より小型のモーターとより優れたバッテリーだけだ。ひとたび部品が進化すれば、製品が発売されるだろう……文化的に大きな変化があったと感じている。若い切断者と40歳以上の切断者の間には明確なギャップがあるのがわかった。年配者はできるだけ本物の皮膚に近い人工義手を求めたが、若い世代は皆、きわめて個性的な義手を求めている。私たちは、適合性を重視する社会から個性を尊重する社会へと変化している。人々は自分の体で実験したいと思うようになっている。非常に開放的なのだ」。

脳インプラントは、四肢麻痺患者がタイプしたり、麻痺した手足を思考で動かしたりするのに使われています。ある24歳の男性は事故で首を骨折し、6年間動けませんでした。神経インプラントによって、彼は今、以前は麻痺していた右腕を動かして[38]ビデオゲームをプレーできるようになりました。神経外科医が、手が震えて自分では手術はできないけれども、どう治療すればいいか考えて、代わりにロボットが手術するという状況を想像してみてください[39]。

ゾルタン・イシュトバンは、超人間主義《トランスヒューマニスト》運動の一員を名乗る、物議を醸している人物です[40]。超人間主義運動は、人間の知性、業績、および生理機能を大幅に高める方法として、インプラントで人間の体と心を補強しようとする人々のグループです。一部の人々はそれを不死への道と見なしています。

これまでのところ信奉者たちは、ドアロックの解除と車の始動ができる無線周波数チップのインプラント、ワイヤレスで音楽を聴ける頭蓋骨インプラント（作家のサンディ・パールマンがかつて神経接続子《ニューロジャック》と呼んだもの）、金属が近くにあるかどうか知るための第六感を可能にする磁気インプラントなどの域を出るものは作っていません。もう一人の信者、ニール・ハービソンは、頭にアンテナを取り付け、[41]色の波長を聞いて、赤外線や紫外線など、普段は体験できない色を感知できるようにしました。また、彼の頭にはブルートゥースのインプラントが埋め込まれています。「私は、自分の近くにあるデバイスやインターネットに接続できる。つまり、実質的に世界中のどこにでも接続できるということなんだ」。

しかし、このような現実離れして聞こえる装置が当たり前になる前に、診断のための現実のデバイス革命が進行中です。私たちの多くはすでに、動きや心拍数を追跡するデバイスを持ち歩いたり身に着けたりしており、これらはスマートフォンと通信して運動記録を作成します。今後5年で、他のウェアラブル・デバイス――パッチ、センサー付きシャツ、ブレスレット、そして小さなインプラント――が、血糖値が基準外かどうか、脱水症状があるかどうか、または発作や片頭痛が起きるかどうかを合図するデータを収集できるようになるでしょう。これらを可能にする技術はすでに存在しています。[42]セリーナ・ウィリアムズは、脱水の指標である総電解質の損失を示す汗中塩化物濃度を読み取るゲータレード製のパッチを身に着けて、広告に出演しています。[43]

瞑想の力

瞑想を支持する数々の主張が行われていますが、瞑想をしない人からすると、瞑想支持者たちはうっとうしいほど熱心に見えることがあります。瞑想は、がんを治したり、アルツハイマー病やパーキンソン病を好転させたりはしません。夢にも思わないような名声をあなたにもたらしたりもしません。しかし、健康的なライフスタイルの一環として、瞑想は脳をより効果的かつ効率的にするのに役立ちます。

私はダライ・ラマにこう尋ねました。「将来、あなたが85歳、90歳になって、記憶力が悪くなっていると感じているとしましょう。そうなるかもしれません。医師が処方する記憶力を良くする薬をのみますか？」。

彼は答えました。「わかりません。瞑想を通した心の訓練のおかげで、心が研ぎ澄まされると感じます。そして、そう、それは記憶力をしっかり保つのにも役立ちます」。それはまた、彼が自分にとって最も重要なことに注意を向け、自身の衝動を飼いならすのにも役立つと言います。彼はこう続けます。

私は話すのが好きです。私の弱点の一つは、いったん口を開くと、なんだかんだと延々しゃべり続けることだ、といつも人に言うのです。だから、時間はいつも私から飛んで行ってしまいます。私の強さの源は、私が仏教の僧侶であることだと思います。毎日が祈りと思考で満たされていて、私の体、言葉、心は他人の幸福のために捧げられています。現世においてだけでなく、宇宙がある限り、生きとし生けるものがある限り、私は奉仕し続けます。それが私に内なる強さを与えてくれ、私はその強さを世界に捧げるのです。そのような熱意に満ちた精神生活は、体にも良い影響を与えます。

ダライ・ラマは、瞑想に関する脳の基盤をよりよく理解するために、神経科学者と緊密に協力し合いました。瞑想は、世界における今この瞬間の直接体験に注意を向け続け、自己参照的思考や心の彷徨《マインドワンダリング》といった注意をそらすものから離れることに関わっています。瞑想は、現在行っていること以外の何かについて考えない訓練をし、私が先に述べた初期設定《デフォルト》モードのネットワークを手なずけます。瞑想は、デフォルトモード・ネットワーク内部の活動を低減し、[44] それと認知制御——すなわち、私たちの思考の制御——に関与している脳領域、すなわち背側前帯状皮質および背外側前頭前野皮質との間の接続性を高めます。その結果、瞑想は、ネットワークを合理化して磨きながら、同時に私たちの注意に対するデフォルトモードの影響を退けます。前頭前野領域とデフォルト領域の間の接続性向上には、サイトカインを減少させることによる抗炎症効果[45]もあります。

ウィスコンシン大学マディソン校の神経科学者リチャード・デヴィッドソンは、僧侶が慈悲の瞑想をしている間、大きなガンマ波を示すことを発見しました。ガンマは、遠く離れた脳回路を結び付けるニューロン活動の痕跡です。ガンマは意識など高次の精神活動の根底にあります。ガンマ波がニューロンの同期を引き起こし、その結果生じる発火の統一が意識の統一につながるというメカニズムです。美しく神秘的な対称性を想像してみてください。私たちに宇宙との一体感を抱かせてくれる活動とは、私たちの何十億ものニューロンが一体となって発火することです。

長期間瞑想している人は、皮質の厚さ、海馬灰白質密度、海馬の大きさの増加を含む、脳の構造的変化も示しています。[46] さらなる変化として、島、身体運動野、眼窩前頭前野、注意を払うことや自己認識を助ける前頭前野皮質の一部、自己調節や集中力の維持に役立つ帯状皮質領域が拡大しています。

短時間の瞑想でさえ、疲労や不安を軽減し、[47] 視覚空間処理、作業記憶、実行機能を向上させます。多くの場合、これらの利点は瞑想の実践をやめた後も持続します。[48] 瞑想者は、瞑想中だけでなく日常的にも、ストレスの多い作業の後のコルチゾール値が低く、[49] 炎症が減少します。その恩恵はマインドフルネス実践後わずか4週間（または30時間）で現れます。[50]

デヴィッドソンは、瞑想は遺伝子レベルで利益を推進する可能性があることも示しました。8時間の瞑想を実践した日の後、長期的な瞑想者のグループ（生涯に約6000時間実践）は炎症性遺伝子の大幅な下方制御[51]を示しました。この減少は、生涯にわたって維持される場合、慢性的な軽度炎症が発症の標識となる病気――心血管疾患、関節炎、糖尿病、アルツハイマー病、がん――との闘いに役立つかもしれません。他の少数の予備研究は、瞑想が後成的《エピジェネティック》な効果を持っているようだ[52]という研究結果を支持しています。孤独は高レベルの前駆炎症性遺伝子を誘発しますが、瞑想はそのレベルと孤独感の両方を低減できます。[53] ダライ・ラマが、自分は地球上の70億人の一人にすぎないと瞑想する際に発見したように（第1章「個人差と性格が寿命を左右する」に登場した彼の発言を思い出してください）。マインドフルネス瞑想は、テロメラーゼの増加にも関与しています[54]。軽度認知障害や早期アルツハイマー病[55]の人々において、瞑想は、神経可塑性の変化とともに、認知機能低下を遅延もしくは逆転させ、ストレスを軽減し、生活の質を向上させることが示されています。

❖

老化の悪影響の一部を回避するために前もって計画することができる未来が見えてきました。神経可塑性に関する知識を利用して、今後の人生が思い通りに展開するよう描くことができる未来。医療の発展と健康的なライフスタイルの選択を組み合わせて、認知機能低下、うつ病、活力喪失などの影響を和らげたり逆転させたりすることができる未来です。そのような未来は、未来を活用する意思のある人々にとっては、すでにかなりの程度まで存在しているのです。

第12章 より「良く」生きるために——人生最高の日々

こんなに長生きすると知っていたら、もっと自分を大切にしていたのに。

——心理学者エレナー・マッコビー、100歳を迎えて

この歳になると、やったら一番恥ずかしいだろうなってことは、たぶんもうやってしまっているのさ。

——デヴィッド・ブラッドリー[1]、俳優（『ハリー・ポッター』『ゲーム・オブ・スローンズ』）、77歳

長寿と生活の質の緊張関係についての昔話があります。ギリシャ神話によると、エオスは夜明けの女神でした。毎朝、彼女はサフラン色のローブを身にまとい、2頭の馬に引かれた紫色の馬車に乗って一日をもたらしました。エオスはトロイの王子である人間のティトノスと深い恋に落ちました。不死の女神である彼女は、ティトノスがいずれ死んでしまい、彼なしで永遠に過ごさなければならないという考えに耐えられませんでした。彼女はティトノスに不死を与えるようゼウスに懇願し、ゼウスは承諾しました。しかし、エオスは自分や他の神々が享受している若さの賜物も求めようとは思いつ

きませんでした。エオスが永遠の若さを保っている間、ティトノスは老人となり、衰弱し、足を動かす力さえ失いました。彼は年をとり続け、最後には正気を失いました。エオスはティトノスを家から追い出し、一人きりで部屋に入れましたが、そこで彼は何も考えることなく、老衰した状態で生き続けました。不死と若さは同じものではないのです。

哲学者のデヴィッド・ヴェルマンは、両極端の可能性を表す2つの仮定の人生を考えることを提案しています。[2]

一つの人生は、どん底から始まるが、上昇傾向をとる。窮乏した幼少期とトラブルを抱えた青年期を過ごし、成人期に苦闘と挫折を経験し、中年期にようやく成功と満足を得て、平穏な引退を迎える。もう一つの人生は、高みから始まるが、下り坂を滑り落ちていく。至福の幼少期と青年期、成人期の早咲きの勝利と報酬、それに災害が散りばめられた中年期が続き、悲惨な老齢期につながる。

さて、どうにかして、窮乏、トラブル、苦闘、勝利、報酬、成功、満足の意味を数値化することができたと想像してみてください。単純にこれらの経験に数字を割り当て、それを集計します（どのくらい細かく分解したいかは選択できます。これは良い1年だったか？　良い1週間だったか？　良い1日だったか？　あるいは良い1分間だったか?）。次に、同じ作業を寿命全体にわたって行い、全く同じ長さの2つの寿命を比較したと想像してみましょう。それぞれの人生における良い時、悪い時は、ヴェルマンの語る話のように、異なって配置されていますが、数値上は2つの人生は同一です——つまり、それぞれの人生における、悪いエピソードや瞬間の数も、良いエピソードや瞬間の数も同じだということです。良い人生とは、良いことが悪いことを一定量上回る人生であり、もし幸福感が単純に加算できるものであるならば、この2つの人生は等しく望ましいものと見なされるべきです。しかし、ほとんどの人はそうは考えません。選択できるなら、ほとんどの人は上昇傾向をとる人生の方を好む[3]でしょうし、そういう人生を送る人の方を幸運だと考えるでしょう。

ダニエル・カーネマンが楽しみと痛みについて発見したこと——結末が比較的楽しいものであれば、人は長く痛みに耐えるのをよしとすること——は、例えば大腸内視鏡検査のような痛みを伴う医療処置という限られた状況の中でも見られます。この同じ原理は人生そのものにも当てはまるのでしょうか？ 心理科学者のエド・ディーナーによれば、当てはまります。ディーナーは、次のような素朴な疑問から始めました。高齢者が質の低下した何年間かの人生を追加で得たら[4]、彼らが感じる全体的な生活の質は向上するのか、それとも低下するのか？ 言い換えれば、ディーナーは、好調のうちに終わる、より短い人生と、悲惨で不快な終末が伴う、より長い人生のどちらが良いと人々が判断するかを調査したのです。彼は、自分の人生の終わりにどのくらい近いかが判断に影響するのではないかとも考えました。

突然終わる幸せな人生の方が、ただ単に快適だが以前のようには幸せではない追加の5年間が最後に上乗せされた人生よりも望ましいと見なされました。対照的に、悲惨な人生は、もし最後の5年間が、不愉快ではあっても以前ほど悲惨ではないならば、長い方がより望ましいと見なされました。同じ結果が高齢者と若年者から得られており、終末が近づいても、人々はまだ長寿を唯一の目標とは考えないことを示しています。この研究は、カーネマンが発見した「終末点」効果を裏付けるものです（厳密に統計学的な視点から見れば、これらの調査結果は非合理的です。実際の数値的な意味では、良い人生を長く生きた人の方が、短命だった人に比べて、実際には多くの人生の喜びを経験しているのです）。ディーナーはこれを、スターダムの絶頂期に24歳で急死した俳優にちなんで「ジェームズ・ディーン効果」と呼びました。

ヴェルマンは、私たちが衰退する人生よりも向上する人生を好む理由を、最後に何が起こるかを重視するからではなく、後の出来事が前の出来事の意味を変えることができるからだと説明します。これは、人生に意味を植え付けたいという私たちの願望から来るのかもしれません。私たちは、若い頃の自分のやり方の誤りに気づいて成長していく人、より良い人間になる人の物語に惹かれます。そういう物語は、逆の方向に進む人よりも、より満足のいく軌跡、よりインスピレーションあふれる、向上心に満ちた主題をつくり出します。いつ良い時と悪い時を経験するかは、実際に重要です。私たちは、周囲の世界――その中の私たちの生活を含めて――のパターンを模索しているので、出来事が起きるタイミングに敏感[5]です。例えば、成功は、自分の時間軸の中でいつ起こるかによって、失意の時期がようやく終わったことを意味する可能性もあれば、予想外のスランプを予感させる可能性もあります。そして、その出来事の意味は、その前と後に起こった出来事に大きく左右されます。

総合すると、これらの研究は、長寿だけでなく生活の質の考慮が重要だと示唆しています。長寿研究に投入されている資源の一部をこれらの研究に振り向ける価値があるかもしれません。私はこの生活の質を考慮すべきという考えを世界疾病負担のグラフで提起しました。このグラフは、人々の死亡原因（心臓病、がん）は生活の質に影響を与えるもの（障害、痛み、聴力喪失、視力喪失）ではないという傾向を示しています。加えて、医療専門家はどちらかと言うと救命や治療を重視し、病気の後遺症にはあまり注意を払わないという問題があります。これは、『ネイチャー』誌が、当然視されている治療法の長期的効果を調べるよう研究者に促す社説を発表したほど重要な問題となっています。[6]

その一例として、16歳の時に薬と放射線を組み合わせたホジキンリンパ腫の治療を受けたグレゴリー・オーネの話が紹介されています。彼は自分の病棟で多くの患者が死ぬのを見ました。現在46歳の彼は、甲状腺機能低下症、糖尿病、皮膚がん、不妊症、心臓開放手術、脳卒中などに対処してこなければなりませんでした。現在小児がん専門医である彼は、治療の後遺症についてもっと意識を持つよう働きかけています。「治療の毒性が私の心に残っている」と彼は言います。

この方向に向かう動きとして、世界保健機関（WHO）は、人が重大な機能障害なしに何年生きるかを追跡する健康寿命（HALE）[7]と呼ばれる指標を導入しました。この指標は、働く、歩く、服を着る、会話する、記憶する能力など、客観的基準によって定義されます。

長寿と生活の質のバランスをとることの価値について、誰もが私に同意するわけではありません――中には、何があろうととにかく生きていたいという人もいます。しかし私は、人生の終末はポジティブな出来事や思い出に包まれ、肉体的・心理的な苦痛からできるだけ解放されるべきだと考えています。私の祖父母のうち3人は、この恩恵にあずかりました――彼らは、人生を楽しみながら、何に見舞われたのかも知らないまま、素早く世を去りました。1人の祖母は病院で亡くなりましたが、無常のこの世を去るのを待ち遠しく思っていました。祖母は、しじゅう看護師が来て針で刺すことについて、「私はここで針刺しになったみたいに感じるの」と言いました。食事の時間を楽しめなくなり、孫の訪問を楽しむ気力もなくなったため、彼女の日々は陰鬱でした。彼女の治療が有効だったかどうかはよくわかりません。それでも私は彼女と一緒に過ごすことができ、彼女をよりよく知ることができた最後の数カ月に感謝していますが、重要なのは私の幸せではありません——彼女の幸せなのです。

良い生活と幸福

私たちは、社会全体を通して、高齢者であることが何を意味するかについての考えを変えることができます。私たちは往々にして老いを、制約、虚弱、悲しみの時期としてとらえます。もちろん、年を重ねると、若い頃のようにうまくはできないことがたくさんあるのは事実です。しかし、だからと言って、全ての高齢者が悲しんだり落ち込んだりしているわけではありません。確かにそういう人々もいますが、集団としては、高齢者は若い人よりも幸せなのです。幸福度は30代後半から下がり始め（中年の危機、お心当たりは？）、その後、54歳以降で急激に上がり始める傾向があります。これは、アルバニアからジンバブエまで、72カ国にわたって当てはまります。[8]

あなたは、これが社会的要因のせいで起こっているという話を作り上げるかもしれません。ダニエ

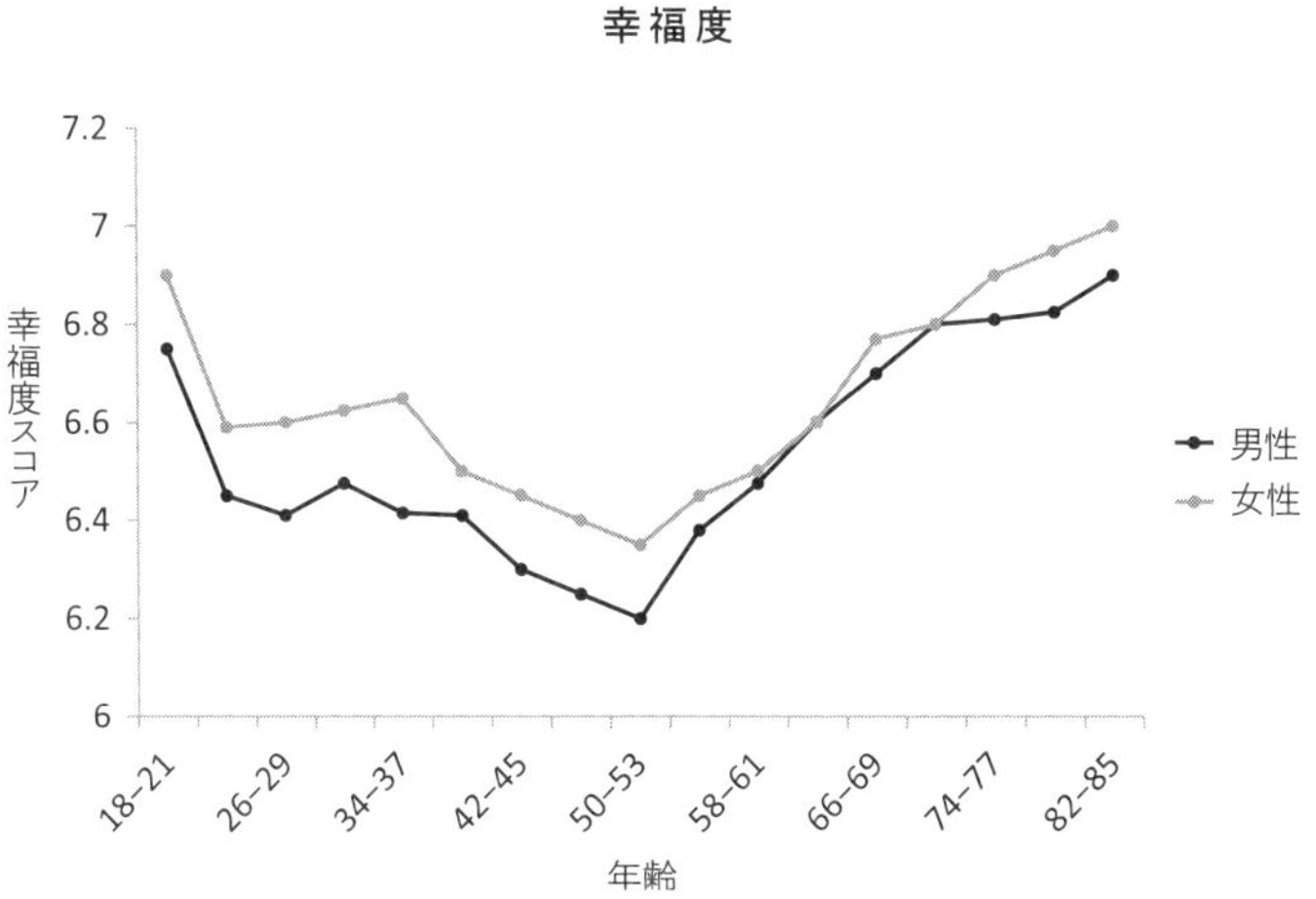

ル・ピンクが中年期の落ち込み[9]についてこう述べるように。

一つの可能性は、まだ実現されていない期待という名の失望だ。無邪気な20代と30代には、私たちの希望は高く、シナリオは薔薇色だ。その後、屋根からゆっくり雨漏りするように、現実が滴り落ちてくる。ＣＥＯになるのは一人だけ――そして、それはあなたではなさそうだ。いくつかの結婚は崩壊し――そしてあなたの結婚も、悲しいことに、そのうちの一つだ……。しかし、私たちは感情の地下室に長くは留まらない。なぜなら、時がたつにつれて私たちは自分の願望を調整し、後に人生はなかなか良いと悟るからだ。要するに、私たちはお粗末な予測者なので途中で凹んでしまうのだ。若いうちは、期待値が高すぎるのだ。

あるいは、再びヴェルマンの説明が有効かもしれません。私たちは種として、自分の人生に意味を見いだそうという衝動に駆られます。振り返ってみて、避けられない苦労があったとしても、それが今の自分をもたらしてくれたとわかり、そのことに幸せを感じるのです。たとえ状況が悪化したとしても、私たちは、生きていること、どんなものであれ良い経験をしたことに満足を感じます。そうです、私たちは状況が良くなってほしいと望みますが、前向きなやり方で、自分の人生を新しい文脈でつくり直すのです。これは、(第5章「社会的要因」で見たように) カーステンセンの社会感情選択性理論と一致し、この理論によって予測されています。高齢者は、若い人々とは違った生き方をしていて、自分の好きなことをするのにより多くの時間を割いています。(願わくは) いつかは不幸な労働の果実を享受できるようにと、出世のために好きではないことをしている40歳より彼らの方が幸せなのは当然です。これに加えて、高齢者はポジティブ・バイアスを示します[10]——ポジティブな刺激や経験の方に注意を向け、それを覚えている可能性がはるかに高いのです。ポジティブ・バイアスは、短期記憶、自伝的記憶、ポジティブな感情を示す顔への注意、ポジティブな表情の想起、健康情報の記憶、感情的に曖昧な状況のポジティブな解釈など、多くの異なる文脈で発見されています。

ポジティブ・バイアスを生じさせる脳の基盤はどのようなものなのでしょうか? カーステンセンは、感情的に満足のいく目標に優先順位を変えるようなトップダウンの(自発的な)動機づけ認知の変化によって、それが引き起こされると考えています。実際、選択的注意とこの種の動機づけ認知に関わる2つの領域[11]は、前頭前野皮質の腹内側部と隣接する前帯状皮質です。これらの領域は高齢者において特に活発なことが判明しており、これが高齢者のポジティブさや幸福感に寄与しているのかもしれません。

第5章「社会的要因」で、存命の最も偉大なジャズミュージシャンの一人であるソニー・ロリンズ[12]について触れました。彼は数年前に肺線維症のために楽器を演奏する能力を失いました。70年にわたるキャリアの中で、ロリンズは偉大な人々――マイルス・デイヴィス、ディジー・ガレスピー、セロニアス・モンク、バド・パウエル、マックス・ローチ――と共演し、賞賛されるバンドリーダーとして60枚以上のアルバムを録音してきました。89歳になった今、健康上の問題で悲しみや不満を抱えているのではないかと思うかもしれませんが、私たちが訪問したとき、彼は驚くほど現状に満足しており、哲学的で、陽気で、人生の長さよりも質を重視していることがわかりました。ソニー・ロリンズはこう言います。

仏教徒や仏教徒のように考える人々によれば、人生の目的は、生きて学ぶことだ。私たちは学び続ける。１４４年生きたとしても、私には何の意味もない。１４４年かどうかではない。もし私が、もっと悟った人間になれるような、悟りの境地やそれに近い状態に進むために必要な全てを学んだとしたら……それこそ、私がここにいる意味だ……悟りを開いた人間になるために。私たちはいったいいくつの人生を経験するのだろう？　私は知らない。それについて考えてみたりはしない。私には関係ない。みんな、こう言うんだ。ああ、ソニーはそういうことをよく考えてるよな――天国ってどんな感じだい？　私は、おい、時間を無駄にしないでくれ、と言ってやる。天国がどんな感じかなんて私には関係ない。私の仕事はこの地上にあるんだ。より良い人間になろうとする、他の人たちを幸せにできそうなことをするように努める、そうすれば、さっき言ったように、他の人を幸せにすることで私も幸せになれる。それが重要なんだ。他のことには何の意味もない。少なくともそれが私の考えだ。それが東洋哲学の教えだ。今の方が幸せだと思う、前よりも……ずっと本質を理解しているからね。

社会的比較は満足度に影響を与える

私の学生の一人で、カナダに定住したルーマニア難民がこんな話をしてくれました。

私が「生活の質」というテーマに初めて出合ったのは、幼少期だった。私がルーマニアの小さな村で地元の子供たちと集団で遊んでいると、北米の宣教師の一団が近づいてきて、私を脇に呼び、悲惨で貧窮しているに違いないと彼らが思い込んでいる私たちの生活について尋ねた。彼らは私たち、汚い裸足の子供たちを憐れみの眼差しで見たが、私と友人たちは困惑して彼らを見返した――この外国人たちがなぜそんなに心配そうな様子なのか理解できなかったからだ。私たちは、何も問題はないと思っていたのだ。したがって、こう論じることができるだろう。個人の幸福度にとっては、認識された生活の質の方が、生活の質の客観的な評価より重要であると。

社会比較理論は、私たちの人生の満足度は、私たちが何を持っているかよりも、私たちが他人との関係で何を持っているかによって影響を受けがちであると述べています。つまり私たちは、例えば、彼らが靴を持っているか、あるいは自分より痛みが少ないかなど、他人がどんな生活をしているかを見ようとします――それと比較して自分自身の幸せを判断します。私たちは社会的な種であり、公平性に馴染んでいます。靴や健康など、自分が持っていないものを持っている他人を見れば、私たちはだまされたと感じます。もし靴や健康を持っている知り合いが誰もいなければ、私たちは単に「人生とはそういうものだ」と納得します。89歳のソニー・ロリンズは、彼の同時代人のジャズミュージシャンの大部分と比較して幸せに暮らしています。ほとんどは死んでいるか、もっと深刻な健康問題に苦しんでいるからです。

生活の質と幸福の測定

幸福は個人的認識であり、その決定要因は文化間で大きく異なります。ほとんどの生活の質の指標[13]は、例えば、健康、独立性、生活水準、安全（例えば、犯罪からの自由）など、客観的な尺度と、人生の多くの構成要素――選択の自由、社会的関係、恋愛関係、有意義な仕事、気分――に関する満足度の自己評価など、主観的な尺度を組み合わせたものです。

あなたは、誰もがより多くの幸福を熱望する――すなわち、選択できるなら、人々は可能な限り最大限の良いものを持ちたいと思うはずだ――と決めてかかるかもしれません。しかし、そのような物の見方は、ヨーロッパや北米など、個人主義的な社会に住む人々が抱く偏った考えです。矛盾、変化、文脈が際立つ集団主義的で全体的な社会の人々にとっては[14]、自己の理想的な状態は他の文化に比べて、より中庸です。このアプローチは「中庸の原則」と呼べるかもしれません。その下では、完璧な世界でどのくらいの良いものを希求するかについて、人々は気配りに満ちた上限を課します。これが、ニューヨーク在住ながらソニー・ロリンズの見解であり、実のところ、仏教、儒教、ヒンドゥー教、ジャイナ教、道教など、東洋の哲学や宗教の信者たちの見解です。アリストテレスの「中庸の徳」(何かが過剰でもいけないし不足してもいけない)との類似性が認められるかもしれません。

西洋人は、幸福と不幸を反対のものとして見、人生を、マイナスを最小にしてプラスを強化する挑戦として見る傾向があります。東洋人は、幸福と不幸を、中国哲学の陰と陽のように、相関関係にある、互いに必要なものとして見る傾向があります。実際、何千人もの人々を対象とした研究で、全体的な文化に属する人々は、個人主義的な文化に属する人々に比べて、社会全体での目標は同じであるにもかかわらず、少ない量の幸福、喜び、自由、健康、自尊心、長寿を希望することがわかっています。ロシアは、個人主義的文化と集団主義的文化の中間に当たる社会学的歴史を持つ国ですが、この研究では東洋文化の側に位置する結果が出ました。

『世界幸福度報告』(*The World Happiness Report*)[15]によると、アメリカ人はここ数年にわたり、世界幸福度ランキングで順位を落としています。156カ国を対象とした2019年のランキングでは、アメリカは報告開始以来最低の19位に1ランクダウンしました。「われわれはランキングでベルギーより下の19位に終わった」と、コメディアンのジミー・キンメル[16]はジョークを飛ばしました。「フライドポテトにマヨネーズをかけてしまう人たちがわれわれよりも幸せなのだ。みんな、元気を出そう！」。

この報告では6つの変数を見ています。すなわち、GDP、社会的支援、健康寿命（寿命ではなく！）、人生の選択をする自由、寛大さ、汚職の不在です。報告の著者の一人であるジーン・トウェンゲ[17]は、「大方の推測では、アメリカ人は今、これまで以上に幸せであるべきだ。凶悪犯罪率は低く、失業率も低い」と述べました。著者たちは、アメリカの順位が下がったのは、オピオイド、ギャンブル、SNS、危険な性行為などの一連の依存症[18]とともに肥満やうつ病の増加が原因ではないかと推測しています。

著者らはまた、デジタルデバイスの使いすぎも非難しています。[19] 2017年までに、平均的な17歳もしくは18歳は、学業に費やした時間に加えて、1日の余暇時間の6時間以上をインターネット、SNS、携帯メールに費やしており、これらの活動はうつ病の増加に関連づけられています。画面を見る時間が増えると、友達と集まったりパーティーに行ったりといった、対面での交流をする可能性が少なくなります。また、読書や睡眠など、画面と関わりのない単独活動も減少しました。SNSがいかに他者との距離を縮め、世界を狭くしているかという話が語られていますが、ある種の無定形で散発的なバーチャル接触が好まれ、デジタルデバイスは実際の社会的接触を弱めています。

幸福度の順位低下のもう一つの原因は、2018年と2019年にアメリカで企業や政府の高い地位にある人々の汚職有罪判決が相次いだことかもしれません——汚職の不在は、生活の質の指標の一つです。

これまでに実施された健康と幸福に関する最も長い研究は、ハーバード・グラント研究（現在は成人発達研究の一部）です。これは、1938年に開始され、彼らの人生の物語が最終的にどうなったかには関知せずに、ボストンの268人の男子ハーバード大学生と456人の対照群を75年以上追跡したものです（研究メンバーの一人はジョン・F・ケネディ大統領でした）。そのうちの59人ほどは、ほとんどが90代ですが、まだこの研究に参加しており、研究者たちは彼らの子供や孫を調べる一方で、2000年代初頭には参加者の妻からもデータを収集し始めました。現在、この研究を主導している精神科医のロバート・ウォルディンガー[20]は、調査結果をこのように要約しています。

私たちがこの75年間の研究から得る最も明確なメッセージは、これである。良い人間関係は、私たちを幸せかつ、より健康に保つ、以上。……社会的つながりは、私たちにとって本当に良い……孤独は非常な苦しみを与える。家族や友人やコミュニティーとの社会的つながりが多い人々の方が、幸せで健康的で、長生きする。そして、孤独は有毒であることが判明した。……あまり愛情のない、争いの多い結婚は、私たちの健康に非常に良くない——離婚よりも悪い。

50歳の時点で80歳時の健康を予知するための、コレステロール値よりも大きな予測因子[21]は、人間関係の質です。良い人間関係は脳を守ってくれます。特に80代では、必要なときに頼りにできる相手と特別な関係を結んでいると感じている人は、鋭い記憶力をより長く保ち、また、全般的により健康なまま過ごします。ビートルズは「愛こそはすべて（All You Need Is Love）」と歌いましたが、この点で（また、他の非常に多くの点でも）正しかったのです。愛こそが最も重要なものです。[22]幸せの2つ目の重要な柱は、愛を押しのけない人生への対処法を見つけることです。

この研究で最も重要な発見は、人間関係が与えるとてつもなく大きな、これまで自覚されていたよりもはるかに大きな影響です。人は成功したキャリア、お金、健康を得られるかもしれませんが、支えてくれる愛情深い人間関係がなければ、[23]幸せにはなれません。47歳時点での男性の人間関係は、挫折に対処する能力（ウォルディンガーが防衛メカニズムと呼んだもの）を除いて、他のどの変数よりも正確に晩年の適応を予測したことを、研究者たちは発見しました。良好な兄弟関係はとりわけ強力な存在感を示していました。65歳で成功していた男性の93％は、若いときに1人の兄弟姉妹と親しくしていました。30年間この研究を監督したジョージ・ヴァイヤン[24]はこう書いています。「老化を成功に導くのは、知性の高さや親の社会階級ではなく、社会的な才能だ」。この集団《コホート》を30年間研究して何を学んだかと聞かれた際、ヴァイヤンの答えは明確でした。「人生で本当に重要なのは他人との関係だけであると学んだ」。

この研究に参加したある男性[25]は、85歳の時、30年に及ぶ再婚生活の喜びを「本当にただ一緒にいること。互いの人生と子供たちの人生を共有する。寒い夜には寄り添う」と表現しました。ある女性は、50年の結婚生活を経て、その長続きの秘密は親友であることだと言いました。「肉体関係はあるわ。若い頃とは違うけれど。でも大事なのは、私が彼を熱愛しているということ。今まで以上にね。私たちはよく笑う。自分たちを笑うし、自分たちを真剣に考えすぎないの。どうやってここまで来たのかわからないけど、素晴らしいわ。それと同じくらい重要なのは、お互いを緩く抱き締めていることね」（誰かを愛しているなら、その人を自由にしてあげてください）。

この研究から得られた興味深い発見の一つは、2度目の結婚をした人たちはしばしば、最初の結婚にとどまった人たちと同じくらい幸せだったということです。つまり離婚者たちは、グループとして、物事を解決できない不平不満分子ではないということです。1960年代から1970年代にかけて、多くの研究者は、離婚の原因はパーソナリティー障害、下手な対処方法、受動的攻撃性、問題行動、攻撃性、アルコール依存症などであると考えていました。しかし、それは研究によって裏付けられてはいません。結婚が失敗するのにはさまざまな理由がありますが、多くの場合、最も単純な説明が最も正確です。夫婦は単に相性が悪かっただけで、後になるまでそれに気づかなかったのです。そして多くの人にとって、結婚は年を重ねるごとにどんどん良くなっていきます。ヴァイヤンが指摘するように[26]、「時がたてば、ホルモンは男性を女性化し、女性を男性化して、より公平な環境をつくることができる」のです。政治も、少なくともセックスに関しては、晩年の幸福と相関しているように見えます。ハーバード大学の研究によると、高齢のリベラル派はより多くセックスをしています。最も保守的な男性たちが平均68歳で性的関係を停止した一方で、最もリベラルな男性たちは80代まで積極的なセックスライフを送っていました。

ハーバード・グラント研究の一環として、ボストン出身の都市部の男性から構成された対照群があり、グリュック研究と呼ばれました。親の社会階級、IQ、収入は、グリュック研究とハーバード研究のどちらの男性にも長寿と幸福を予測しませんでした。しかし、教育は非常に重要であることがわかり、しかもエリート教育の必要はありませんでした——エリート大学ではない大学を卒業した都市部の男性は、70歳の時点で、ハーバード大学の男性と同様に健康でした。興味深いことに、グリュックの男性は、ハーバードの男性よりもアルコール依存症になる可能性が50％高かった[27]一方で、アルコール依存症になった人が最終的に断酒する可能性は2倍以上でした。「その差は治療法、知性、自己管理、または失うものがあることとは何の関係もない」とヴァイヤンは言います。「どん底に落ちたことが関係しているのだ。高架下で寝ている人は、どこかの時点で自分がアルコール依存症であると認識できるが、会員制クラブで毎晩酔っ払っている男はできないかもしれない」。アルコール摂取に関するもう一つの興味深い事実があります。離婚した人は、配偶者が自分を捨てたから飲んでいるとよく言います。しかし、これは自己欺瞞です。大多数のケースでは、配偶者が出て行ったのは飲酒が原因なのです。

幸福感や人生の満足度に関する他の尺度を決定するのは、人生晩年における社会的なつながりだけではありません。それらは、きわめて重要ですが、生涯にわたる社会的なつながりという文脈の中で生じます。子供時代に母親との「温かい」関係を持っていた男性は、母親が愛情不足だった男性よりも8万7000ドル以上多い年収を得ていました（ワオ！　お母さん、ありがとう！）。そして、母親との幼少期の関係が悪かった男性は、年をとってから認知症になる可能性がはるかに高かったのです。職業人生の晩年には、男性の少年時代の母親との関係——父親との関係ではなく——が職場で有能かどうかと関連していました。一方、子供時代の父親との温かい関係は、75歳の時点で、成人期の不安度の低さ、休暇をより楽しめること、そして「人生の満足度」の増加と相関していましたが、子供時代の母親との温かい関係は、75歳の時点での人生の満足度には有意な影響を与えませんでした。

年老いた夫婦はしばしば、職業《キャリア》や子供が人生に占める割合が小さくなった後、孤独の解決策をお互いの中に見いだします。それには、お互いをもう一度知るための努力がいくらか必要な場合があります。その努力がなければ、昔からの不平や「隣の芝生は青い」という態度が、互いに距離を感じさせることになり、離婚を求める原因になることさえあります。実際に、アメリカの国勢調査によると、65歳以上の夫婦の離婚率は過去25年間で3倍になっています。しかし、結婚を成功させた夫婦にとって、その恩恵は測定可能なほど大きなものです。配偶者に対する満足度がより高い夫婦は、寿命が最大25%まで延びています。[28] つまり、こういうことです――正しい恋愛関係を築けば、寿命の増加と生活の質の向上という二重の効果が得られるのです。科学はそう言っています。一緒にいる人を愛しましょう。配偶者を幸せにすることは、あなたがより良く生きる助けになるのです。

仕事vs引退

引退するのに理想的な年齢は？　いいえ、絶対に引退してはいけません。たとえ体に障害があっても、職業としてでもボランティアとしてでも、働き続けるのが一番です。クインシー・ジョーンズは車椅子に乗っていますが、86歳になっても音楽のプロデュースに携わり、才能を発掘し、講演をし、社会における芸術の重要性を訴えるスポークスマンとして活躍しています。「ヒート・ウェイヴ」「ストップ！イン・ザ・ネーム・オブ・ラブ」「リーチ・アウト・アイル・ビー・ゼア」などの非常に象徴的な曲（そして14曲のビルボード・ナンバーワン・ヒット）の共同作曲者であるラモント・ドジャー[29]は、78歳になった今も作曲を続けています。「毎朝起きて1時間か2時間書くんだ。それが、主が私をここに置き給うた理由だ」と彼は言います。何の目的もなく過ごす時間が多すぎると[30]不幸につながります。忙しくしていましょう！　それも、時間つぶしの仕事やつまらない追求ではなく、有意義な活動で。

経済学者は、引退生活が気に入らず仕事に戻る人々の大群を描写するために、引退後復職（unretirement）という言葉を造語しました。退職した人の25〜40％が再就職します。[31]ハーバード大学の経済学者ニコール・マエスタスは言います。[32]「ある種のテーマが聞こえてくる。目的意識。頭を使うこと。そしてもう一つの重要な要素は、社会との関わりだ」。人生で最も重要な2つのことは愛と有意義な仕事である、というジークムント・フロイトの言葉を思い出してください（彼は多くの点について間違っていましたが、その点については正しかったようです）。

私は、何が人生の満足度に貢献しているのかをもっとよく理解しようと、この本のために70歳〜98歳の大勢の人々にインタビューしました。彼らは一人残らず仕事を続けています。ミュージシャンであるスティーリー・ダンのドナルド・フェイゲン（71歳）やジュディ・コリンズ（80歳）のように、仕事量を増やした人もいます。また、ジョージ・シュルツ（99歳）やダライ・ラマ（84歳）のように、加齢に伴う衰えに対応するために仕事のスケジュールを変更した人もいますが、彼らは、仕事をする日には、大半の若い人よりも多くのことを遂行しています。

有意義な活動で忙しく過ごすには、いくつかの戦略と優先順位の再変更が必要です。作家のバーバラ・エーレンライク[33]（78歳）は、自分の人生を3週間延ばすためだけに診察室で時間を無駄にしたたくないと言って、医者が注文する多くの検査を拒否しています。なぜでしょう？

他にやることがあるからよ。私にとって、これはある種のトレードオフの関係なの。窓のない病院の待合室に座りたいか、それとも、締め切りに間に合わせたいか、あるいは散歩に行きたいか？　結局、いつも後者になるの。

多くの雇用主は、高齢者が仕事を続けるためにスケジュールを変更することを認めています。アメリカでは、始業・終業時間、休憩室、仮眠用の簡易ベッドなど、合理的な配慮をすることが雇用主に義務づけられており、年齢差別[34]は違法です。年齢差別は、カナダ、メキシコ、フィンランドでも同様に違法です。世界各国の法律はさまざまです。一般的に、欧州連合（ＥＵ）は年金受給開始年齢（例えば、ドイツでは現在65歳ですが、67歳まで段階的に延長されているところです）での雇用契約終了を認めています。韓国では法定定年年齢は60歳です。オーストラリアなど、他の国では、法律やその解釈が変化を見せています（例えば、オーストラリアの裁判所は、60歳でパイロットの雇用契約を終了したカンタス航空に有利な判決を下しました。これは２００４年の年齢差別法に違反していましたが、高等裁判所は、60歳以上の機長が特定の路線での飛行を禁止されることが国際民間航空条約の要件であるため、60歳以上のパイロットの契約終了は合法だとしました）。

最も重要なのは、私たちの社会の高齢者に対する見方、特に労働力の中で高齢者をどのように見るかを変えるために、私たちが協力して闘う必要があることでしょう。アメリカの企業文化はこれまで高齢者差別《エイジズム》に傾きがちでした。高齢者が仕事に就いたり昇進したりするのは難しいのです。アメリカの労働者の3分の2が、職場で年齢差別を目撃したり経験したりしたことがあると答えています。雇用主は、高齢者に機会を提供することは、単に気分のいい慈善活動ではなく、賢いビジネスであると認識すべきです。高齢者がいる多世代チームは生産性が高い傾向にあります。高齢者は周囲の人々の生産性を高め、多世代チームは単世代チームよりも優れた業績を上げます。ドイツ銀行は[35]、この種のアプローチの最前線に立ってきましたが、ミスが減り、若い人と年配の人との間で建設的なフィードバックが増えたと報告しています。

多くの国では、アルツハイマー病を含む障害者に対する雇用差別を禁止する法律を可決しています(例えば、アメリカでは1990年のアメリカ障害者法［American with Disabilities Act of 1990］、イギリスでは2010年の平等法［Equality Act of 2010］など)。非営利団体のブライトフォーカス財団は、アルツハイマー病の労働者に役立つ可能性のある配慮として、以下のような対応策[36]を挙げています。

- 1日の労働時間の中に記憶を助ける工夫《リマインダー》を取り入れる——書面または口頭で
- 大きなタスクをたくさんの小さなタスクに分割する
- 職場の変更がある際には追加研修を実施する
- 仕事場《ワークスペース》を乱雑にしない
- 1日または1週間の労働時間数を減らす

・勤務時間帯を変更する

これを受けて、ロンドンのヒースロー空港は世界初の「認知症にやさしい」空港[37]となり、認知障害者の特別なニーズに対応するために1000人の従業員を配置し、7万6000人の空港職員全員に特別訓練を実施しました。米国オハイオ州ユニバーシティハイツにあるイエズス会の私立大学、ジョン・キャロル大学の研究者は、若者と認知症の高齢者を集めた世代間合唱団[38]を作りました。その結果、学生たちの態度が変わり、彼らは、合唱団の中で感じている親近感や、世代を超えた友情の芽生えについて語りました。認知症の人々は、一緒に歌うことで、仲間として認められ、歓迎され、大切にされ、尊敬されていると感じました。

1976年夏季オリンピックの銀メダリストでもあるテネシー州女子バスケットボール・コーチの故パット・サミット[39]は、2011年8月にアルツハイマー病と診断されましたが、その後も仕事を続け、2012年の競技シーズンを闘い抜きました。「お慰め会は要らない」と彼女は言いました。「絶対にね」。

ある年齢以降仕事を続けられない場合や、新しい雇用主が高齢者を雇いたがらない場合でも、有意義な仕事に積極的に従事し続ける方法はたくさんあります。先に「ヘッドスタート・プログラム」の話をしました——私の祖母が恵まれない子供たちに読み聞かせをすることを可能にしてくれた組織です。AARP財団には「エクスペリエンス・コープス」というプログラムがあり、経済的に恵まれない子供たちのために高齢者を公立学校の個人指導員として紹介しています。このプログラムは、想像通り、識字率の向上、テスト成績の向上、授業や社会的行動の改善など、子供たちに良い影響を与えています。また、ボランティアの高齢者にも良い影響を与えています。ある研究では、ボランティアたちは対照群の参加者たちよりも大きな達成感を感じ[40]、脳容積が減少している対照群と比較して海馬と皮質の脳容積が増加しました。これは特に男性ボランティアの場合に顕著で、ボランティアに参加した2年間で3年分の老化の逆転現象が見られました。アナイス・ニン[41]が述べたように、「人生は勇気に比例して縮小したり拡大したりする」のです。それは脳の容積にも当てはまります。

その勇気、その人生の広がりは、人によってさまざまな方法で生み出すことができます――コーセラやカーンアカデミーなどのオンライン講義を受講する（ただし、必ず生身の人間と交流して、学んだことを話し合ってください。孤立学習は頭を鋭敏に保つ効果しかありません）、読書会や時事問題の討論グループに参加する（またはそれを主催する）、病院や教会でボランティア活動をする、地元のＹＭＣＡや教会に必要なものを尋ねる、炊き出し場で働く、などです。他人を助けることには人生を変える効果があります。南アフリカのノーベル賞作家、Ｊ・Ｍ・クッツェー[42]は、彼の小説『恥辱』の中で次のように書いています。

彼が教え続けている理由は……それが彼に謙虚さを教え、世界の中で自分が何者であるかを思い知らせてくれるからである。彼もまた逆説から免れない。すなわち、学びに来る者が何も学ばない一方で、教えに来る者が最も切実な教訓を学ぶのだ。

私の学生たちは何も学ばなかったとは思いたくないですが、私は自分自身の人生の中でこのことを直接目撃してきました。そして、私はおそらくクッツェー（または、少なくとも彼の小説の登場人物）ほど冷笑的《シニカル》ではないかもしれません。正しい教師、子供や高齢者を正しく信じる者は、その人の人生の結果を決定づけ、その人に人生の障害を克服させ、その人を幸せと成功に向かう軌道に乗せて幸せな老年期へとつなげることができると思います。私の先生たちはそうしてくれました。

介護の継続と生活の質

医療がより自動化され、診断技術がより洗練されて非個人的なものになるにつれて、医師と患者が何世紀にもわたって享受してきた個人的な関係を減らして、患者が誰でも手の空いている医師に短時間診てもらえるようにすべきだとの要請があります。実際、『ニューイングランド・ジャーナル・オブ・メディシン』誌は、非個人的な治療[43]を医療の初期設定選択肢《デフォルト・オプション》にするべきだと提案しています。この制度は、２０１６年まで医師不足が深刻だったモントリオールをはじめとする多くの場所ですでに採用されています。そこに住んでいた20年近くの間、私は一度もかかりつけ医を持ったことがありませんでした。なぜならどの医者も新しい患者をとっていなかったからです。専門医でさえ、同じ医師に2度かかることはめったになく、予約時間が12分を超えることもほぼありませんでした。

　これに代わる選択肢は、私が残りの人生で経験してきた制度であり、時間をかけて医師と良好な協力関係を築いていくことです。『ブリティッシュ・メディカル・ジャーナル』誌に掲載されたある系統的レビューでは、このアプローチの優位性が確認されており、さまざまな文化や国を対象とした研究において、ケアの継続性向上[44]が長寿につながることがわかっています。

この良い例が、私が耳、鼻、喉の専門医であるマイヤー・シンドラー博士[45]と築いていた関係です。私の祖父もシンドラー先生に診てもらっており、父もそうでした。つまり、先生は私たちの家族歴を直接知っており、これはさまざまな疾患や病気の可能性を予測する上で重要でした。私が初めて彼に会ったとき、彼はすでに老齢でしたが、彼の2人の子供が診療所に加わっており、時々私の診察に同席していました。マイヤーは亡くなるまで仕事を続け、その後、息子のデヴィッドとブライアンが私の診療を引き継ぎました。私は6年ほど前に新しいかかりつけ医を得ましたが、彼は私がこれまでかかった中で最も気配りの行き届いた医師です。彼は、質問があったら（彼の携帯電話に）電話するかメールを送るように促してくれます。生まれて初めて自分より年下のかかりつけ医を持ったので、長く付き合ってもらえるのではないかと期待しています。互いによく知り合うにつれて、私が受ける治療の質も上がっていくと思います。もし私が入院したり大きな病気にかかったりした場合は、彼は専門家と治療の調整をして、治療のオーケストラ指揮者のような役割を果たしてくれるでしょう。

メイヨー・クリニックで研修を受けた医師で、サンフランシスコのドルハン・クリニックの院長であるエドゥアルド・ドルハン博士[46]は、理想的な医師と患者の関係について次のように説明しています。

あなたとその家族のことを知っていて、あなたの病歴だけでなく、性格、習慣、趣味なども知っている――あなたの生活や時間の過ごし方を知っている――かかりつけ医を持った方がいい。こういった情報は全て、医療上の意思決定や鑑別診断を行う上で参考になる。このような背景知識なしに治療しなければならない医師は、非常なハンディキャップを負っている。

生活環境は重要だ。もし環境が遺伝子発現――エピジェネティクスを変更できるとしたら、人が住んでいる環境の理解が単に重要なだけではなく不可欠なのは当然である。患者と医師の関係は、時間をかけて成長する弁証法であり、医師に、病気や不健康の兆しとなる行動や生理機能の微妙なニュアンスをよく理解させてくれる。医師がこの関係を利用できれば、潜在的な病理を発見し、早期に介入して患者を病気から遠ざけて健康へと導くことが可能になる。この関係は、一般に心臓発作や脳卒中として現れるまでに数年から数十年かかる心血管疾患のような病気においては特に重要である。

富裕層の患者はますます、専門医の診察を受ける選択をして、一次医療やかかりつけ医を省くようになっています。しかし、専門化は患者を部分に分割する傾向があります。[47] 治療費が高くなるだけでなく、異なる専門医が互いに食い違った目的で仕事をする結果になりかねません。

「患者とかかりつけ医との関係の重要性は計り知れない」と、クリーブランド・クリニックの家庭医であるデヴィッド・ブリル医師[48]は言います。「費用対効果の最も高い最善の医療は、1910年～1970年の間に行われていた医療であることが、アメリカで再発見されている。つまり、患者がかかりつけ医との関係を持っていた時代だ」。

患者中心の医療ホームと呼ばれるものを通じて、かかりつけ医がより個人に合わせた医療を提供しようという動きが生まれています。[49] そのコンセプトは、以下のものを提供することです。

・医師に加えて、看護チーム、医師の助手、事務スタッフなどを含めた、継続的な医療に貢献する介護者チーム
・一人の人間全体を重視した患者中心のアプローチ
・医療と医療記録の一元化

患者中心の医療ホームでは、代表的なサービスとして、夜間や週末など通常の診療時間外に臨床医の診察を受けられるようにしたり、特定の看護師やケアマネジャーを配置して受診後に患者のフォローを一貫して行ったりします。例えば、患者が薬を受け取ったか、薬の飲み方を知っているかなどを確認したり、患者がいつ予約を取る必要があっていつ処方薬の補充が必要かを追跡したり、入院時は監視したりするかもしれません。

医療とは難しい仕事であり、特に苦しんでいる新規患者の治療をしようとすると、医師は情報過多に陥りがちです。ここで、あなたとあなたの病歴を知っている医師がいることの利点が明らかになります。スコットランドのオーバンの顧問医師であるゴードン・コールドウェル医師[50]の例を考えてみましょう。毎朝の病院の回診で、医師たちは、患者に何が起こっているのかを短時間で把握します。彼は、肺炎ときわめて血糖値が高い糖尿病を患っていると思われる女性のある朝の病棟回診時に、彼の

頭の中で行われた内なる対話を教えてくれました。

この患者を診ている間、私の頭の中で行われているのは、こんな感じだ。「うわっ、この人はすごく痩せてて、指がタールで汚れたこん棒のように見えるな、ひょっとして肺がんもあるのかも？　私ははっきり自己紹介をして、親しい関係を築けたかな？　これは厄介な診察になるかもしれない。あ、頭痛があると言ったな、脳への転移か側頭動脈炎があるかもしれない、ESR（赤血球沈降速度）は測ったのか、胸部レントゲンまで見たのだろうか？　これで半年外に出ていないと言ってるから、ビタミンDが不足している可能性があるな。ビタミンD値を測定するか、それともいくらか処方してしまうか？　もしかしたら、彼女はすでにビタミンDを摂取していたかも、大量の薬を服用していたかもしれないな。なぜこの学生は退屈そうにしてるんだろう、彼に薬のリストを見てもらい、F2（大学院2年目の研修中の学生）にESRを探ってもらおう。

さて、次は高血糖の問題か肺炎か。旦那さんが来ていて、怒ってるように見えるけど、看護師はどこに行っちゃったのかな？　もし深刻な診断になったら、私が立ち去った後に患者と夫を落ち着かせてもらえるように、会話の一部始終を聞いておいてほしいんだが。ああ、忘れちゃいけない、医長がうちはVTE（静脈血栓塞栓症）と認知症で成績が悪くて、上からの締め付けのリスクがないか探ってると言ってたな、それで第4目標《ターゲット》がうまくいかなそうだ、この女性を退院させて、外来で全部の検査ができるだろうか？　ちくしょう、掃除機がうるさいな、F2がポケベルに呼ばれて行ってしまった、ＰＡＣＳ（画像保管通信システム）がダウンしてしまったから胸部レントゲンは見られないってことだ。さて「何年タバコを吸っていますか？」。まあ、外からはどんなに冷静に見えたとしても、私などいつもこんな感じだ。これでは、「彼女の体重が減った原因は、甲状腺機能亢進だろうか、合わない入れ歯のせいだろうか、うつ病か、それともお酒だけ飲んで食べていないからか」なんていう推論の余地は残らない。

医師は非常に多くの時間、探偵を演じなければならず、膨大な数の不確定要素があるため、この種の思考プロセスは典型的なものです。ですから、サプリメントや、抗ヒスタミン剤や鎮痛剤などの非処方薬も含めて、服用している全ての薬を紙に書いておくと、雑音をはねのけるのに役立ちます。店頭で買える薬だからといって、あなたが服用している他の薬との間で悪い相互作用を及ぼす可能性がないわけではありません。例えば、ウコンとイチョウは抗凝固剤です。処方薬の抗凝固剤も服用している場合は、その効果が増幅され、自分でどこかを切ったり、潰瘍や内出血を起こしたりした場合……あるいは医師が緊急手術や生検を行う必要がある場合、深刻な状況に陥る可能性があります。

誰が電球を交換してくれる？

あなたがそれなりに長く生きていれば、どこかの時点で、あなたかあなたの大切な人が、ライフスタイルの変更を必要とするような身体的、精神的な能力の著しい低下を経験することになるでしょう。私が言っているのは、家を出るのに少し長くかかるとか、二重服用や飲み忘れの防止に薬仕分け箱を使わなければならなくなることではありません――運転や家事や食事の準備ができなくなったり、重要な予定や人を覚えておけなくなったりすることです。私は、子供たちからやっていいことと悪いことを指図されて憤慨する親からも、そして、親の運転や、何十年間も無事に保管してきたはずの火器の管理に恐れおののく子供たちからも、話を聞いてきました。このような会話をするのは難しいものです。多くの高齢者は、実際にいくつかの能力や機能を失って、助けが必要になります。気楽に他人に助けを求められる人もいれば、助けを求める行為自体が衰えを認めることだと考えて、そうできない人もいます。そして、誰しも自分が無能であるとか認知障害を持っているとは思いたくありません。

老後に備える慎重な計画の一部として、実際に必要になるときに先立って、この種の会話をしておきましょう。このような会話を早めにしておけば、いざそのときが来ても、唐突もしくは突然だとは思わなくなります。つまり、事前に、頭脳明晰であまり感情的でないうちに、選択肢を検討し、計画を立てておくのです。こうした会話には、主治医にも参加してもらいましょう。基本的に、前もって計画を立てることです。ノアはいつ箱舟を作ったでしょうか？　洪水の前です。

マサチューセッツ工科大学（ＭＩＴ）老化研究所所長であるジョゼフ・Ｆ・コフリンは、年を重ねるにつれて私たちの生活の質がどうなるかを考える方法として、私たち全員が自分自身や老齢の家族に尋ねるべき３つの質問[51]を提示しています。個々の質問は表面的で奇妙にも思えるかもしれませんが、私たちの生活の質を知るのに役立ちます。

1　誰が自宅の電球を交換してくれますか？

これは、若い頃ほとんどの人が自分でやっていた家の雑用を誰が代わってするかという質問です。90歳の配偶者に、天井の凹みの電球を交換するために脚立を登ってほしいと本気で思いますか？　誰が収集日にゴミ箱を出したり、重い掃除機を引きずり回したりしますか？　視力が落ちて手に震えが来ているかもしれないときに、誰が野菜を切りますか？　誰に助けを求めることができるかだけでなく、その人たちにお金を払う必要があるのかないのか、そのためにどれくらいのお金を取っておく必要があるのか、先を見越して考えましょう。自分が住んでいる地域で利用できる社会サービスを調べておきましょう。

2　コーンに入ったアイスクリームを食べたかったら、どうしますか？

自発的に行動できるかどうかは、自分が自らの人生の脚本家であるかのように感じるための鍵となります。アイスクリームコーンを食べに行きたいと思ったら、誰が連れて行ってくれますか？　歩いて行ける距離に自分の住居を定めましたか？　危険なほど暑い日だったらどうしますか？　運転してくれる人はいますか？　もっと広い意味では、コフリンはこう問いかけます。「さまざまな活動が行われていて、人々がそれに関わらせてくれて、楽しく過ごせるような地域《コミュニティー》で年をとれますか？」。生活の質とは、笑顔をもたらすような小さな経験を簡単かつ日常的に得られるかどうかなのです。

3　誰とランチを食べますか？

これまで見てきたように、社会的孤立は高齢者にとって最大のリスク要因の一つです。活気ある社会的コミュニティー——たまに声をかけて一緒にランチに行ける身近な人の存在——は、大きな意味を持ちます。「どこで誰と一緒に引退するかを計画することは、それがどのくらい費用がかかるかと同じくらい重要だろう」とコフリンは言います。「例えば、山の中の家は定年に近づきつつあるときには魅力的かもしれないが、山中に住むことで、友達のネットワークが不十分になったり、老齢期に完全に孤立してしまったりするかもしれない。団塊の世代は、親とは異なる老後に直面している。彼らは、一人暮らしをしている可能性が高く、子供の数も少なく、活発で住みやすいコミュニティーへのアクセスが容易ではない郊外や田舎に住んでいる可能性が高いのだ」。

日常的な作業に少し手助けが必要になるかもしれないと感じる晩年の暮らし方については、これまで以上に多くの選択肢があります。高齢の親が子供と一緒に引っ越してくる、子供が自分の家族を連れてきて自分の育った家で親と一緒に暮らす、といった世代間家族が増えています。

１９５０年代の映画に出てくるような暗くて湿っぽい老人ホームは今でも存在しますが、世界的には自立を促進する施設が増える傾向にあります。第５章「社会的要因」で、その潮流の一つとして、支援付き住宅《アシステッド・リビング》（記憶保護《メモリー・ケア》とも呼ばれる）について触れました。代表的な擁護団体の一つであるアルジェンタム[52]は、このように説明しています。

支援付き住宅《アシステッド・リビング》（ＡＬ）は、住居、支援サービス、必要に応じた健康管理を組み合わせた、家庭と地域に根ざした高齢者向け施設である。支援付き住宅を選択した個人は、各入居者のニーズに合わせてカスタマイズされた支援と、生活を豊かにする恩恵を受けながら、自立した生活を楽しめる。支援付き住宅は、各入居者の自立、目的、尊厳を促進し、入居者の家族や友人との関わりを奨励する。スタッフは、予定されたニーズにも予定外のニーズにも対応できる。コミュニティーは通常、食事、社会活動、ウェルネス活動、身の回りの世話を提供する。現在、アメリカには２万８５８５のコミュニティーがあり、83万５２００人以上の入居者が支援付き住宅を家と呼んでいる。

多くのアシステッド・リビング・コミュニティーが快適で便利になっていくにつれて、多くの高齢者は可能な限り自分の家に住みたいと考えています。自宅での生活を選択肢とするために、私たちにできることがいくつかあります。

アルツハイマー病、軽度認知障害への備え

アルツハイマー病や軽度認知障害の人が抱える最大の問題の一つは、新しいものに慣れることです。新しいシステムが慣れ親しんだものに思えるように、今から計画を始めましょう。ここでの狙いは、あなたが必要とするときまでには、こうした新しいものが全部陳腐になっていることです。あな

たや家族に症状が出るまで待たないでください――そのときになってからでは手遅れです。こうした変更は早い時期に導入し、簡単で日常的なものにしてしまいましょう。

携帯電話と財布の中のカードに自分の住所を書きましょう。そのカードには、かかりつけ医、配偶者、必要なときに助けてくれる家族や友人の電話番号も書き加えます。あなたが事故に遭った場合、もしあなたが反応できなければ、救急隊員がこの人たちに連絡する必要があるかもしれません。

薬を服用する場合は、後で本当に必要になったときには使い慣れているように、薬仕分け箱を使い始めましょう。CVSなど、薬局によっては、実際に1日分の錠剤パック[53]を無料で用意してくれて、自宅まで届けてくれます。例えば、朝、昼、晩に錠剤を服用する場合は、それぞれ用に、はっきり印の付いた別々のパックが用意されています。

鍵や財布は決まった場所に保管しておきましょう。食品を自動的に注文して配達を手配してくれるセンサー付き冷蔵庫の購入を検討しましょう。あるいは、食品を配達してくれる地元やオンラインの食料品店を見つけて、特定の主要食材については継続注文をしておきましょう。全ての請求を自動払いにしましょう。アカウントのパスワードを追跡するためのシステムと、この情報を知っているか、必要ならそれにアクセスできる他の誰かを確保しましょう。地元の警察官や親しい人と協力して、詐欺師から身を守る方法を学びましょう。

私たち全員が今できることは、世の中での暮らし方について、より意識的になり、より気を配ることです。好奇心を保ち、精神的に何かに関わり続けましょう。新しい経験を広く受け入れましょう。社会との関わりを維持しましょう。誠実であるように努力しましょう。食事、運動、良質な睡眠衛生に関して私が説明した健康的なライフスタイルを実践しましょう。

正しい病院を選ぶ——必要になる前に

何事もそうですが、病院にも良い病院と悪い病院があります。ある点は良くても、他の点は良くない病院もあります。全てにわたってひどい病院もあります。メディケアの病院比較ウェブサイト[54]では、病院の手術合併症および感染症の発生率と、どの病院が6つの病状——心臓発作、心不全、肺炎、脳卒中、冠動脈バイパス手術、慢性閉塞性肺疾患——での死亡率が平均より低いかを示しています。また、どの病院が再入院率——問題が解決されていなかったために患者が病院に戻らなければならないこと——が平均より高いかも示しています。それから、どの病院が深刻な問題を抱えているかを示す、街のレストラン検査官のようなウェブサイトHospitalInspections.org[55]があります。いくつかのウェブサイトでは、最寄りの病院や救急治療室（ＥＲ）とその平均待ち時間を知ることができます[56]。良い病院はどこにあるのか、最寄りのＥＲはどこにあるのか、そして、その待ち時間を今すぐ知っておきましょう。年に一度、リストを更新しましょう。自宅の電話のそばにメモしておき、スマートフォンを持っていればそこにも入力しておきましょう。

（ちなみに、都市部でＥＲを選ぶ場合は、大都市の中心部にある郡病院よりも、閑静な地域にある郡病院に行く方がよいでしょう——前者は、特に金曜日や土曜日の夜は、刺されたり銃で撃たれたりした被害者であふれている可能性があります。あなたがそういう状態でなければ、診てもらえるまでに長い時間待つことになります)。

事前医療指示書

不吉とも思える見方をすれば、私たちは歴史の中で、何で死にたいかを(多かれ少なかれ)選択できるようになるという厄介な地点に到達しています。私たちが見てきた医療介入の中には、心臓発作の可能性を減らす一方で、がんの可能性を高めるものもあります。いくつかの治療法は、がんで死ぬリスクを減らしますが、感染症で死ぬリスクを高めます。特に患者が85歳以上であれば、成功率が50%以下で、回復に要する時間以上には寿命を延ばすことができない手術もあります。

科学は心臓病で死ぬリスクを減らすために非常に多くのことを成し遂げました。定期的に運動し、よく食べ、タバコを吸わず、アルコールを制限している人にとってはなおさらです。心臓病で死ななければ、より長生きできますが、その後、最大のリスクはがん、脳卒中、認知症で死ぬことであり、どれも、どちらかというと不愉快な死に方です。医師のアレックス・リッカーマンは、この不快なパラドックスに言及しています。[57]

一つの病気で死ぬリスクを減らせば、別の病気、たぶん間違いなくもっと恐ろしい病気で死ぬリスクを増やすことになる。

若いうちに、そして選択を迫られる前に、こうした問題について考え、愛する人と気持ちを共有しておくことは有益です。確かに、危機を迎えた瞬間には気持ちが変わるかもしれませんが、それはそれでいいのです。大事なのは、さまざまな問題や影響を検討して、事前に考える練習を積んでおくことです。考えるべき質問をいくつか示します（これらが不快なものであることはわかっていますが、あなたが意識を失っている場合に医師のチームに判断してもらうよりも、あなた自身がこれらの決定に発言権を持っている方がよいのではないでしょうか）。

・すでに前後不覚になっている場合、私はどこにいたいか？　自宅か、愛する人の所か、それとも老人ホームや介護施設か？
・私は「生活の質」対「長寿」にどこで一線を画すか？　私はどうあろうと生きていたいか——たとえ私が機械によって生かされていて、一日30分しか意識がない場合であっても？　目覚める可能性のほぼない昏睡状態に陥ったらどうするのか？
・医師が緊急の救命処置を行う必要がある場合、どこまで行うべきか？　付帯的被害の観点から、私は何を積極的に我慢すべきか？　もし、その処置が私の声に永久的な損傷を与えたらどうなるのか？　もし医師が私を救えたとしても、私が永久的に記憶障害や麻痺を持つことになったらどうするのか？
・死ぬときはどこにいたいか？　家か？　病院か？
・私が決定を下すことができない場合、または私が予想していなかった何かが起きた場合、

私の代わりに決定を下すことを任せたい人がいるか？

ただし、この質問に関するプロセスを早まってはいけません。ハーバード大学の心理科学者ダン・ギルバートが示したように、私たちは自分の回復力を過小評価する傾向があります。私たちは、ある種の挫折は自分を悲惨な状態にすると考えがちですが、それが実際に起こった場合、しばしば、自分がそれを乗り越えられ、結局そうひどくはなかったとわかって驚きます。例えば、手足切断者や四肢麻痺者を対象とした研究では、彼らは、人々や彼ら自身が想像していたより、はるかに不幸ではないことが明らかになっています。人生は驚くべきもので素晴らしく、そして、そう、時には試練に満ちていて腹立たしく、全く気が滅入ってしまうことさえあります。しかし、下向きの変化に適応した後は、私たちの多くは、なおも生きていてうれしいと感じるのです。

事前医療指示書、または事前健康指示書や生前意思表示《リビング・ウィル》とも呼ばれるものは、あなたがこのような質問に答えることで、自分で医療従事者に応答できないようなさまざまな事態《シナリオ》でどうしたいかを指定できる公式文書です。アメリカやイギリスなど一部の国では法的に有効で、他の国では法的拘束力のない指針の役目を果たします。書式《フォーム》をオンラインで見つけることもできますし、特に慎重にしたければ、弁護士の助けを借りることもできます。このような書類を手に入れたら、必ず家族やあなたが権限を与えた意思決定者に原本の保管場所を教え、彼らおよび全ての医師にもコピーを提供する必要があります（一部の管轄区では、コピーは医療機関や政府機関で認められていないため、原本がどこにあるかを教えておく必要があります）。

ワシントン大学医学部教授のバラク・ガスター博士は、認知症のための事前医療指示書[58]を作成しました。ガスターは『米国医師会雑誌』に寄稿した記事の中で、事前指示書の見地から、認知症の特殊性を強調しています[59]。

標準的な事前指示書は、認知症を発症した患者には役に立たない場合が多い。認知症は、事前指示書の観点から見て特殊な疾患である。認知症は通常、何年もかけてゆっくりと進行し、患者は長い時間枠で、認知機能が低下し、自分自身のケアを差配する能力が失われた状態に置かれる。事前指示書は通常、差し迫った末期状態や永久昏睡状態になるなどのシナリオに対応しているが、一般に、認知症が徐々に進行していくという普通のシナリオには対応していない。

ガスターの認知症事前指示書は、軽度、中等度、重度の認知症という3つの異なる状況で、4つの健康管理目標を提示しています。あなたは、どの目標が自分に合っているか選べます。もちろん、自分の考えが変われば、以前の指示を撤回して新しい指示に置き換えられます。指示書の本文は次のようなものです。

もし私が［軽度／中等度／重度］の認知症になったら、私は自分の治療の目標を次のようにしたい。

・できるだけ長く生きること。私の心臓の鼓動が止まった場合には、心臓の鼓動を再開させる努力も含めて、延命のために最大限の努力をしてほしい。

・延命のための治療を受けること。ただし、もし私の心臓の鼓動が止まったり、自力で呼吸ができなくなったりした場合は、心臓にショックを与えて再始動させないでほしいし（蘇生不要）、呼吸器に乗せないでほしい。その代わり、これらのいずれかが起こった場合は、私が穏やかに死ぬことを認めてほしい。その理由：もし私がそのように急に悪化したら、生き残っても認知症が悪化する可能性が高く、それは私にとって容認できる生活の質ではなくなるだろう。

・現在住んでいる場所でのみ治療を受けること。私は、重病になったとしても病院には行きたくないし、蘇生も受けたくない（蘇生不要）。もし抗生物質などの治療で延命できる可能性があり、住んでいる場所で治療できるのであれば、そのような治療を受けたい。しかし、病状が悪化し続けたとしたら、私は救急治療室や病院には行きたくない。それよりも、安らかに死なせてもらいたい。その理由：私は入院することで起こり得るリスクやトラウマを望まない。

・痛み、不安、息苦しさなどの苦痛を和らげることに重点を置いた緩和ケアだけを受けること。私は、いかなる延命治療も望まない。

他のフォーマット済み事前指示書と同様に、これらは単なるガイドラインです。あなた自身の気持ちを反映させるために、言葉を換えたり成形したりできます。

人生の終わり

人生のどの時点でも同じですが、人生の終わりは、それについて学ぶ時間をとれば、ストレスが減ってより安らかになります。私たちは、その穏やかな夜に静かに身を委ねないと決心するかもしれませんが、夜が私たちを追い越すとしたら、そこから何を望めるか知っていれば、そして他の誰かではなく自分自身が選択した状況に自らを置けると知っていれば、より幸せになれます。「死は、近づいてくるとき、人の不意を打つべきではない」とグロリア・スタイネム[60]は言っています。

私は家で、身近な景色や音に囲まれて、できるなら愛する人がそばにいて、昼間の小鳥のさえずりであれ夜のコオロギやフクロウの鳴き声であれ、窓から自然の音が流れ込んでくる中で死にたいと思います。[61]他の人々は、あと1時間か1日か2日、もしかしたら数カ月を獲得するあらゆるチャンスを得るために病院にいたがります。家族に負担をかけるのを望まず、何らかの施設に入る方を好む人もいます。

私たちが末期的病状になったとき[62]に起こることの多く――注射、検査、さまざまな診断や治療手順――は痛みを伴い、不安を呼び起こします。このような嫌な体験は、治療を受けたい、あるいは治療を続けたいという患者の意欲を損なう場合がありますが、自然の中に浸ることで対抗できます。[63]バーチャルリアリティ（VR）環境は、どんどん医療現場で利用できるようになってきており、急性期の疼痛管理における有効性が明らかになっています（これは基本的に３次元映画を見るようなものです。物によっては、見る景色を自分がコントロールして、その中を歩いたり、周囲の環境とやりとりしたりできます）。ＶＲで自然のシーンを体験した患者[64]は、都市のＶＲシーンを体験した患者やＶＲを体験しなかった患者に比べて、１週間後、施術中の痛みやその想起が少なくなったと報告しており、ＶＲの気晴らし効果だけではなく、自然への没入感そのものが重要なことを示唆しています。他の研究では、鳥のさえずりや海の波などの自然の音[65]が、回復時期を早め、ストレスを軽減する効果さえあることが判明しています。

こうした背景から、病院や看取り施設では、自然の持つ回復力に気づき、患者が自然の風景に触れる機会を増やす[66]方法が検討されています。米国景観設計協会によると、20世紀のほとんどの期間、医療現場で重要ではないと思われていた庭園は、現在再び流行しており[67]、ほとんどの新しい病院の設計に組み込まれています。

オハイオ州コンコードのトライポイント・メディカルセンター[68]はその一例です。このセンターは、成熟林、湿地帯、原始的な淡水の小川に囲まれています。同センターに入るには、美しく配置された池を渡り、滝のそばを通ります。自然というテーマが敷地全体に浸透していて、静けさと癒やしの色調を設定し、地元のアーティストによる自然の風景を描いた絵画がそれを補強しています。ミシガン州のヘンリー・フォード・ウエスト・ブルームフィールド病院は、80エーカー（32ヘクタール）の自然景観に囲まれており、内部空間は木や低木で埋め尽くされ、敷地内に１５００平方フィート（１３９平方メートル）の温室があります。香港のマチルダ国際病院は、南シナ海を一望する歴史的なヴィクトリアピークの高台に位置しています。グロッターバート・クリニックは、ドイツの黒い森《シュバルツバルト》の中にあります。

イギリスの国民健康サービスの医師レイチェル・クラーク[69]は、病状末期にある多くの人に自然が強烈な慰めを提供できることを目の当たりにしてきました。彼女は80代のある患者の話をしてくれます。その患者は舌がんを患っていたので、話せませんでした——少なくとも、病院のスタッフに自分の言いたいことをわからせるほどうまくは話せませんでした。椅子に座ったまま、その患者はどんどん興奮していき、腕を振り回したり、しかめっ面をしたり、頭を左右に振ったりしていました。誰も彼が何を望んでいるのか理解できませんでしたが、一人の若い医師だけがわかりました。彼はただその患者の椅子を、庭が見えるように外に向けました。「彼は静かに座って、木々と空にくぎ付けになっていました」とクラークは言います。[70]「彼が望んでいたのは、その景色だけだったのです」。

もう一人の患者は、51歳で転移性乳がんを患っており、ホスピスに移されました。「私が最初に考えたのは」とその患者は言いました。「私がどうしてもしたいと思ったのは、起き上がって、広い空間を見つけることでした。私は新鮮な空気を吸い、病院やその治療室から離れて自然の音を聞く必要がありました。……どういうわけか、庭でクロツグミの歌を聴いていると、信じられないほど心が落ち着くのに気づいたのです。それは全てが消滅しようとしている恐怖を和らげてくれるようでした」。その患者について、クラークはこう回想します。「外に出て庭に座ったり、木があって野生動物がいる場所にいたりするたびに、彼女はこの平和を感じ、末期がんの診断に伴う恐怖と喪失が全て彼女から消え去っていきました」。

結局、生命を維持するための戦いの中では、常に自然が勝利するのです。劇作家のデニス・ポッター[71]は、膵臓がんで苦しんでいた最期の日々に、自然の中に身を浸し、目の前の感覚的な経験、禅のような状態に注意を集中させた際の深遠な効果を説明しています。

自分が確かに知っている唯一のものは、現在形だ。

今、その「今であること」が私にとって非常に鮮明になり、ある種奇妙な意味で、私はほとんど静謐で、人生を祝うことができる。例えば、窓の下には満開の花が咲いている。梅の木だ。リンゴの花に似ているが、白い。そして「ああ、いい花だな」と言う代わりに、書きながら窓越しに見ると、それはかつてないほど白く、泡のようで、花盛りの花なのだ。

物事は、かつてないほど些細でもあり、また、かつてないほど重要でもあり、些細なものと重要なものとの違いは問題ではないように思える――だが、あらゆるものの「今であること」は無条件に素晴らしい。

そして、もし人々がそれを理解できたなら――それを人に教えることはできない。それは自ら経験しなければならない――その栄光、そう言いたければ、その慰め、安堵。……私は人々を安堵させたいわけではない。実のところ、もし現在形を見れば、本当だ、それがわかる、そして、そうだ、それを祝うことができるのだ！

総まとめ

「サクセスフル・エイジング」のために最も重要な単独の要素は、性格特性の「誠実性」です。誠実であることは、人生における多くの肯定的な結果と関連しています。第1章で書いたように、精神医学と臨床心理学の分野は、人は変われる、という前提に基づいています。すなわち、人は晩年においてさえ、より誠実であるよう自分自身に指示でき、もしくは自分自身を訓練でき、そしてその恩恵をなおも得られる、という前提です。最新の科学は、何千年にもわたってさまざまな宗教によって主張されてきたこと――性格は可鍛性があり、人は80代以降になっても世界と関わり合う新しい方法を学べること――を裏づけているように思われます。

変わるのは簡単だとは誰も言っていません。人生の後半には自分のやり方に固執するようになる――老化した脳で生じる生物学的固定性の日常的な言い方――ので、特にそうです。新しいライフスタイルを採用するのは難しいことです。しかし、なぜライフスタイルの変化が重要なのかを思い出せば、多少意欲が衰えてもがんばれる可能性が高くなります。

私たちがいかにうまく年を重ねられるかを決めるさらなる3つの要因は、他の要因よりも重要です。1つ目は子供時代の経験、特に親の愛着と頭の怪我です。これについて今さら何かするのは手遅れですが、自分の人生の中で若者を守り育てることはできますし、これに関して考えることで自分自身の結果を予測できます。親の愛着が乏しい子供、すなわち、親から世話や注目を気まぐれに与えられたり与えられなかったりする子供は、長期の親密な関係を築くのが難しい大人に成長します。

子供の頃に脳震盪を起こした場合、老年期に認知症を発症する可能性は2～4倍になります。複数回脳震盪を起こした場合、リスクの増加は付加的なものではありません――つまり、脳震盪を起こすたびに同じ量だけリスクが増加するのではなく、老年期に悪い結果が生じる可能性を加速させてしまうのです。子供に頭突きをさせるスポーツや、物や他人と接触するような行為も、精神的健康にとって危険です。

人生後半の精神的活力を保つための2つ目の最重要要因は、変化に富んだ自然環境の中で運動することです。マラソンを走る必要はありません。公園や森の中を早足で、心拍数を上げて脳を濃い酸化血液で満たすのに十分なだけ速く歩くのが目標です。変化に富んだ環境は脳を、特に記憶の座である海馬を刺激します。足取りや足の角度、バランスやペースを維持するために必要な何千もの微調整は、環境に適応するために進化した脳の回路を鍛えます。特に物理的な世界での、新しいものへの適応、脳内の視覚・運動・力感覚回路の強化は、認知機能低下を防ぐ上で多大な効果をもたらします。毎日たった10分ゆっくりと歩くだけでも、心身に長期的な利益があります。それが不可能な場合は、できることをしてみましょう。「わが家は2階建てで、私はすごく記憶力が悪いの」とベティ・ホワイト（97歳）は言います。[72]「だから、いつも階段を上り下りしてる。それが私の運動よ」。

3つ目の最重要要因は、社会的交流です。他人との交流は、私たちが自分の脳を使ってできる最も複雑なことの一つです。一緒に音楽を演奏したり、ブリッジやゴルフをしたり、地元の劇場で演技をしたり、思い出話をしたり、読書会で文学について話し合ったり、いろいろな方法があります。脳のほぼ全ての部分が、他人との生の、対面の、リアルタイムの交流で活性化されます（スカイプさん、ごめんなさい）。そのためには、相手のボディランゲージ、顔の感情、話の輪郭を読み取る必要があります。私たちは、相手が言っていることについていき、会話を脱線させずに会話に貢献できる方法を見つけ出す必要があります。会話の中では、共感、思いやり、論理、順序交代など、どれも比較的高度な認知操作を行う必要があります。孤立およびつながりの欠如は、病気と死亡率の強い予測因子です。カロリンスカ研究所の研究[73]では、強力な社会的ネットワークを持つ人は認知症になる可能性が60%低いことが示されています。アート・シマムラは「脳は、まさに社会との関わりのためにつくられた」と指摘します。その社会との関わりの一つの障害は、私たちが人生を通して集めてきた多くの怒りです。その怒りは、時には個人に向けられ、時には政党やグループや自分が属している階級に向けられます。思いやりの実践は健康に良いという見解を持っているのはダライ・ラマだけではありません。私たちは、神経科学からもその証拠を見てきました。良い人生戦略とは、年齢にかかわらず、些細なことでも大きなことでも、不平不満を手放すことです。憎んだり怒ったりして人生を過ごしてはいけません。元米国上院議員のアラン・シンプソン（88歳）が言うように、「憎しみは、それが入っている容器を腐食させる」のです。

子供は生まれながらに、親との物理的・感情的なつながりを必要としています。たとえそれを必要としていないように見える子供であってもです。何世紀にもわたって、自閉症スペクトラムの人は社会恐怖症の一匹狼であると考えられてきました——彼らは人の目を見ないし、孤独な活動を楽しんでいるように見えます。私たちは今、この行動が深い社会不安を隠すものであること、彼らのほとんどが必死でつながりを欲していることを知っています（科学者はしばしば社会的に不器用だと思われていますが、実際、科学者の多くはこのスペクトラムに属しています。パーティーの場で、どうやって外向的な数学者を見分ければいいでしょう？　あなたの靴をじっと見ているのがその人です）。

老化と言えば、年をとると脳の働きが鈍くなると思いがちです。これはある意味では正しいのですが、抽象的な推論力や実用的な知性は年とともに高まっていきます。経験を積めば積むほど、パターンに気づき、将来の結果を予測する態勢が整います。高齢者が新しいスキルを身につけるのは難しいかもしれませんが、ジョージ・アウグスパーガーとマキシン・ウォーターズが実証しているように、高齢者は自分の専門分野でこれまで以上に優れた能力を発揮するでしょう。

世界は変化しており、その変化はあなたが蓄積してきた経験とは相反するものなのを忘れないでください。世界の変化に遅れずについていくために、自分自身を強制的に更新《アップデート》してください。それには、自分の繭から出て、新しい携帯電話アプリの使い方を学んだり、地元のカフェでコーヒーを事前予約して前払いしたりなど、普段はしないようなことをしてみましょう。こうしたことは厄介かもしれませんが、加齢に伴う精神的な硬直を防ぐのに役立ちます。

また、痛みは身体的なもので、感覚に基づいていますが、同時に感情的、文化的な要因にも影響を受けていることを覚えておきましょう。ネガティブな感情でよけい痛みが増す場合もあれば、運動後の痛みのように、普通なら苦痛な感覚がポジティブに解釈される場合もあります。第4章「感情から意欲へ」で書いたように、心拍数の増加を身体的魅力からだと誤認してしまうのとちょうど同じように、私たちも痛みの源を誤認してしまう場合があります。私たちの体は、誤った現実を提示して、私たちに誤った情報を与えることができるのです。

自分が持っているものに感謝する練習をしましょう。これは、やる気を起こさせ、より肯定的な感情へ向かうように脳の化学反応を変え、脳の喜びの回路に油を注ぎます。朝のコーヒーの味や窓越しにのぞく日の光に感謝するといった、とても簡単なことでいいのです。感謝は力強い物の見方です。[74]ウォルト・ホイットマンがこう書いたように。

幸福……別の場所ではなく……この場所で、別の時間ではなくこの時間に。

錆《さ》びるより燃え尽きる

2018年に、プラシド・ドミンゴ[75]（当時77歳）は、オペラ界では異例の画期的事件である150役目を歌いました。「オペラにおける歌手の歴史を見れば、彼は突き抜けている」と、メトロポリタン歌劇場の元総監督は語りました。それだけではありません。ドミンゴはこれまでに100枚以上のアルバムやCDを録音し、4000回近く演奏してきました。マリア・カラスに歌いすぎだと言われたのは41歳の時でしたが、彼は耳を貸しませんでした。2018年、彼は『ニューヨーク・タイムズ』紙に「私は休むと錆びる」と語りました。ニール・ヤングが歌ったように、「錆びるより燃え尽きる方がいい……錆は眠らない」のです。ヤングはこの曲を34歳の時に書きましたが、73歳になった今でも歌っています。BPキャピタル・マネジメントの会長で代替エネルギー活動家のT・ブーン・

ピケンズ[76]は86歳の時、「私は自分のオフィスから箱が運び出されるとき、それに入って引退するつもりだ」と言いました。彼は5年後に亡くなるまで仕事を続けました。

私のある友人は、自分の祖母が113歳まで生きた話をしてくれました。彼女は牛の乳搾りの最中に亡くなりました。毎日、彼女は牛舎まで歩いて行き、目と手を協調させ、手と手首の筋肉を使って乳搾りをしていました。それは彼女に責任感と目的意識を与えました。達成感を得ようとする個人的努力[77]、仕事や地域社会に対する、そして、そうです、家畜に対する粘り強い献身は、かなり大きな健康上の利益と関わっています。

2030年までに、アメリカでは15歳未満よりも65歳以上の人の方が多くなると予測されています。現在65歳以上の人の3分の2[78]が存命で、75歳以上の人の4分の3[79]が存命だと推定されています。高齢者に対する社会の考え方を変えていかなければなりません。高齢者と若年者がお互いを尊重し合う関係は、全ての人の人生の質を向上させる最大の要因の一つです。

私はこの本を、私たち自身への問いかけ、すなわち、私たちが老化の未来をどのように見るのかの核心に迫る問いかけから始めました。高齢者は重荷ではなく資源であり、老いは終焉ではなく集大成であると考えることは、私たちにとってどのような意味があるのでしょうか？　私はこの本の中で、その答えを示そうとしました。それは、十分に活用されていない人的資源を活用することを意味するでしょう。疎外された人間たちに、最も必要なときに尊厳を取り戻させることを意味するでしょう。私たちの間で、より強い家族の絆と友情の絆を促進することを意味するでしょう。個人的な問題から国家間の国際的合意まで、あらゆる分野の重要な決定が、経験と理性、そしてまた老いがもたらす視点に基づいて行われることを意味するでしょう。そして、より思いやりのある世界をも意味するかもしれません。

私たちは、自分たちが望むなら、そのような未来を手に入れることができます。私たちは自分自身や家族に、老いることの利点——高齢者が示す知恵、前向きな考え方《ポジティブ・バイアス》、思いやりの心——について教えていく必要があります。個人として、地域社会の一員として、社会として、高齢者の才能を受け入れる文化を構築し、世代を超えた交流を日常の経験の中に織り込んでいくことは、私たちにとって最善の利益となります。脳の科学から学ぶことで、私たちは老化のプロセスとその人間的物語を、既成概念を変えるような形で理解し、その過程でより豊かな生活の質を創造できるのです。これが老化に関する新しい真実です。

2018年に、84歳のグロリア・スタイネム[80]は「誰に松明を手渡しますか？」と尋ねられました。「誰にも」と彼女は笑いながら答えました。「私は自分の松明を手放さない。他の人たちには、私の松明から自分のに火をつけてもらうわ」。松明をしっかり持ち続けましょう。静かに身を委ねてはいけません。そして、笑うのを忘れないでください。周りで何が起きていようと、笑うことを思い出しましょう。

付録

脳を活性化させるための10箇条

1 退職しない。有意義な仕事に関わることをやめない。

2 前を向く。振り返らない（思い出に浸ることは健康を促進しない）。

3 運動をする。心拍数を上げる。できれば自然の中で。

4 健康的な習慣を身につけ、節度あるライフスタイルを受け入れる。

5 自分の社交の輪を刺激的で新しいものにし続ける。

6 自分より年下の人と一緒に過ごす。

7 医師の診察を定期的に、しかし病的にはならない程度に受ける。

8 自分を年寄りだと思わない（用心をする必要がある場合以外は）。

9 自分の認知能力――パターン認識、結晶化された知性、知恵、蓄積された知識――を高く評価する。

10 旅行をする、孫と一緒に過ごす、新しい活動や状況に没頭するといった体験的学習を通して、認知的健康を促進する。新しいことをする。

謝辞

本書の全部または一部の草稿を読み、改善してくださった以下の方々に感謝します。ヘザー・ボートフェルド、ハワード・ガートナー、マイケル・ガザニガ、ルー・ゴールドバーグ、サラ・ハンプソン、ジークフリート・ヘキミ、マイク・ランクフォード、ソニア・ルピヤン、ジェイ・オルシャンスキー、ロバート・スターンバーグ。そして、質問に答えてくださった以下の方々に感謝します。ニール・チャーネス、ダニエル・デネット、エドゥアルド・ドルハン、マロリー・フレイン、デレク・ハン、ジャネット・キング、スタン・クボウ、ジョー・ルドゥー、ジャスパー・リネ、ステファニー・シー、ダニエル・サイモンズ、デヴィッド・シンクレア。

スティーヴン・モロー、ジェフリー・モギル、リンジー・フレミング、サラ・チャルファント、レベッカ・ネーゲルは、全原稿を非常に綿密に読み、注釈と私への示唆によって、多大な洞察と明快さをもたらしてくれました。リンジーは、研究助手および編集者の役割を務め、本書に登場するほとんどの図を描いてくれました。レン・ブラムは、本書全体にユーモアのセンスと巧みな編集の手を入れ、大幅に改善してくれました。ハンナ・フィーニーは、本書の編集・制作において、非常な効率性と熟練を持って、何百もの細部について指示してくれました。

70歳を超えてからの経験を分かち合ってくれた多くの方々に感謝します。ジュディ・コリンズ、ダライ・ラマ法王、ラモント・ドジャー、ドナルド・フェイゲン、ジェーン・フォンダ、ビセンテ・フォックス大統領、チャールズ・コーク、ティム・ラディッシュ、母と父、ソニアとロイド・レヴィティン、ジョニ・ミッチェル、ソニー・ロリンズ、ジョージ・シュルツ長官、ポール・サイモン、ジャック・ワインスタイン、ボブ・ウィアー。

私が研修を始めた頃、有名な認知神経科学者のマイケル・ポズナーが、有名な発達心理学者のメアリー・ロスバートと実りある共同研究を始めました（これは、想像ほど頻繁に起こることではありません）。マイクは私の博士課程のアドバイザーとなり、私はこの2つの異なる分野を受け入れることを学びました。マイクはいつも私のことを気にかけてくれて、発達認知神経科学者のヘレン・ネヴィルに、生物学者のテリー・タカハシと一緒に私の博士課程委員会のメンバーになるよう提案してくれました。この間、私はオレゴン研究所に事務所を構え、心理測定学者（心理的要因の測定）であり、現代の性格心理学の父でもあるルイス・R・ゴールドバーグが率いる研究グループのメンバーとして活動していました。ジャック・ディグマンとサラ・ハンプソンは、そこでの私の教育の大きな部分を占めていました。その途中で、私はまた、スーザン・ノーレン＝ホークセマ（50代で悲劇的に亡くなった）、リー・ロス、エレン・マークマン、スーザン・キャリー、ローラ・カーステンセンなど、自分の専門分野以外の多くの一流の思想家たちから学ぶ大きな幸運を得ました。このような教育と指導に感謝しています。

図版クレジット

59［右］: Photo used under Creative Commons license.

59［左］: Photo used under Creative Commons license.

74 : Figure drawn by Dan Piraro, based on S. L. Armstrong, L. R. Gleitman, and H. Gleitman, "What Some Concepts Might Not Be," *Cognition* 13, no. 3 (1983): 263–208.

178 : Figure adapted from A. Fiske, J. L. Wetherell, and M. Gatz, "Depression in Older Adults," *Annual Review of Clinical Psychology* 5 (2009): 363–389.

240 : Photos used under Creative Commons license.

241 : Figure drawn by Lindsay Fleming, based on S. Hood and S. Amir, "The Aging Clock: Circadian Rhythms and Later Life," *Journal of Clinical Investigation* 127, no. 2 (2017): 437–446.

307 : Figure redrawn by Lindsay Fleming, from S. G. Wannamethee, A. G. Shaper, and M. Walker, "Changes in Physical Activity, Mortality, and Incidence of Coronary Heart Disease in Older Men," *Lancet* 351, no. 9116 (1998): 1602–1608.

343 : Figure redrawn by Lindsay Fleming, from E. Dolgin, "There's No Limit to Longevity, Says Study That Revives Human Lifespan Debate," *Nature* (2018), https://www .nature.com/articles/d41586-018-055823.

405 : Figure redrawn by Lindsay Fleming, from A. A. Stone et al., "A Snapshot of the Age Distribution of Psychological Well-Being in the United States," *Proceedings of the National Academy of Sciences* 107, no. 22 (2010): 9985–9990.

All other images and figures are either in the public domain or were drawn by Dan Levitin and Lindsay Fleming, © 2020 by Daniel J. Levitin.

索引
INDEX

あ

アーヴ，ハフター……100
愛，の重要性……412-416
アイザックソン，ウォルター……218
アイゼンク，ハンス……21
赤ちゃんと幼児期……14, 16, 30, 51, 122, 159, 162, 169, 170, 280, 282, 298
——気質……51
——と親の愛着……443
——における記憶喪失……297
——における不利な経験……169
——の感情……159, 162
——の自己愛的なサイコパス性……52
——発達における親の影響……16
明るさ，の知覚……119-120
アストリノ，トッド……304
アセチルコリン……98, 146, 214, 322, 385
アダムス，ジェームズ……300
アデルソン，エドワード……120
アデロール……165
アトキンス，ロバート……360
アドレナリン……17, 170
アブラナ科の野菜……270
アプリケーション，上のセキュリティー機能……192-193,
「甘い生活」効果……53
アミロイド……246, 319, 366
アリソン，ジム……192, 363, 364, 365
アルコール摂取……245, 272, 276, 414-415
アルツハイマー病（AD）……
——とアミロイド……319, 366
——とインスリン値……268
——と音楽……154
——と海馬……83
——と概日リズムの乱れ……243
——と記憶……85
——と嗅覚障害……146
——と軽度認知障害……246
——と孤独……198
——とコルチゾール値……170
——と仕事上の対応策……419
——と神経移植……391
——と睡眠不足……320
——と年齢による性格の変化……52
——と被殻……203
——と微生物叢……282
——と瞑想……397
——と夕暮れ症候群……243, 246

—— の原因 …… 272
—— の光療法とメラトニン療法 …… 246
—— への備え …… 431
アレン，デヴィッド …… 61
アロスタシスとアロスタティック負荷 …… 167-172
アンダーソン，デヴィッド …… 179, 204, 205, 326

い

EGR 遺伝子 …… 337
怒り …… 160, 445
医師 …… 191-192, 422-427
イシュトバン，ゾルタン …… 393
意地悪 …… 160
依存症 …… 411
痛み ……
—— とオピオイド …… 94, 411
—— と感情の相互作用 …… 446
—— と幻肢効果 …… 132
—— とテロメア長 …… 356
—— とバーチャルリアリティ環境 …… 439
—— と文化的考察 …… 446
—— の原因の誤認 …… 446
—— 慢性的な …… 356
イチョウ …… 427
一卵性双生児 …… 36
一般化の原則 …… 72, 73
一般的知識 …… 80
「いつも怒っているみたいな顔」 …… 36
遺伝子と遺伝的特性 ……
—— 精神的・身体的特性に対する影響 …… 32, 50
—— と遺伝子発現 …… 33, 202, 236
—— と環境の相互作用 …… 34
—— と孤独と社会的孤立 …… 202
—— と生物時計 …… 231-232, 233
—— と長寿 …… 347
—— とテロメア …… 339, 352
—— と文化的背景 …… 34
—— への瞑想の効果 …… 397
意味記憶（一般的知識の保管） …… 80-83, 98, 103
意欲 ……
—— と固定 vs 成長思考 …… 193-195
—— と生涯にわたる学習 …… 187-190
—— と外側 vs 内側の統制の所在 …… 189, 194
—— とホルモン …… 185-187
—— 内発的 vs 外発的 …… 193
—— における感情の機能 …… 155
—— について …… 185
—— の低下 …… 299
—— 変化を起こす～ …… 190-195
医療 …… 422-427
色の恒常性 …… 120
インスリン …… 267, 349
インターネット …… 192, 200
引退 ……
—— 定年退職 …… 221, 418
—— と引退後復職 …… 417
—— と主体性感覚の喪失 …… 214
—— と生活の質 …… 416-422

——と内向傾向……219
——に関するサンダース……60

う

ヴァイヤン，ジョージ……413
ヴィジ，ヤン……341
ウィスロフ，ウルリック……303, 305
ウィリアムズ，セリーナ……394
ウィリアムズ，ヤウガー……296
ウェイユン・チェン……304
ウェスト，カニエ……36
ウエストサイズ……29
『ウエストワールド』(ドラマシリーズ)……69
ウェブ，スパッド……33
ヴェルマン，デヴィッド……400
ウォーカー，マシュー……315, 325
ウォーターズ，マキシン……222
ヴォーペル，ジム……342
ウォルディンガー，ロバート……412
ウォルフォード，ロイ……360
ウコン……427
ウッドストック世代……19
うつ病……172-181
——引退の際の……219
——血管性……177
——と遺伝的特徴……50, 202
——と会話療法……181
——と過眠症……326
——と共生細菌……283
——と幻覚剤……202
——と睡眠の質……326
——と世界幸福度ランキング……410-411
——とセロトニン……50, 178-179
——と対処スタイル……181-184
——とデジタルデバイス……411
——と反芻……182, 183
——と微生物叢……281
——と防御因子……177
——とボランティア活動……224
——と薬物療法……172, 180, 181, 208
——の一因となる要因……176-177
——の危険因子……177-178
——の症状……175-177
——の蔓延……172, 177
運動……「活動・運動」を参照
運動技能と動き……124
運動競技熱……56-57, 250

え

ALS(筋萎縮性側索硬化症)……146
映画，のコレクション……192
映画館のスクリーン，上で黒を表現する……119-120
HPA(視床下部—下垂体—副腎)軸……65
エーレンライク，バーバラ……417
エオスとティトノス，の神話……399-400
笑顔，の感情的効果……63-64
エクスペリエンス・コープス……420
エクマン，ポール……160
エジソン，トーマス……315
SNS……24, 200, 411

SLC6A4 遺伝子 50
SCN（視交叉上核） 233-235, 237, 240-241, 246, 324
エストロゲン 176, 185, 186, 275
NAD +（ニコチンアミド・アデニン・ジヌクレオチド） 370-372
エピソード記憶（特定の知識の保管） 80-83, 98, 103
エペル , エリッサ 357
炎症
—— とアルツハイマー病 272-273
—— とオメガ 3 脂肪酸 271
—— と概日リズムの乱れ 243
—— と孤独 198
—— と細胞老化 361
—— と実験的治療法 369-370
—— と食事 266
—— と微生物叢 281
—— とホルモン補充療法 387
—— への瞑想の効果 396

お

オーストラリアのインスブルック , における感覚適応実験 125
オーニッシュ , ディーン 258
オーネ , グレゴリー 403
オーバートン , リチャード 376
オールポート , ゴードン 21
オキシトシン 207
屋外 , で時間を過ごすこと
—— と創造性 300
—— と認知機能 294-295, 310-312, 444
—— の重要性 226, 444
驚き 160
オメガ 3 脂肪酸 266, 270-271
思いやり 20, 64-66, 449
親
—— と愛着理論 445
—— との関係の長期的影響 415
—— と発達に及ぼす出生前の影響 17
—— と母親の心身の健康 16-17
—— を手本にした対処スタイル 181
オルシャンスキー , ジェイ 343, 359
音楽と音楽家
—— 音楽的記憶 96, 114
—— とアルツハイマー病 154-155
—— と感情 154
—— と脳の報酬中枢 207-208
—— において変化する媒体への適応 192
—— における即興 184
—— への意欲 189
温厚な（性格特性） 37

か

カーステンセン , ローラ 211, 452
カーター , ジミー 192, 366
ガードナー , クリストファー 257
カーネマン , ダニエル 401
カーンズ , ブルース 359
外向性 37, 39, 45, 46-49, 54
介護の継続 422-427
概日リズム 230, 232-237, 245-246

海馬……295, 298, 308, 444
——感情への敏感性……182
——とアルツハイマー病……83
——と屋外で過ごす時間……444
——と活動／運動……294,-295, 297-298
——と記憶……98, 103, 182-183, 191
——と記憶の統合……98
——と小児期の記憶喪失……297-298
——と小児期の不利な経験……170
——と神経新生……301
——と睡眠不足……320
——とストレス……66
——の機能に関する研究……100
——のグルココルチコイド受容体……17
——の縮小，年齢に伴う……110
——への瞑想の効果……397
回復力……32, 171-172
顔の識別……78
蝸牛神経移植……143, 391
学習……
——と睡眠……321-322
——と生活の質……421
——能動的 vs 受動的……105
——への意欲……188-189
加工食品……286, 290, 354
ガザニガ，マイケル……92, 382
カザルス，パブロ……189, 212
下垂体……17
ガスが溜まりやすい……18
ガス検知装置……151
ガスター，バラク……437
下前頭回……220
家族……
——世代間～……430
——と長寿……347
——において採用される役割（生誕順）……35
——の絆……20
——ミクロカルチャーとしての……34
堅苦しさ……62
活動と運動……292-312
——高強度インターバルトレーニング（HIIT）……304
——最小限の……307
——とウォーキング……310-312
——と記憶……301
——と具現化された認知……295, 297
——と怪我のリスク……306
——と社会的孤立と孤独……208
——と主体性の感覚……299
——と神経可塑性……301
——と神経新生……301
——と睡眠衛生……248
——と座りがちの生活様式……303
——と長寿……345
——とテロメア長……356
——と認知機能……295, 298, 302, 310
——と脳への血流……177
——と便秘……278
——の効果……263-264, 292-299, 306-310
——の重要性……294-295
——の抑制……299
——野外環境での……152-153, 300-303, 310-312, 444
——有酸素と無酸素……302

カテコールアミン……167
カテゴリー化とカテゴリー項目……136-137
悲しみ……160
カナダ老化縦断研究所……211
カハナ，マイケル……391
過敏性腸症候群……283
カフェイン摂取……18, 248-249, 327-328
かゆみ……144
ガル，ヨーゼフ・フランツ……21
カルマン，ジャンヌ……335, 376
カロリー制限……266-269, 360, 368-370
ガワンデ，アトゥール……144
がん……
——と概日リズムの乱れ……243
——と化学療法……109, 139
——とがん細胞の不死性……352
——と細胞老化……361-363
——と食事……270-272
——とテロメア長……356
——と微生物叢……282
——と瞑想……395, 397
——とメラトニン……328
——のスクリーニング検査における過剰診断……62
——の治療法の変化……191-192
——の免疫療法……192, 363-366
（感覚）知覚……115-153
——明るさの……119-121
——動物の……116
——と感覚受容体……116-117
——と環境との身体的相互作用……131
——と幻肢効果……132
——とゴムの手の錯覚……128-129
——と自己の感覚……129
——と知覚的補完……135
——と複雑な環境……152-153
——とプリズム適応実験……123-128
——とワーナー・ブラザースの「ネズミの壊し屋」……129-130
——の錯覚……122
——の低下……112
——の適応……123-133
——の論理……117-123
——パイロットの……130-131
環境／遺伝子，の相互作用……33, 164
観察者の歪み効果……195
感謝……32, 208, 447
患者中心の医療ホーム……425
患者と医者の関係……422-427
感傷……77
感情……154-197
——音楽演奏における……154
——感謝……32, 208, 209, 447
——気分に関係するものとしての……155
——恐怖……159
——嫌悪感……151-152, 159
——生存に関連する……156-157
——生来の……159
——他人の～の理解……161
——と痛みの相互作用……446
——動物の……158-159
——と感情的摂食……289
——と記憶……79, 90, 318
——と身体的調節……161

—— とホルモン……187
—— について……154-155
—— のカテゴリー化……137
—— の区別……162
—— の原因の誤認……158
—— の進化的機能……155, 159-160
—— の神経化学的基盤……162-165
—— の調節……175, 208, 212, 223
—— の発達と成熟……162
—— 文化的に固有の／普遍的な……160
—— を処理する際の睡眠の役割……318
感情の安定性……
—— と身体的特性……37
—— とセロトニン……50
—— に含まれる特性……47
—— の年齢に関連した変化……53-54
—— ビッグファイブの次元としての……46-49
関節炎……397
ガンドリー，スティーヴン……252
カンプ，デヴィッド……315
寛容……19, 20

き

キール，スティーブ……73
記憶の欠如，幼児期と小児期……297-298
記憶増進症……78
記憶の助けとして絵を描くこと……107
記憶（力）……68-114
—— 意味記憶（一般的知識の保管）……80, 98, 103
—— エピソード記憶（特定の知識の保管）……80-82, 98, 103
—— 音楽の……95-96, 114
—— 記憶システム……79-105
—— 空間記憶……79, 83
—— 顕在および潜在記憶システム……80, 83, 103
—— 自伝的な……80-81, 89-90
—— 短期の……79, 84, 106
—— 長期の……86
—— 手続き記憶……79, 85, 98
—— とアルツハイマー病……83, 85, 113
—— と一般化の原則……72-78
—— と顔の識別……78
—— と活動／運動……295, 301, 308
—— と感覚の低下……112
—— と感傷……77-78
—— と感情……81-82, 90, 318
—— と高齢者の試験成績……110-113
—— と高齢者の生物時計……242-243
—— と自己同一性……33, 69
—— と小児期の記憶の欠如……297
—— と処理の深さ……106-107
—— と神経移植……391-392
—— と多重痕跡理論（MTT）……102-104
—— と知恵……76
—— と注意をそらすもの……84-86, 107-108, 110
—— と能動的／受動的学習……105-106
—— と脳の通常の老化……69
—— とパターン照合と一般化……72-78
—— と変化への抵抗……190
—— とホルモン減少……186

—— における推論と作話 92
—— に対する瞑想の効果 397
—— の改善と管理のための戦略 106-110
—— の書き換え／編集 86-94
—— の根本的重要性 69
—— の混乱 84-86
—— のシステムにおける階層 79
—— の障害に関する心配 68
—— の所在地，脳内の 98
—— の進化 72, 79, 88
—— の正確さ 95
—— の整理と取り出し 95, 98, 100, 102
—— の低下 110-113
—— の統合における睡眠の機能 313, 321
—— の年齢に関連した間違い 84
—— の保管 98, 100, 103-104
—— 否定的な 182-183
—— 間違って記憶すること 71, 86
気質 51
季節性情動障害（SAD） 246
規則，の遵守 34, 52
喫煙 255, 370, 375
気晴らし
—— 対処スタイルとしての 182
—— と痛みの管理 440
気分 155, 170, 390
気分障害 54
キャリー，スーザン 452
嗅覚 144-152
教育 414
共感 220
競技スポーツ 56-57
器用さ，の喪失 144, 299
共生細菌 283, 285
協調性 46-49
強迫神経症的行動 62
恐怖 159-160, 205
去勢と長寿 349-350
ギルバート，ダン 436
ギンズバーグ，ルース・ベイダー 222
キンタナ，カルロス 386
筋肉 63, 86, 302
キンボール，ジェフリー 109

く

グアレンテ，レナード 371
クインシー，ジョーンズ 416
空間記憶と技能 79, 83, 124
空腹 230
具現化された認知 295, 297, 310, 392
臭い，の感覚 144-152
果物と野菜 256, 271, 285
苦痛管理のためのバーチャルリアリティ環境 439-440
クッツェー，J・M 421
クマムシ 339-340
クラー，デュルフ 204
クラーク，レイチェル 441
クライネンバーグ，エリック 200
クラウスナー，リチャード 374
グラフトン，スコット 152, 292, 297, 310
クライアン，ジョン 281
グリュック，ジュディス 414

グリュック研究……414
グルココルチコイド……17, 66, 165-166, 167, 235
グルタミン酸塩……201-202, 386
『グレース&フランキー』(ドラマシリーズ)……57
クロノタイプ……236-239, 250

け

経験に対する開放性……62-63
——健康および長寿と相関する……60
——と代わりの選択肢……47
——とCOACHの原則……22, 66
——と外側vs内側の統制の所在……194
——とドーパミン……50
——における年齢による変化……53-54
——に含まれる特性……47
——不健康なレベルの……62-63
警察，における偏見……36
芸術家と芸術的試み……58, 175
軽度認知障害……246, 296, 383, 384, 386, 390, 398, 431
ケインズ，ジョン・メイナード……336
下剤……278-279
ゲシュタルト心理学者……100
ケタミン……202
血圧……139
結婚と恋人関係……412-416
血糖……29, 167, 267, 268
ケニヨン，シンシア……267, 348
ケネディ，ジョン・F・ジュニア……130
ケネディ，ペイガン……360
下痢……276
嫌悪感……151-152, 159, 160
健康寿命……15-16, 198, 208, 228, 249, 320, 343, 360, 369, 375, 411
健康寿命(HALE)……403
健康的な習慣……22, 66
顕在記憶……80, 83, 103
幻肢効果……132-133, 141
原始人食……256, 286
現実主義……55
ケンタッキー・フライド・チキン(KFC)……60
見当識障害……83, 385
ケンドリック，アナ……36

こ

語彙仮説……41
抗うつ薬……172, 178-181, 208
好奇心……
——好奇心指数(CQ)……62
——と活性化させる意欲……188
——とCOACHの原則……22
——と外側vs内側の統制の所在……189
——の利益……60, 193, 194
——不健康なレベルの……62-63
——を持った人々の雇用に関するコーク……61
高強度インターバルトレーニング(HIIT)……303-305
攻撃性……50, 187, 202, 206

抗酸化物質 140, 259-262
抗生物質 282
向知性薬品（PCE） 381-385
幸福 195-197
—— 測定 409-416
—— と愛 412
—— と思いやり 64-65
—— と観察者の歪み効果 195
—— と感謝 208-209
—— と高齢者のポジティブさ 214, 223, 406
—— と宗教の信仰 209
—— と人生で最も幸せな時 24
—— と誠実性 61
—— と他人を助けること 197
—— に関するダライ・ラマ 64, 196
—— に対する笑顔の効果 63
—— に対する人間関係の影響 412-416
—— の傾向 404
—— の世界ランキング 410
—— の相対性 195
—— 文化的に普遍的な感情としての 160
「高齢者」, の定義 300-301
高齢者の経験 446
—— 高齢者のポジティブ・バイアス 13, 214, 223, 406, 449
高齢者の役割 , の移行 54-55
高齢者への態度 19
コーク , チャールズ 61
COACH の原則 22, 193
コールドウェル , ゴードン 425
ゴールドバーグ , ルイス・R
—— と人工物における個別差 77
—— と著者との関係 38
—— の性格研究 39-45
ゴールマン , ダニエル 62
個人差 20-22, 27-67, 163
個人主義 199
コスリン , スティーヴン 108
児玉 , 麻里 9
骨密度 186
孤独と社会的孤立
—— と意欲の喪失 299
—— と瞑想 397
—— について 198-199
—— の影響 201, 397, 412-413
—— の蔓延 199
—— 病気と死亡率の予測因子としての 445
—— を減らすこと 204-211
『孤独なボウリング—米国コミュニティーの崩壊と再生』（パットナム） 199
子どもと小児期
—— 大人になったときの健康状態 28
—— 気質 51-52
—— 自閉症スペクトラム障害の 445
—— 対処スタイル 181-182
—— と親子関係の長期的効果 415, 443-444
—— と親の愛着 443
—— と母親の心身の健康 16-17
—— における不利な経験 169-171,

282
—— の記憶の欠如 297-298
—— の個人差 27-29
—— の脳震盪 444
コネクトム 164
コフリン，ジョゼフ・F 428-430
孤立 「孤独と社会的孤立」を参照
コリンズ，ジュディ 417
コルサコフ症候群 146
コルチゾール
—— と活動／運動 308-309
—— と記憶試験 110-111
—— と共生細菌 283
—— と小児期の不利な経験 170, 171
—— の影響 65, 170
—— への瞑想の効果 397
—— への養育の影響 17
コルトレーン，ジョン 184
ゴルトン，サー・フランシス 21, 40
コレステロール 263-266, 273
根性 32, 171, 188
コンデロ，カルロ 366
コントロール，の感覚 215-216

さ

The Logic of Perception（ロック） 118
罪悪感 50
最高実績 249-251
再生 337-338, 373-374
『細胞から若返る！　テロメア・エフェクト　健康長寿のための最強プログラム』(エペル，ブラックバーン) 357
細胞分裂 350-353
サイモン，ポール 189-190
サイモンズ，ダニエル 378
魚と魚油 265, 271-272
先延ばし 167
作話 92
サケ 165-166
砂糖，精製された 290
サプリメント 262, 270-271, 272, 427
サプロスキー，ロバート 165
サミット，パット 420
サルトル，ジャン・ポール 198
酸化ストレス 140, 260, 270, 273, 369, 390
産業災害 238
サンダース，ハーランド 60

し

死
—— と事前医療指示書 434-439
—— と終末期ケア 439-442
—— の年間リスク 343-344
—— の必然性 336
—— を受け入れること 13
ジェームズ，ウィリアム 29
JND（丁度可知差異） 149
シェパード，ロジャー 73
シエラ，フェリペ 372
シェレフスキー，ソロモン 78

支援付き住宅（AL）……218, 430-431
視覚と視覚系……
——と知覚的補完……135-137
——と白内障……138-139
——とプリズム適応実験……123-128
——と眼鏡……127, 133
——と老眼……134, 139
——の年齢に伴う機能不全……133-139
時間生物学……運動と活動、生物時計を参照
資金管理，個人の……191
資源，として高齢者を扱うこと……20
思考，固定 vs 成長……193-195
自己肯定……63
自己効力感……214-218
自己主張の強さ……50
『仕事を成し遂げる技術』（アレン）……61
自己調節……212, 397
仕事……218-222
自己同一性，における記憶の役割……69, 113
自己統制……52
脂質の値，子供時代の性格特性から予測されるものとしての……28, 61
視床……320
視床下部……177
事前医療指示書……434-439
自然と終末期ケア……441-442
実行機能……17, 397
自伝的記憶……89-90, 95, 98
支配性……48, 50
自発性……34
シフマン，スーザン……150
自分を試すこと……57
自閉症スペクトラム障害……82, 445
脂肪，食物……264-266
シマムラ，アート……105, 223, 380, 445
ジムの会員権……309
ジャガー，ミック……300
社会感情的選択性理論……213-214
社会経済的影響……17
社会心理学……64
社会的結束力，弱い……354
社会的な関わり……198-226
——と SNS……200-201
——と引退計画……428-430
——と孤独を好むこと……219
——と仕事……218-222
——と自閉症スペクトラム……445-446
——と社交の場での居心地の悪さの解消……209-210
——と宗教の信仰……209
——と長寿……345
——とデジタルデバイス……411
——とテロメア長……354
——と内的報酬系……206-208
——と認知機能……60, 223-225, 444-445
——とボランティア活動……224-225
——の恩恵……444-445
——の重要性……198, 412, 444-445
——否定的な……223-224
——への障壁……445
社会的比較……408-409
社会的不安……202, 208
社交性……
——子供の気質における……52
——と恐怖の古いつながり……205

—— と COACH の原則 22, 66
—— と身体的特性 37
—— における時間的視点 211-214
—— の年齢に伴う変化 211-214
シャルル・ボネ症候群 140-141
収監者, の暴力行為 206
宗教の実践 209
住宅, 世代間 211
柔軟性 53
主体性, の感覚 214-215, 299
シュルツ, ジョージ 109, 242, 417
俊敏性 52
消化サイクル 233
条件付け, 行動的 80
正直さ 61
衝動制御 50, 53, 204
衝動と生産性 54
小児期の社会経済的地位 17
ジョエル, ビリー 314
食事と栄養 252-291
—— 味気ない 151
—— とアルコール摂取 272, 276
—— と炎症 272-273
—— とオメガ3脂肪酸 261, 266, 270-271
—— と加工食品 286
—— とカロリー制限 266-269, 360, 369
—— と共生細菌 283
—— と果物と野菜 256, 271
—— と抗酸化物質 140, 259-262
—— とコレステロール 263-266, 273
—— と魚／魚油 265, 271-272
—— とサプリメント 262, 270-271, 272
—— と食事のタイミング 234-235, 241, 245
—— と食物脂肪 263-266
—— と食物繊維 265-266, 278, 283, 286
—— と食物の多様性 286
—— と水分補給 275-277
—— と睡眠衛生 245-246
—— とスーパーフード 289-290
—— と全粒穀物 265, 271
—— とダイエット業界のいかさま師 252-253
—— と大豆 274, 275
—— とタンパク質 273-275
—— と長寿 345
—— と直観的摂食 287-289
—— とテロメア長 354
—— とナッツ／種子 265-266
—— と微生物叢 280-285, 288
—— とプレバイオティクス 285
—— と便秘 277-279
—— における研究の歴史 255
—— 人気の代替ダイエット 256-257, 272-273
—— 標準的なアメリカの食事 290
食物繊維 265-266, 278, 283, 286
女性, の感情的繊細さ 53
触覚 143-144
ジョブズ, スティーブ 63
ショムラット, タル 337
自律性, 機能的 216-217
二郎, 小野 375
シロシビン 202
新奇探索 50, 190

シンクレア, デヴィッド 370
神経移植 391
神経可塑性
—— 生涯を通じた 131-132
—— と活動／運動 301
—— と再配置プロセス 132
—— と知覚的補完 123
—— とプリズム適応実験 123
—— と耳鳴り 141
神経症的傾向 46-49, 50
神経新生 301
人生の満足度 408-409
心臓病 265, 270, 302
身体的特性 37
診断器具, 用のインプラント 394
シンドラー, マイヤー 423
シンプソン, アラン 445
信頼性 54
心理療法 30, 66, 172, 181, 208

す

水分補給 275-277
睡眠 313-332
—— 〜障害 176
—— 睡眠衛生 208, 245-248, 330-332
—— 睡眠サイクルのリセット 320-323
—— とアルコール摂取 272
—— とカフェイン摂取 248-249, 327-328
—— と過眠症 325-327
—— と記憶統合 98-99
—— と仕事／学校のスケジュール 237-238
—— と食生活 245-246
—— と睡眠補助薬の処方 176
—— と認知機能 330
—— と昼寝 325
—— と不眠症 176, 177, 179, 315, 325
—— とブルーライトにさらされること 234, 325, 329
—— とむずむず脚症候群 324
—— と夢を見ること 98-99, 320-321
—— の回復機能 313, 318-319
—— の年齢に伴う変化 324-327
—— の乱れ 324-326
—— 必要〜時間 316-317, 319, 323
『睡眠こそ最高の解決策である』（ウォーカー） 315
睡眠不足
—— とアルツハイマー病 319-320
—— と仕事／学校のスケジュール 237-238
—— と昼食後の活力低下 245
—— と扁桃体の活性化 318
—— に関連するリスク 238, 320
—— の一因となる社会的要因 316-317
—— の認知的不利益 319-320
—— の蔓延 315-316
—— 〜欲求（睡眠衝動） 313-314
スーパーフード 290
スタイネム, グロリア 439, 449
スチュワート, クリステン 36
スティルス, スティーヴン 314

ストレスとストレス反応……165-172
——サケの……165-166
——適度なレベルの……66
——とアロスタシス／アロスタティック負荷……167-172
——と海馬のグルココルチコイド受容体……17
——と感情的摂食……289
——と記憶テスト……110-113
——と自己効力感……216
——と社会的孤立と孤独……206-207
——とストレスホルモン……65-66, 167-168, 182-183, 198
——と長寿……345
——とテロメア長……354-356
——と微生物叢……282-284
——に影響を与える要因……170-171
——に対する思いやりの効果……65
——のバイオマーカー……168
——のレベルの削減……168-169, 172
——慢性的な……355
スポーツ, で競技すること……56-57
スリバスタヴァ, マンシ……337
スリルを求める行動……54
スローター, ルイーズ……222
諏訪部, 和也……307
座りがちのライフスタイル……303, 305-306

せ

性格……30-32
——気質 vs……51-52
——子供時代における……27-29
——と遺伝的特徴……32-35, 50-51, 163-164
——とお手本……56-60
——と機会……35-36
——特性の整理……44-45
——の科学的測定……38-50
——の可鍛性……29, 63, 443
——の健康に関連した変化……52
——の個人差……163
——と身体的特性……35-37
——と文化……32-34
——における特性……30-35, 37-38, 38-51
——の生物学的基盤……51
——の年齢による変化……52-55
——のビッグファイブ・モデル……46-49
生活の質
——と医師・患者関係……422-427
——と考えるべき3つの質問……428-430
——健康寿命(HALE)……403
——と高齢者のポジティブさ……404-407
——と事前医療指示書……434-439
——と社会的比較……408-409
——と終末期ケア……439-442
——と将来の機能障害に対する備え……431-433
——と長寿……399-404
——と病院……433
——と夫婦関係……414
——とボランティア活動……420-421
——とホルモン補充療法……186

—— と難しい会話 427-430
—— と有意義な仕事 416-422
—— に対する新しい試みの効果 60
—— の測定 409-416
成功 61
生産性寿命 249
誠実性 46-49, 61-62
—— と家族の価値観 34
—— と健康の結果 55, 62
—— と COACH の原則 22, 23, 66
—— と身体的特性 37
—— とセロトニン 50
—— とテロメア長 353-354
—— のない知性 61
—— に含まれる特性 47
—— の重要性 443
—— の年齢による変化 53-55
—— 不健康なレベルの 62
—— を持った人々の雇用に関するコーク 61
精神的健康 223-224, 281
精神的明敏さ 60
生前遺言（事前医療指示書） 434-439
生存，に関連した感情 156-157
生体工学 392-394
成長思考 194
性的活動 186, 413-414
生物時計（体内時計、生体時計） 230-251
—— と親時計 232-235, 241
—— とカフェイン摂取 248, 249
—— と空腹 230, 241
—— とクロノタイプ 236-239, 249-250
—— と最高実績 249-251
—— と仕事／学校のスケジュール 237-238
—— と人工の光 237, 315, 325
—— と睡眠の必要性 321-323
—— とセンチネル仮説 238-240
—— と冬期 244-245
—— とメラトニン 237, 241, 245-248, 328-329
—— と旅行 243-245, 250-251
—— の遺伝的要素 232-233, 236, 239
—— の進化 231
—— の年齢に伴う変化 239
—— の乱れ 242
責任感（性格特性） 37
セゴビア，アンドレス 57
世代間住宅という選択肢 211
接触，の感覚 114, 132, 143-144
絶望 50
セリエ，ハンス 167
セロトニン 50, 180, 281
潜在記憶 80, 83, 103
全死因 61, 285, 307
センチネル仮説 238-240
全粒穀物 265, 271, 278, 285
前頭前野皮質
—— と GABA 受容体 107
—— と自己制御 52-53
—— への瞑想の効果 396
—— とボランティア活動 224
—— の機能 107-108
せん妄 274
前立腺がんのスクリーニング検査 62

そ

素因……164, 181
創造性……218, 300
想像力，に含まれる特性……47
側頭葉……98, 100
ゾロフト……208
存命の最高齢者……335

た

ダ・ヴィンチ，レオナルド……218
対処法，うつへの……181-184
大豆……275
ダウン症……146, 383
宝くじ当選者……196
多重痕跡理論（MTT）……102-104
ダライ・ラマ
―― 感情調節について……175
―― 共感について……64-65
―― 幸福について……64-65, 196-197
―― 信奉者に助言する……173-174
―― 睡眠について……313
―― 強い自己注目について……174
―― によって実践される謙遜……65
―― の仕事のスケジュール……417
―― 瞑想について……395-396
タン，ポール……210
短期記憶……79, 84-85, 86, 105-106
断食……268, 269, 368
男性，の感情的過敏性……53
タンパク質……273-275

ち

知恵
―― に関する神経認知的観点……76
―― 老化の利点としての……449
チオフラビンT……374
知覚的補完……135
知識，一般的およびエピソード的……80
『恥辱』(クッツェー)……421
知性……37, 46-49
―― と誠実性……61
―― と抽象的思考……446
注意散漫
―― と記憶の混乱……84-85
―― と老化……108
注意力……385-387, 396
抽象的な推論力……446
中庸の徳……410
聴覚と聴覚系
―― 聴力低下の割合……140
―― と人工内耳……143, 391
―― と補聴器……139, 141-143
―― と耳鳴り……141-142
―― と聾……140
―― の年齢に伴う変化……139-143
聴覚障害者……140
長期介護施設……215, 284
長寿
―― 近い将来の治療法……368-374
―― 動物の種における……338-340
―― と概日リズム……241
―― とカロリー制限……368-370
―― と健康寿命……360

—— と抗老化産業 359
—— と細胞老化 335, 361
—— とストレス 165
—— と生活の質 399-404
—— と誠実性 61
—— と存命の世界最高齢者 335
—— とテロメア長 353
—— と人間の寿命 340
—— と病気寿命 350
—— と夫婦関係 416
—— とブルーゾーン 344-345
—— とヘイフリック限界 351-352
—— と免疫療法 363-368
—— におけるインスリンの役割 349
—— に関連するものとしての開放性 60
—— の失敗した試み 359
—— への遺伝子の影響 347
超人間主義 393
直観的摂食 289

て

デ・フロート, アドリアーン 330
Tac2 ／ NkB（ニューロキニン）205-206
ディーナー, エド 401
デイヴィス, マイルス 407
ディケンズ, チャールズ 320
ティッセンクルップ製鉄所 238
ディラン, トーマス 12, 300
デヴィッド, ナサニエル 363
デヴィッドソン, リチャード 396
敵意 50
適応性 53
テクノロジー 109-110, 142, 325
デグラド, ビル 366
デジタルデバイス 411
テストステロン 50, 185-187, 275, 387-388
手続き記憶 79, 85, 98
テロメア 146, 339, 350-359, 361
テロメラーゼ 338-339, 356-358, 398

と

ドゥ・ヴァール, フランス 155
トヴェルスキー, エイモス 22
トウェンゲ, ジーン 411
ドエック, キャロル 193
冬期と生物時計 244
統合失調症 282, 383
糖質制限 258
統制の所在, 外側 vs 内側 189, 194
道徳観 54, 220
糖尿病 138, 139, 235, 268, 397
動物 116, 158
東洋文化的態度 410
ドーセン, ヤン・ファン 362
ドーパミン
—— 性格特性への影響 50
—— とうつ病 179-180
—— と概日リズム 245
—— と個人差 163
—— とサイバースペースにおける「いいね！」200-201
—— と社会的孤立 207

―― と社会的不安 203
―― と新奇探索 190
―― と被殻 203-204
―― と微生物叢 281
―― の産生／取り込みの減少 190, 299
トーマス , アルマ 58
ドジャー , ラモント 416
ドミンゴ , プラシド 447
トムリン , リリー 57
トランス脂肪 265
鳥 , のテストステロン 185
トリボール , エヴリン 287
ドルハン , エドゥアルド 423, 451
トンプソン , ウォルター 309
トンプソン , ハリエット 297

な

内側側頭葉 83, 110
内的独白 63
ナッツと種子 265
名前 , を覚えること 105

に

憎しみ , を手放すこと 445
ニコチン 370
2001 年 9 月のワールドトレードセンターへのテロ攻撃 90-91
乳糖不耐性 18
ニュートン , サー・アイザック 117
ニューロトラック 106
人間関係
―― 親との 415, 443
―― 結婚と夫婦関係 413-416
―― と幸福 412-416
―― とテロメア長 354
―― と認知機能 412
―― における思いやりの実践 64-65
―― の絆 20
―― の欠如 187, 199
―― への SNS の影響 200-201
―― への反芻の影響 182-183
―― 有意義な～の重要性 218, 412-416
人間の寿命
―― と健康寿命 15
―― と抗老化産業 359-360
―― と存命の世界最高齢者 335
―― とテロメア長 353
―― と年間死亡リスク 343-344
―― と病気寿命 15
―― と 65 歳以上の人口 448
―― の限界の研究 340-344
―― への期待 375
認知行動療法（CBT） 168-169, 181, 208
認知刺激療法（CST） 388
認知症
―― と「脳トレゲーム」 377-380
―― とインスリン値 268
―― と活動／運動 292-299
―― と記憶 85, 113
―― と高齢者の自律 216-217
―― と高齢者の生物時計 242-243

—— と孤独……198
—— と仕事上の対応策……419-420
—— と社会的関わり……223, 445
—— と小児期の脳震盪……444
—— と神経移植……391-392
—— とビタミン B12……389-390
—— のための事前医療指示書……437-439
認知的健康／機能……377-380
—— 失われた情報の穴埋め（知覚的補完）……121-122, 135
—— と「脳トレゲーム」……377-380
—— と屋外で過ごす時間……152, 294-295, 310-311
—— と活動／運動……296-297, 301-303, 444
—— と高齢者の生物時計……242-243
—— と社会的関わり……223-224, 444-445
—— と神経移植……391-392
—— と人間関係, 有意義な……412
—— と認知刺激療法……388
—— とビタミン B……389-390
—— と便秘……278
—— とホルモン減少……186
—— とホルモン補充療法……186, 387-388
—— と瞑想……395-398
—— 認知的補綴物……108
—— の衰え……219, 223, 272, 389-390
—— への睡眠の影響……319-320, 324-326
認知力向上……
—— 記憶／注意力向上……385-387
—— の倫理……381-385

ね

粘り強さ……188
年齢差別……418

の

脳
—— と神経学的内向……68-69
—— と被殻……203-204, 216
—— 脳と身体の二元論……293
—— 脳の損傷……40
—— の空間地図……124
—— の白質減少……177
—— の神経新生……198
—— の代償メカニズム……13, 123
—— の通常の老化……68-69
—— への血流……177
—— への瞑想の効果……183, 396-397
脳震盪……52, 443
脳卒中……
—— と作話／推論……92-94
—— と性格の変化……52
—— の後の半側空間無視……126
脳トレゲーム……377-380
脳内の聴覚記憶回路……33
ノーラン, クリストファー……69
ノーラン, ジョナサン……69
ノルエピネフリン……322, 326
ノーレン＝ホークセマ, スーザン……182

は

パーキンソン病……146, 260
バーク，ティナ……248
バーク，デボラ……112
バートレット，フレデリック……104
ハーバード・グラント研究……411, 414
ハービソン，ニール……394
陪審裁判……94
背部感覚異常……144
ハウスマン，ジャスティン……311
パキシル……208
白昼夢モード……184
白内障……138-139, 234
パターン照合と抽象化……72-78
発達神経科学……14, 20
発達に及ぼす出生前の影響……16-17
パットナム，ロバート……199
パディラ，アルフォンソ……247
ハッザ族……240
母親，の心身の健康……16-17
バミューダトライアングル……130
パラニアック，チャック……336
パリッシュ，エリザベス……358
バルテス，ポール……29, 30, 65
バルビ，エリザベッタ……344
パルマー，スティーブ……100
バレット，リサ・フェルドマン……161
パロアルト医療財団……210
パロット，マシュー……95
反芻……182-183
ハンチントン病……243
バンデューラ，アルバート……216
晩年の事業……60
ハンプソン，サラ……28, 38, 55, 354

ひ

ピアース，ジョン・R……180
ビートルズ……71, 86
ピーボディ，ディーン……44
被殻……203-204, 216
光，人工の……234, 237, 315, 325
引きこもり……203
ピケンズ，T・ブーン……447
微生物叢……235, 280-285, 288-289, 367
ビタミンB12……389-390
ピック病……52
ビッグファイブ性格モデル……44-55
肥満……61, 235, 263, 268, 272, 282, 411
ヒューズ，ブライアン……342
病院，選定……433-434
評価者間の一致……37
病気寿命……15-16, 228, 249
標準的なアメリカの食事……290
昼寝……325
ピンク，ダニエル……404
ヒンツマン，ダグ……100, 101

ふ

不安……17, 30, 43, 283, 397
風味，の感知……148
フェイゲン，ドナルド……417
フェイスブック……24, 200
ブエナバー，ルイス……329

FOXO タンパク質と *FOXO* 遺伝子 338, 348
フォックス，ビセンテ 150, 197, 242
フォンダ，ジェーン 56, 57, 300, 302, 375
不確実性，への対処 169
複雑な／豊かな環境 152, 225, 294-295
複製 348
仏教 65, 175, 396, 410
ブッシュ，ジョージ・W 91
不眠症 177, 325
フライヤー，ジェフリー 372
ブラックバーン，エリザベス 357, 358
ブラッドリー，デヴィッド 399
フランクリン，ベンジャミン 218, 266
フリードマン，リチャード 310
フリーラジカル（遊離基） 140, 260-261
プリオン 366-367
ブリル，デヴィッド 424
ブルーゾーン 344-347
ブルーベリー 140
ブルーライトにさらされること 234, 325, 331
プルシナー，スタンリー 366
フレイン，マロリー 287, 289
プレバイオティクス 285
フロイト，ジークムント 219, 417
プロゲステロン 163, 387
プロザック 179-180, 382
文化 31, 34, 41-44

へ

平衡，感覚の維持 131
ヘイフリック，レナード 351, 359
ヘイフリック限界 351-352
ベイリー，ナンシー 29, 65
ペイン，サマンサ 393
ヘキミ，ジークフリート 342, 344, 358
『ヘルシーな加工食品はかなりヤバい』（ポラン） 290
ヘルムホルツ，ヘルマン・フォン 123
変化，への意欲／能力 29-30, 190-195
扁桃体 213, 318
便秘 266, 277-279

ほ

ホイットマン，ウォルト 447
ホーキンズ，ジュリア・“ハリケーン” 56
ボーグス，マグシー 33
ホール，ケヴィン 286
ホール，ラルフ 220
ポジティブ心理学 209
ポズナー，マイケル 73, 102
ポッター，デニス 442
ポラン，マイケル 290
ボランティア活動 224-225, 420-421
ホルモン 185-187, 387-388
ホルモン補充療法（HRT） 186, 388
ホワイト，ベティ 222, 444
本庶佑 363
ポンツァー，ハーマン 285

ま

マーティン，ジョージ……71, 86, 96
マートンズ，クリストファー……371
マイモニデス，モーゼス……235
マインドフルネス……106, 257
マエスタス， ニコール……417
マシューズ，マックス……327
マスタナンマ……220
マッカートニー，ポール……96, 314
マッコビー，エレナー……399
マットソン，マーク……268, 269
『マッドメン』(ドラマシリーズ)……158
マリファナ……207
マルチタスク……106
マンシネリ，アンソニー……220
慢性疾患，の比率……176

み

ミーニー，マイケル……16, 282
ミエリン……
　―― とオメガ3脂肪酸……270
　―― と食物脂肪……264
　―― とビタミンB……389
　―― の減少……144, 240
味覚……144-152
ミッチェル，ジョニ……108, 152, 154, 315, 452
耳鳴り……141-142
ミルナー，ブレンダ……222

む

無感覚……144
むずむず脚症候群……324

め

瞑想……183, 356, 395-398
眼鏡……127, 133
メキシコサンショウウオ（アホロートル）……373
メタボリックシンドローム……235, 243, 309
メトホルミン……268, 369-370
メノン，ヴィノッド……207
メフメット，オズ……253
メマンチン（ナメンダ）……385-387
『メメント』(映画)……69
メラトニン……177, 230, 234, 237, 243-248, 281, 314, 322, 324, 325, 328, 329
　―― と概日リズム……230, 236-237, 245, 248, 322
　―― とカフェイン摂取……327-328
　―― とがん……328
　―― と睡眠サイクルのリセット……246-248
　―― と白内障手術……234
　―― とブルーライトにさらされること……325
　―― について……243, 328-329
　―― のタイミング管理……329
免疫系……

―― とインスリン値 267-268
―― と概日リズムの乱れ 243
―― とホルモン減少 186
―― と免疫療法 363-368

も

モーゼスおばあさん 58
モギル，ジェフリー 180, 269, 356, 451
目標 216
モダフィニル 327
『モナリザ』(ダ・ヴィンチ) 218
モレノ，リタ 375
問題解決
―― と睡眠不足 318-319
―― と環境との交流 298

や

薬物(療法)
―― うつ病に関連した 176
―― と過眠症 325-326
―― と将来の機能障害に対する備え 431-432
―― のリスト共有，医師との 427
ヤッサ，マイケル 307
ヤング，ニール 447

ゆ

夕暮れ症候群 243, 246
友人 「関係性」を参照
夢を見ること 98-99, 320-321
許し 20
揺れる吊り橋の実験 157-158

よ

ヨガ 219

ら

ライフスタイルの選択
―― と COACH の原則 22, 66
―― における「なぜ」を理解すること 443
楽観主義 55, 181
ラマチャンドラン，ヴィラヤヌル 132

り

リア，ノーマン 279
離婚 412, 414-416
リスクをとる行動 50, 62
リスト，作成 106
リタリン 383
リチャーズ，キース 314
リッカーマン，アレックス 434
リバスチグミン(イクセロン) 385-387
Remembering (バートレット) 104
流動状態 184
旅行 153, 244-245, 250-251
リンケージ・コミュニティー・プログラム 210
倫理的行動 137

る

ルイソーン, マーク …… 71
ルドゥー, ジョゼフ …… 156
ルピアン, ソニア …… 110, 166
ルビー, グレアム …… 347
ルリア, アレクサンダー …… 78

れ

冷静さ(性格特性) …… 37
レヴィン, マイケル …… 337
レスベラトロール …… 272, 368, 373
レノン, ジョン …… 62

ろ

ロイシン …… 274-275
老化 …… 335, 362-363, 387
老眼 …… 133-134, 138
老人ホーム …… 215
ローネベルグ, ティル …… 238
ロールモデル …… 56-60, 219-222
ロック, アーヴ …… 100, 101, 118, 121, 123, 150
ロック, ジョン …… 115
ロデイル, ジェームズ …… 361
ロバートソン, アンナ・メアリー …… 58
ロリンズ, ソニー …… 219, 407, 409, 410
ロンシュタット, リンダ …… 190

わ

ワーナー・ブラザースのアニメ “Mouse Wreckers” …… 129
ワインスタイン, ジャック …… 108
ワインハウス, エイミー …… 63
笑い, の価値 …… 449
ワンダー, スティービー …… 154, 175

著者

ダニエル・J・レヴィティン Daniel J Levitin PhD

神経科学者・認知心理学者。カナダ・マギル大学心理学・神経科学名誉教授。ミネルヴァ大学芸術·人文科学創設学部長。著書に国際的なベストセラーになった『新板 音楽好きな脳――人はなぜ音楽に夢中になるのか』(ヤマハミュージックメディア)、『武器化する嘘――情報に仕掛けられた罠』(パンローリング株式会社)などがある。

訳者

俵 晶子

東京外国語大学ドイツ語学科卒。訳書に『性格タイプの分析―エニアグラムの実践ガイド』(ドン・リチャード・リソ著／春秋社)などがある。

サクセスフル・エイジング　老いない人生の作り方

Successful Aging — A Neuroscientist Explores the Power and Potential of Our lives

発行日　2021年3月24日(初刷)

著者　ダニエル・J・レヴィティン
訳者　俵 晶子
編集　アルク出版編集部
校正　高橋清貴
装丁　小口翔平＋三沢 綾(tobufune)
本文デザイン・DTP　朝日メディアインターナショナル株式会社
印刷・製本　日経印刷株式会社

発行者：天野智之
発行所：株式会社アルク
〒102-0073　東京都千代田区九段北4-2-6市ヶ谷ビル
Website：https://www.alc.co.jp/

落丁本、乱丁本は弊社にてお取り換えいたしております。
Web お問い合わせフォームにてご連絡ください。
https://www.alc.co.jp/inquiry/

PC：7021011　ISBN：978-4-7574-3688-6